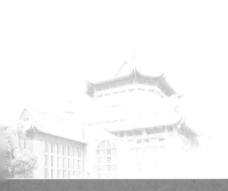

武汉大学创新创业教育系列规划教材

护理职业生涯发展与创新创业

主编 张青 欧阳艳琼

U0250352

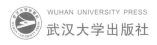

WUHAN UNIVERSITY PRESS

武汉大学出版社

图书在版编目(CIP)数据

护理职业生涯发展与创新创业/张青,欧阳艳琼主编. —武汉:武汉大学
出版社,2018.11
武汉大学创新创业教育系列规划教材
ISBN 978-7-307-20660-1

Ⅰ.护⋯   Ⅱ.①张⋯   ②欧⋯   Ⅲ.护理人员—职业选择—高等学
校—教材   Ⅳ.R192.6

中国版本图书馆 CIP 数据核字(2018)第 267991 号

责任编辑:胡 艳   责任校对:汪欣怡   版式设计:汪冰滢

出版发行:**武汉大学出版社**   (430072 武昌 珞珈山)
          (电子邮件:cbs22@ whu.edu.cn 网址:www.wdp.com.cn)
印刷:武汉中科兴业印务有限公司
开本:787×1092   1/16   印张:20.25   字数:477 千字   插页:1
版次:2018 年 11 月第 1 版   2018 年 11 月第 1 次印刷
ISBN 978-7-307-20660-1   定价:39.00 元

《护理职业生涯发展与创新创业》

编委会

前　言

　　大学生是最具创新、创业潜力的群体之一。在高等学校开展创新创业教育，积极鼓励高校学生自主创业，是教育系统深入学习实践科学发展观，服务于创新型国家建设的重大战略举措；是深化高等教育教学改革，培养学生创新精神和创新能力的重要途径；是落实以创业带动就业，促进高校毕业生充分就业的重要措施。对于提高人才培养质量具有重大的现实意义和长远的战略意义。然而，目前创业教育在我国却相当薄弱，创新创业教育教材较少。本书编者力图将创业教育与护理专业教育相融合，编写适用于护理专业学生的有特色的教材。

　　创业教育是培养人的创业意识、创业思维、创业技能等各种创业综合素质，并最终使被教育者具有一定创业能力的教育。创业教育被联合国教科文组织称为教育的"第三本护照"，被赋予了与学术教育、职业教育同等重要的地位。

　　职业生涯规划是指在个体发展与组织发展相结合的基础上，个人通过对职业生涯主客观因素的分析、总结和测定，确定个人职业奋斗目标，并为实现这一目标而预先对生涯发展进行系统安排的活动和过程。护理专业大学生作为未来的护理工作者，其职业生涯规划能力和创新创业能力的培养提高，对护理事业的发展起着至关重要的作用。

　　本书以职业生涯发展为主线，融合护理专业特色，系统阐述了护理职业生涯发展、护理职业素养提升、护理专业大学生求职与面试和护理创新与创业等内容，案例、小故事和体验活动贯穿全书，使本书颇具可读性、趣味性和创新性。本书所有参编人员均为从事护理职业生涯教育、护理职业素养提升和护理创新创业教育的一线实践人员，在职业生涯辅导和就业创业指导等方面积累了丰富的实践经验及理论研究成果。本书希望为国内护理同仁在开展护理职业生涯教育和创新创业教育与研究方面提供参考。

　　本书的编写得到了武汉大学本科生院、武汉大学创业学院和武汉大学出版社的大力支持，在此一并表示感谢。本书在编写过程中参考了有关的教材、论著和期刊，限于篇幅，恕不一一列出，向相关作者致谢。鉴于国内外护理职业生涯教育和创新创业教育的快速发展，也限于编写时间较为仓促，书中难免存在错误和不当之处，恳请学术同仁和有识之士不吝赐教，以便再版时更上一层楼。

张青　欧阳艳琼

2018 年 8 月

目 录

第一章 护理专业大学生职业生涯发展概论

生涯之学，即应变之学。

——金树人

【学习目标】通过本章节的学习，能够做到：

1. 描述生涯、职业生涯、职业生涯规划的概念。
2. 说明护理专业大学生职业生涯规划的特点及意义。
3. 陈述职业生涯规划的方法和步骤。
4. 说出护理专业大学生常见的职业生涯规划路径。
5. 理解生涯规划的理念，提高对生涯规划意义的认识，从而积极地对自己进行生涯探索和规划。

南丁格尔女士说："护士其实是没有翅膀的天使，是真、善、美的化身。"这是对护理工作者最高的赞誉，也是最高的要求。大学阶段的学习、生活、社会工作等直接或间接地决定了大学毕业生未来的职业发展方向与高度。护理专业大学生的职业生涯规划是对自己的成长和发展制定的心理契约，也是对自己美好未来的承诺。做好护理专业大学生生涯规划，对兴趣爱好、性格特征和擅长的技能做全面分析，可帮助护理专业大学生厘清生涯发展方向，形成明确的职业意识，提升生涯意识和责任，为今后的护理事业发展做全面长远的规划。

【案例导读】

王同学，女，24岁，某综合性大学护理学专业研二学生。她的英语听、说、读、写能力强，曾担任学院英语角俱乐部的部长，组织策划多场大型英语角活动，也在学院举办的一些国际性学术会议上担任过志愿翻译，并在本科阶段就被选送到国外进行交流学习。她喜欢和人沟通，对人文、历史都非常感兴趣，特别喜欢篮球运动。在大学，她先后担任班长和体育委员，待人诚恳，性格活泼外向。不久前，她在大学举办的一次篮球赛中，带领队员顽强拼搏，取得了篮球赛冠军。她认为自己是一个乐于助人、善于倾听、善良、富有同情心，且有一定创新性和领导力的人。老师和同学们也都认为她是一个全面发展的好

1

学生，工作认真、踏实、热情并充满活力。

王同学学习成绩优秀，但是她对自己的职业方向非常困惑。毕业后究竟适合临床护理工作，还是英语相关的工作，或去医药公司从事药物销售。自己虽然英语不错，也有一些实践经历，但不见得比英语专业的学生占优势。去医药公司做医药代表，她认为需要去求人办事。从事临床护理工作，虽然护理专业学生就业形势好，但她认为护理专业发展缓慢，2~3年后会与临床医学专业的学生差距加大，而且也担心自己不能坚持住连续上夜班。她还考虑是否去读护理博士，是先工作还是先读博士？最近这些问题困扰着她。她觉得应该认真考虑"我要去哪里"和"我该如何去哪里"的问题。于是，她来到了生涯咨询室。

☞ **讨论或思考**

1. 护理专业大学生如何及早实施职业发展规划的设计？
2. 如何及早设立职业发展目标，做出职业决策？

第一节 职业生涯发展概述

一、职业生涯规划的基本概念

（一）生涯的含义

在日常生活中我们常听到"生涯"一词，如"艺术生涯""戎马生涯""政治生涯"等，生涯是一个人终身的工作经历。

《辞海》对"生涯"一词的定义为：从事某种活动或职业的生活。美国国家生涯发展协会（National Career Development Association）提出，生涯是指一个人通过从事工作所创造出的一个有目的的、延续一定时间的生活模式。这个定义是生涯领域中使用最为广泛的。

生涯的英文是 career，从字源上看，来自罗马字 via carraria 和拉丁文 carrus，二者的意义均指古代的战车。在希腊，career 这个词有疯狂竞赛的精神意思，最早常用于动物，如驾驭赛马（to career a horse）。在西方人的概念中，使用"生涯"一词就如同在马场上驰骋竞技，隐含有未知、冒险等精神。

生涯不是一个静止的点，它是一个动态的历程，不只是发生在人生的某个阶段，而是如影随形，相伴人的一生。同时，生涯的发展是个性化的发展，即使处于同一文化背景或同一时代下的人们，因为生涯发展中其他因素的影响，如遗传、经历、所处社会环境等每个人也会有属于自己的生涯。

（二）职业生涯的含义

职业生涯是指个体职业发展的历程，指一个人一生连续从事的职业、职务、职位的过程。职业生涯不仅是指职业活动，还包括与职业有关的行为与态度。

国外学者从不同的角度和不同的研究方向对职业生涯进行了界定。施恩（Edgar H. Sehein，1973）认为，职业生涯分为外职业生涯和内职业生涯，其中，外职业生涯指经历一种职业的通路，包括招聘、培训、晋升、解雇、退休等各个阶段；内职业生涯则更多注重于取得的成功或满足于主观感情以及工作事务与家庭义务、个体休闲等其他需求的平衡。韦伯斯特（Webster，1986）指出，职业生涯是个体一生职业、社会与人际关系的总称，即个体终生发展的历程。

（三）职业生涯规划

职业生涯规划是指个人和组织相结合，在对一个人职业生涯的主客观条件进行测定、分析、总结研究的基础上，对自己的兴趣、爱好、能力、特长、经历及不足等各方面进行综合分析与权衡。结合时代特点，根据自己的职业倾向，确定其最佳的职业奋斗目标，并为实现这一目标做出行之有效的安排。职业生涯规划又称为职业生涯设计。职业生涯设计的目的是帮助个体真正了解自己，为自己筹划未来，制订行动计划，明确人生目标。

著名职业生涯规划师舒伯（Donald E. Super，1910—1994）提出了生活广度和生活空间的生涯发展观。他把生涯的发展看成是一个循序渐进的过程，由童年时代开始，一直伴随个人一生。他依照年龄将每个人生阶段与职业发展配合，将生涯发展阶段划分为：成长（0~14岁）、探索（15~24岁）、建立（25~44岁）、维持（45~64岁）和退出（65岁以上）五个阶段，并创意设计了生涯彩虹图。大学生的生涯发展阶段属于探索期。

生活广度（发展阶段）属于时间的向度，生活空间（角色），属于空间的向度。在生涯彩虹图中，纵向层面代表的纵观上下的生活空间，是由子女、学生、休闲者、公民、工作者、持家者六个不同角色组成，他们交互影响交织出个人独特的生涯类型。

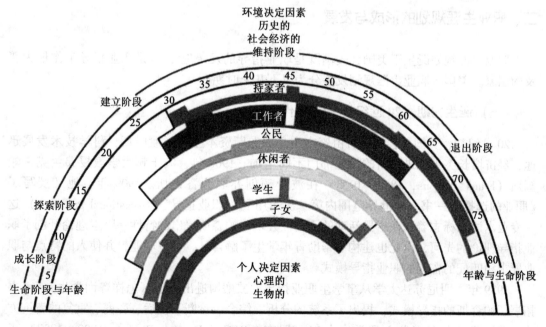

舒伯的生涯彩虹图

从这个彩虹图的阴影比例中可以看出，成长阶段最显著的角色是子女；探索阶段是学生；建立阶段是家长和工作者；维持阶段工作者角色突然中断，而学生角色再次出现，同时，公民和休闲者角色逐渐增加，暗示个体必须再学习、再调试，才能处理好职业与家庭生活中面临的问题；衰退阶段，由于生理及心理机能逐渐衰退，个体不得不面对现实从积极参与到隐退。

●●●●●●●● 体 验 活 动 ●●●●●●●●

我的生命线

1. 请在白纸上画出一条直线，这条直线的长度代表你生命的长度。思考一下，你期待自己活到多少岁？将直线的一端视为你生命的开始，另一端写上你期待可以活到的年龄。

2. 在这条生命线中找到你现在的年龄点，并标记出来，写下现在的年龄。

3. 回顾过往生命历程中发生的重大事件，在直线上方写出两三件对你有积极影响的事件，并在直线相应的位置上标明年龄，在直线下方写出两三件对你有消极影响的事件，并在直线相应的位置上标明年龄。

4. 思考一下这些事件对你的影响，即他们如何使你成为今天的你。

二、职业生涯规划的形成与发展

职业生涯规划诞生于美国，美国既是职业指导的发源地，也是职业指导工作最为普及的国家。美国将职业生涯规划发展分为以下几个时期：

（一）诞生初期（20 世纪初—50 年代）

20 世纪初，美国社会处于自由资本主义向垄断资本主义过渡时期，科学技术发展迅速，经济增长突飞猛进，新的工业部门不断增加。1908 年，波士顿大学教授弗兰克·帕森斯（Frank Parsons，1854—1908）在波士顿创办职业咨询所。1909 年，他又撰写了《职业的选择》一书，在世界范围内第一次运用了"职业指导"（vocational guidance）这一专业术语，标志着职业指导活动的历史性开端。帕森斯提出的特性—因素理论开创了职业指导理论的先河，由此也建构了帮助青年学生了解自己、了解职业，并使人的特点与职业要求相匹配的咨询的职业指导模式。

1939 年，明尼苏达大学从事学生职业指导的威廉姆逊出版了《怎样咨询学生》，该书拓展了帕森斯的指导模式，提出了系统的分析、综合、诊断、预后、咨商、重复的咨询方法。美国著名人本主义心理学家卡尔·罗杰斯（Carl Ronsom Rogers，1902—1987）于

1942 年出版了《心理咨询和心理治疗》一书，他认为："咨询的目的是提供一种气氛来解放患者，使他能自由地实现自我。"罗斯强调这是咨询对象自我认识的机会，并赋予其自我成长的责任；同时，关注人的发展潜能、自我抉择的能力，尊重和支持人的自由发展的权利；他的观点符合人文主义兴起的时代精神，推动了职业指导从重点开发职业素质测试的技术向职业咨询（career counselling）的方法转变。

1950 年后，美国约翰·霍普金斯大学心理学教授约翰·霍兰德（John Henry Holland，1929）提出了人职匹配理论，认为：个人的人格类型、兴趣与职业密切相关，每个人都有自己独特的能力模式和人格特征，当一个人的人格特征兴趣与职业兴趣相符时，可以调动工作热情，提高工作满意度。

早期的职业指导，其意义即在于协助个人做职业的选择。当时的社会由于职业的形态比较稳定，工作机会与选择范围比较狭窄，个人对职业的观念大多倾向于谋生的手段。因此，职业指导工作的重点是"人职匹配"。

（二）发展中期（20 世纪 50—70 年代）

此阶段受罗杰斯的影响，美国专家金斯伯格（Ginsberg）等人通过对不同家庭背景的大学生进行调研，提出了"职业发展是一个与人的身心发展相一致的过程"。在此基础上，舒伯又于 1953 年进一步提出了生涯发展理论，把生涯划分为五个时期，后经不断改进完善，形成生涯发展阶段理论。舒伯从发展心理学的观点出发，赋予职业指导新的含义：职业指导即协助个人发展并接受统一完整的自我形象，同时发展适合的职业角色形象，使个人在现实世界中接受考验，并转化为实际的职业，以满足个人需要，同时造福社会。其名称由最初的"职业指导"变成了"职业规划"，在职业指导史上具有里程碑意义。

（三）发展成熟期（20 世纪 80 年代至今）

为了适应社会发展对人才的需要，舒伯 1990 年又提出了拱门模式，将"职业选择""人职匹配"推进到"生涯发展"领域，推动"美国职业发展协会"的发展。这一思想从个体发展和整体生活的高度来考察个人与职业、个人与社会的关系，把树立个人自我形象与职业角色形象作为职业指导的目标，为现代职业指导指出了新方向。

三、护理专业大学生职业生涯规划的意义

护理专业大学生职业生涯规划可定义为，护理专业大学生在大学学习期间通过对自身和护理专业及社会对护理职业需求现状的了解，为自己确立职业方向、职业目标，选择发展道路，确定学业计划和发展计划，为实现职业生涯目标而确定行动时间和行动方案。其意义有如下几方面：

（一）激发护理专业大学生追求高层次的人生需要，形成积极向上的人生观

一个人只有了解自己的人生需求和追求，才会确定自己的人生目的，进而将目的具化

为目标，而有了目标则会有健康向上的人生态度。每位护理专业大学生都渴望为护理事业做贡献，渴望事业有成。而事业有成必须以正确的职业选择和发展为前提，专业的职业生涯规划教育可以帮助护理专业大学生确定职业发展方向，将护理作为奋斗终生的事业，实现人生意义。因此，护理专业大学生应以职业发展为切入点，通过追求职业与事业的成功，实现高层次的人生需求，形成积极的人生观。

（二）引导护理专业大学生正确认识自己，树立职业生涯规划意识

一个好的规划是实现目标的基石，生涯规划的意义就在于帮助学生逐渐发掘自我潜能，合理规划自我生涯，与时代同步，根据不断变化的社会，不断地评估自我，调整前进的步伐，准确定位，以适应现代社会发展的要求。因此，做好护理专业大学生职业生涯规划，对他们的兴趣爱好、性格特征和综合能力做充分的全面的分析，可以帮助他们对自己进行正确评估，准确定位，将理想与现实有机结合，明确自己的职业发展路径，形成明确的职业意向，并提升自己的职业意识和责任，为今后的护理事业发展做长远的规划。

（三）帮助护理专业大学生进行准确的职业生涯定位，促进学生主动学习

护理专业大学生学习的积极性是一种主观行为，对教学效果和质量有着决定性的影响。入校时，相当一部分护理专业大学生对护理专业的内涵和就业前景不了解，加之社会对护理工作的偏见，以及目前护理院校开设护理职业生涯规划课程较少，职业生涯规划教育师资力量薄弱、专业化程度不高等因素的影响，学生虽然选择并就读了护理专业，但对自己将来的职业生涯定位并不明确。加强护理专业大学生职业生涯规划教育，可以帮助学生有效地解决成长过程中所面临的各种问题，减低工作中的阻力与挫折，增加职业认同感。同时，有利于学生充分认识护理职业的社会意义、社会价值，以及护理职业的特点和对该行业人才的特殊要求，促使学生积极主动地学习，从而强化专业意识，较早地进行职业生涯定位。

（四）增强护理专业大学生就业中的核心竞争力

大学生职业生涯教育是一项长期的系统工程，开展有组织、有目标、全程、系统但又具有一定个性化的教育，对高等护理院校尤为重要，在提高大学生就业竞争力以及引导大学生理性思考、合理就业等方面，具有不可替代的积极作用。影响大学生求职的因素包括学校培养质量、专业与社会需求、学生自身的综合素质、就业观念、求职技巧和学校的求职与面试辅导工作的好坏等。其中，属于学生本人能够控制的主要是个人素质、就业能力和技巧。做好护理专业大学生职业生涯规划，能够让学生深刻了解自身特点和从业愿望，引导学生为今后的从业方向进行自我积累和锤炼，让学生不断增加特长，从而在寻求工作的过程中具有比其他人更符合岗位要求的素质与能力，增强就业中的核心竞争力，实现成功就业。

（五）为护理专业大学生坚定职业理想，走向职业成功打好基础

一个人事业的成败，在很大程度上取决于其能否认真思考和规划自己的未来。做好一份有效的生涯规划，可以引导学生正确认识自身的个性特征、现在与潜在的优势，帮助学生重新对自己的价值进行定位。学会科学的职业规划方法，可不断增强职业竞争力，最终实现其职业目标和理想。护理专业大学生要想拥有成功的职业生涯，实现自己的人生价值，就应该按规划有步骤地去实施，为自己的职业发展多储备能量，一步一个脚印向前，直到成功。

❓ 猜一猜

请同学们闭上眼睛，猜猜身边有没有穿红色衣服的人，有多少人穿了红色衣服。

提问：红颜色在人群中一般会很显眼，为什么大家都没有注意呢？

第二节　护理专业大学生常见的职业生涯规划路径

护理专业大学生的职业生涯规划路径是根据自我认知和环境评估后确立的，在后期实践过程中不断进行修订调整。护理专业大学生常见的就业途径主要包括临床护理、护理教育、护理管理和社区护理等。

一、国内常见的护理职业规划路径

（一）临床护理

1. 职业发展方向

护理专业大学生在取得护士职业资格证书后进入医院工作，发展路线依次为护士—护师—主管护师—副主任护师—主任护师。

2. 职业资格认证

（1）初级职称：护士和护师。

①护士：根据现行政策，护理专业大学生必须取得护士职业资格证书经执业注册后，方可从事护理工作，成为初级职称的护士。主要在医院或其他医疗机构担任护理工作，配合医师，进行治疗和护理，或负责一般医疗处理和卫生防疫工作等。护士需要掌握一定的护理知识和技能，并具有一定的卫生防疫工作能力。

2010年，原卫生部、人力资源部和社会保障部颁布了《护士执业资格考试办法》，对护士执业资格考试形式和管理模式作出了调整。护士执业资格考试包括专业实务和实践能力两个科目。一次考试通过两个科目为考试成绩合格。专业实务主要考核基础护理、护理

伦理、人文素质、中医等；实践能力主要考核内科护理学、外科护理学、妇产科护理学和儿科护理学。

②护师：满足以下条件之一，可报考护师资格考试：取得相应专业中专学历，受聘担任护士工作满5年；取得相应专业专科学历，从事本专业技术工作满2年；取得相应专业本科学历，从事本专业技术工作满1年；取得硕士研究生学历。

护师的工作职责与护士没有明显的差异，即具有一般护理工作的操作能力，可以独立完成护理任务，只是在护理组中担任不同的分工，其主要职责包括：在病房护士长领导下和本科主管护师指导下进行工作；参加病房的护理临床实践，指导护士正确执行医嘱及各项护理技术操作规程，发现问题，及时解决；参与病房危重的护理工作及难度较大护理技术操作，带领护士完成新业务、新技术的临床实践等。

（2）中级职称：主管护师。

满足以下条件之一，可报考主管护师资格考试：取得相应专业中专学历，受聘担任护师职务满7年；取得相应专业专科学历，从事护师工作满6年；取得相应专业本科学历，从事护师工作满4年；取得相应专业硕士学位，从事护师工作满2年；取得相应专业博士学位，即可参加考试。

主管护师的工作职责是：在护理部主任或科护士长的领导下进行检查督促工作，解决科室护理业务疑难问题，配合科护士长组织本科护师、护士进行业务学习，编写教材，负责讲课，协助组织学生实习，协助科护士长制订本科的科研计划并指导本科护师、护士开展科研工作。

（3）高级职称：副主任护师和主任护师。

①副主任护师：满足以下条件之一，可申报副主任护师：具有相应专业大学专科学历，取得主管护师资格后，从事本专业工作满7年；具有相应专业大学本科学历，取得主管护师资格后，从事本专业工作满5年；具有相应专业硕士学位，认定主管护师资格后，从事本专业工作满4年；具有相应专业博士学位，认定主管护师资格后，从事本专业工作满2年。另外，还需考核申报人的思想政治条件、外语水平、专业技术工作经历条件、业绩成果条件以及论文、著作条件等。

副主任护师的工作职责包括：在护理部主任（总护士长）的领导下，指导本科业务技术、科研和教学工作；检查指导本科急、重、疑难病人的护理计划，护理会诊及抢救危重病人的护理；了解国内外本科护理发展动态，并根据本院具体条件努力引进先进技术，提高护理质量，发展护理学科；主持本科的护理大查房，指导主管护师的查房，不断提高护理业务水平；对本科护理差错、事故提出技术鉴定意见等。

②主任护师：满足以下条件之一，可申报主任护师：取得相应专业的本科学历，从事副主任护师职务工作满5年；取得相应专业的硕士学位，从事副主任护师工作满5年；取得相应专业的博士学位，从事副主任护师工作满2年。另外，还需审核申报人思想政治条件、外语水平、专业技术工作经历条件、业绩成果条件以及论文、著作条件等。

主任护师的工作职责包括：在护理部和（科）护士长领导下，指导本科护理业务技术、科研和护理教学工作；检查、指导本科危重症患者护理计划的制订、护理措施的落实及效果评价；了解国内、外本专科护理发展动态，并根据本院具体条件努力引进先进技术，提高护理质量，发展护理学科。运用以人为本的整体观念，将先进的护理理念运用到日常护理工作中；指导护理本科生及专科生的临床实习，承担课程授课、临床带教、拟定教学计划、编写教材等工作；组织、指导在职护士的业务学习及开展护理科研等。

（二）护理教育

1. 职业发展方向

护理专业大学生毕业后从事高校教育工作，发展路线依次为助教—讲师—副教授—教授。

2. 职业资格认证

（1）初级职称：助教。助教是教师序列的初级职称，原则上不能单独授课，或不能教授全部一门学科的课程，应跟随讲师或教授批改作业，辅助其教学。一般而言，助教要做的工作有指导课业、批改学生作业、在系所办公室值班、监考等。在学生数较多的班级，则会在实验课或实习课时协助教师。

（2）中级职称：讲师。助教提升为讲师的业务条件是：①已经熟练地担任助教工作，成绩优良；②掌握了本专业必需的理论知识和实际知识与技能，能够独立讲授某门学科，并且有一定的科学研究能力；③掌握一门外国语，能够顺利地阅读本专业的书籍。

讲师的主要职责是担任某门学科的讲授，从事科学研究工作，主要包括：讲授、辅导高等学校的基础课、专业基础课、专业课的课程，答疑、批改作业，组织课堂讨论；参加实验室建设，指导实验教学；组织、指导生产实习、社会实践和社会服务；指导课程设计、毕业设计、毕业论文；编写教材及讲义，进行教育教学研究；编审教材及教学参考书；开展学生考试考核；进行科学研究、技术开发。

（3）副高级职称：副教授。满足以下任职条件，可申报副教授：任讲师5年以上或获博士学位后已任讲师2年以上，且具有本门学科系统、坚实的理论基础和较丰富的实践经验，熟练掌握一门外语；教学成绩显著；曾发表、出版一定水平的论文、专著或教科书，或在教学、科学技术工作方面有其他较大贡献。

副教授的主要职责是担任某些学科的讲授，和教授共同指导或单独指导学位研究生，从事科学研究等工作。

（4）高级职称：教授。满足以下条件之一，可申报教授：获大学本科以上学历或学士以上学位后，获得副教授资格，受聘副教授职务5年以上；具备上述规定学历（学位）受聘副教授职务3年以上，现职期间其业绩条件与论文、论著条件符合破格申报要求。

教授的工作是在大学里针对他们所擅长的领域开课或授予学生专业训练，如科学和文学等领域。另外，教授还必须在学科方向上进一步深耕细作，发表学术论文，获得商业上的合作机会，同时培养学生的专业综合能力。

（三）护理管理

1. 职业发展方向

根据目前我国实行的管理体制，医院实行护理部主任、科护士长、护士长三级管理体系，根据医院规模不同，各个医院的护理管理组织结构有所差异。

2. 分级管理

（1）护理部主任。护理部是医院护理工作的指挥中心，护理部的工作管理水平决定着全院各项护理工作的开展和护理质量的控制。在医院工作中，护理与临床医疗工作有着非常密切的关系，而护理质量的高低直接影响着医疗的质量。护理部主任作为医院的高层护理管理者，主要任务是：进行护理人事决策，根据组织发展目标制订护理人力资源发展规划；配置设计中层护理管理岗位，任用和选择护理人员，绩效评价，参与组织护理人事决策的策划制定等。

（2）科护士长。科护士长是医院的中层护理管理者，主要任务是：信息管理，确保医院信息上传下达的及时性和准确性；负责管辖科室的护理质量安全，参与护理部门临床护理质量的督查和评价、护理人力资源管理、病室环境管理、沟通与交流、科室临床护理教学、特殊任务的协调处理等。

（3）护士长。护士长是医院护理队伍中的基层管理者和组织者，是科室护理工作的具体领导者和指挥者。科室护理质量的高低与护士长本身的素质和管理水平有直接的关系。护士长的工作优劣、素质高低、能力大小将会直接影响到医院的护理质量和管理水平。护理管理是医院管理的重要部分，护士长是护理管理工作的主体，其主要任务是团结护士、做好组织管理及病房管理。

（四）社区护理

社区护理是将公共卫生学及护理学的知识与技能结合，借助有组织的社会力量，以社区为基础，以人群为服务对象，对个人、家庭及社区提供服务。社区护理以健康为中心，以社区人群为对象，以促进和维护社区人群健康为目标。社区护士是指在社区卫生机构及其他有关医疗机构从事社区护理工作的护理专业技术人员，其工作职责包括：了解国际与政府卫生组织和卫生法令；进行卫生统计；协助环境卫生和团体卫生工作；实施健康教育；从事妇幼、老年卫生工作；协助公共安全与传染病管理；从事家庭访视及护理；进行心理卫生指导；执行医嘱；巡回服务；运用社会资源；保存正确记录。

二、国外常见的护理职业规划路径

目前，西方国家基本上采用相同或相似的职业生涯路径，以美国为例。美国护士主要按其教育程度及工作经历来担任不同级别的职务，每一级别都有相应的名称及职责。在具备相关临床实践的条件下，使得行政能力在护理专业的临床实践中循序渐进地增加，同时根据专业能力、行政能力和科研能力在护理人才中所占的比重自下而上分别划分为5个阶段：基础层、成长层、骨干层、管理层和专家层护理人才。

（一）基础层

包括助理护士（certified nursing assistant，CNA）和职业护士（licensed practical nurse，LPN）两类。CNA一般不需要接受高等教育，只需学时满150h（50h的理论课，100h的临床课），并且通过红十字会组织的考试，取得相应证书。CNA主要是在注册护士的指导下做些病人的起居和卫生护理。而 LPN 则需要高中毕业，并且在职业技术学校接受一年到一年半的课堂学习和医院实习，他们需通过护士局组织的职业操作护士（LPN）执照考试。LPN 主要是负责初级的护理工作以及执行注册护士所制订的护理工作计划（含打针、给药、收集 病人血液样本等技术性工作）。

（二）成长层

注册护士（registered nurse，RN），注册护士学位分为四类：2 年制学院学位（ASN）、2~3 年医院附属护士学校文凭（ADN）、四年制大学学士学位（BSN）、15 个月左右学士后（Post BSN）。注册护士需通过 2~4 年的大学教育，取得证书，并且通过全国护士局联合委员会组织的注册护士（RN）执照考试。RN 主要负责病人的护理评估、确定护理诊断、制订护理计划、实施护理措施、进行护理评价。作为护理工作的控制者，注册护士必须对整个护理过程十分熟悉，并掌握和使用各种医疗设备和电脑等高科技护理技术。

（三）骨干层

包括开业护士（nurse practitioner，NP）、高级实践师（advanced practice nurse，ANP）和注册麻醉护理师（registered nursing anesthetist，RNA）。骨干型的护理人才一般需在注册护士毕业后继续接受 1~2 年的硕士研究生的学习，从而达到在某一被认可的护理专科中进行专科护理所必须拥有的知识、能力和道德标准的培养。然后通过严格的考试和审核，合格后由权威组织颁发专科护士资格认证证书。骨干层在急诊、家庭、成人、儿科、老年、妇女健康、学校健康、新生儿和急救护理等各种专科领域从事高级实践活动。他们主要评估医学和护理问题，其实践强调健康促进，疾病预防和急、慢性疾病的诊断和管理。具体职能包括：采集病史，进行身体评估，监督、执行和解释诊断和实验室检查结果，开处方，管理药物治疗的病人。

（四）管理层

包括护士长（nurse manager）、护理督导（nurse supervisor）、护理部主任（director of nursing）。护理行政管理人员主要承担科学研究和某一部门的护理管理及护士工作分配，指导及领导各科病房或各层病区的督导，进行病区护理标准的评定、护理品质的评价，从而制定医院护理的标准，并且策划各层次护理工作人员的工作方针及发展，领导、管理、组织及协调整个医院的护士和护理工作。

（五）专家层

临床护理专家（Clinical Nurse Specialist，CNS），指在某一专科护理领域，通过实践和学习达到硕士或者博士水平，具有较高水平的专科护理知识和技能、丰富临床经验的专家型临床护理人员。传统的 CNS 主要角色职能包括护理专家、教育者、护理顾问、研究者、护理管理者 5 个方面。新的 CNS 实践框架包括 3 个影响范围：病人/服务对象范围、护士/护理实践范围、组织/系统范围。CNS 主要负责建立和维持专业关系、承担教育/辅导任务、促进专业发展、管理与协调医疗健康服务机构、监督及保证专业服务质量。

第三节 护理专业大学生职业生涯规划

一、大学生职业生涯规划的原则

(一) 目标导向原则

职业生涯规划要解决"干什么"的问题，即要确定自己进入的行业、想从事的职业。希望自己做管理还是技术，是喜欢与人沟通还是喜欢做具体事务，具体到护理专业大学生，就是确定自己适合做医药销售还是做临床教学和科研，毕业后去大型三级甲等医院还是去私企或外企医疗单位等。因此，以目标明确为导向，是护理专业大学生进行生涯规划的首要原则。目标引领未来，目标促进行动，职业目标明确，职业决策才不会犯方向性错误。

(二) 可行性原则

职业生涯规划各阶段的路线划分与安排，必须具体清晰。规划设计应有明确的时间限制或标准，以便评估、检查和衡量。做职业生涯规划时，护理专业大学生应考虑自己的性格特征、社会环境、组织环境以及其他相关因素，选择切实可行的途径。不同地区社会经济条件差异大，为个人提供的职业生涯发展目标条件和机会存在一定差异性。若对自己的能力、薪资期望、心理承受等未能做好全面分析，导致目标定位过高，则目标很难实施或达到，容易失去自信心和动力。

(三) 其他原则

职业生涯规划是一个人对于自己一生将要扮演的人生角色的一种预判和计划，是在整合社会资源和家庭环境的基础上形成的。因此，制订职业生涯规划还应遵循目标一致性原则、调整型原则、激励与挑战性原则等。

二、护理专业大学生职业生涯规划的步骤

(一) 自我认知

自我认知是在认识自己与了解自己的基础上对自己做出全面的分析，从而选定适合自己发展的职业生涯路线，对自己的职业生涯目标作出最佳抉择。自我认知是护理专业大学生做好职业生涯规划的基础，也是能否获得可行的职业生涯规划方案的前提。自我认知的内容主要包括个人的职业需求、兴趣、能力、性格、道德水准以及社会中的自我等。

（二）环境评估

认知环境就是要分析环境条件的特点、自己与环境的关系、自己在这个环境中的地位、环境对自己提出的要求，以及环境的发展变化，不断调整自我，从而适应环境。环境为人们提供了发展的空间和成功的机遇，对外部环境的分析是职业生涯规划的重要内容。制订个人的职业生涯规划时，一般应考虑的外部环境包括经济环境、社会就业环境以及目标职业环境等。

（三）目标确立

目标的确定是未来职业生涯规划的重要组成部分，是护理专业大学生在继护理专业选择后，对生涯发展的新抉择。其抉择应遵循择己所爱、择己所能、择己所利以及择世所需的原则。

（四）制订行动计划与实施

护理专业大学生在确定职业生涯目标后，接下来便要行动，没有行动，目标就难以实现，也就谈不上职业生涯的成功。行动计划一般包括学习、见习、实习、社会实践、培训及社团活动等。行动计划要求具体清晰，以便定时检查。行动计划实施过程中往往会受到某些影响而偏离目标方向，这时，护理专业大学生应及时纠正，瞄准目标，采取有效行动，同时必须要持之以恒，坚持到底。

（五）评估、反馈与调整

大学生制订职业生涯规划是一个动态变化的过程。护理专业大学生的职业生涯设计也并不是一成不变的，影响个人职业生涯规划的因素诸多，而且有些影响因素是很难预测的。社会环境、企业环境、自身因素等都会不断变化。在这种状况下，要使职业生涯规划行之有效，就必须对人生目标、职业生涯路线、实施计划与措施进行及时评估、反馈与调整。

护理专业大学生职业生涯规划实例

李某，20岁，男，某"双一流"大学护理学院2017级本科生。他性格内向，待人诚恳，乐于助人，做事认真细致，与同学相处融洽。学习成绩中等，英语成绩一般。大学一年级担任院青年志愿者协会实践部部委，每周日能坚持与青年志愿者一起去老人院做志愿服务。他来自农村，家庭经济状况较差，父亲在家务农，母亲在外打工，弟弟已经辍学。他的想法就是毕业后找一份工作，承担赡养父母的义务。

1. 自我认知：大学毕业后我想做什么？

高考志愿护理专业是自己填报的，觉得自己性格适合做护士。护士工作是一份较为神圣且重要的工作，可以帮助需要帮助的人。在帮助病人的同时体现了个人的价值，看到病人痊愈有自豪感和成就感，有一种救死扶伤的使命感。希望毕业后成为临床教学医院的一名护士，如果临床教学医院去不了，希望能回自己家乡的中心医院就业。

2. 环境评估：环境允许我去临床教学医院做一名男护士吗？

职业与行业环境分析：随着社会的发展，护理教育正在不断进行改革，以满足社会需求，更多的男性加入护理队伍中，男护士也越来越多地被社会和医疗单位认可。护理工作稳定，收入较高，男性在某些方面拥有女性无法比拟的优势。

就业环境分析：我国男护士数量少，且大部分分布在精神疾病和男性疾病专科医院。一些大型综合医院男护士相对较少，也多集中在外科、手术室、骨科等科室。而未来，男护士将不仅仅局限于常规医疗任务，将会更多地参与到医疗技术部门、公共事件、自然灾害、国际医疗、联合国维和任务等方面的工作之中，男护士的总体就业形势好。

学校环境分析：临床教学医院的医疗、教学和科研在国内享有良好的声誉。护理学本科专业的课程设置，借鉴美国一流大学护理学院的护理教育理念，采用理论与临床实践同步进行的优质课程体系和教学模式，护理教学质量高。毕业生具备一定的评判性思维能力、沟通交流能力、临床决策能力、自主学习能力和团队合作能力，受到用人单位的青睐。

家庭环境分析：父母身体不好，弟弟辍学在家。父亲务农，母亲在外打工，家庭经济困难，大学学费来源于国家助学贷款。

医院环境分析：近年来，医院规模扩大，对毕业生需求大，特别是"双一流"大学的毕业生。临床护理工作迫切需要男护士的加入来促使护理人员构成更加合理化、科学化。每年计划招收男护士30名。

医院对毕业生要求：医院要求男护士身体健康，没有肝炎等其他疾病，英语必须过四级，专业成绩必须全部合格，顺利拿到毕业证和学位证。同时，护士执业考试成绩优良。职业素养好，热爱护理专业，有耐心和爱心，临床决策和分析解决问题能力强。一般可以通过笔试、操作考试和综合面试，同时结合学校提供的学生在校综合表现择优录用。

3. 自我分析：是否支持我到临床教学医院成为一名护士？

（1）优势：我是一名"双一流"大学护理本科男生，认为护理工作有成就感。身心健康，热爱护理专业、乐于助人、做事认真、有爱心，临床决策能力和分析问题解决问题能力强。

（2）劣势：学习成绩和英语听、说、读、写能力一般。工作经验少，家庭经济压力大，心理负担重，性格偏内向。

4. 制订行动计划与实施方案

李同学制订的大学学业计划为：大二定向期：努力学习英语，提高英语听、说、读、写能力，大二下学期通过英语四级。按照同步式教学模式的要求，加强专业知识和技能学习，争取获得优秀学生奖学金，提高自主学习能力和专业知识和技能。同时，积极参加班级和院内的各项文体活动，如演讲比赛、护理技能大赛等，提高身体素质，锻炼沟通表达能力。大三发奋期：积极参加大学生创新创业实践活动，提高科研和团队合作能力。大三下学期通过英语六级考试。

创意作业

请同学们参照舒伯的生涯彩虹图，海阔天空地设想自己未来的角色，越多越好，不要受任何限制，然后记录下来。

第二章　护理专业大学生自我探索

认识自己，方能认识人生。

——苏格拉底

【学习目标】通过本章节的学习，能够做到：
1. 陈述价值观、兴趣、性格、能力的含义，及其对职业选择的影响。
2. 说明医学类职业对医学生价值观、兴趣、性格和能力的匹配要求。
3. 运用自我认知的基本方法，进行全方面的自我探索。

在面临未来的职业选择时，大学生都渴求找到一份理想的职业或工作。然而，很多学生常常关心的是薪酬、地域等因素，而较少关注自己到底需要什么、喜欢什么、擅长什么。这样的认知导致大学生在面对万千职业世界时往往迷茫无措，不知如何选择。因此，要想在职业世界中选出最适合自己的，就必须对自我进行认真的探索，通过探索来了解自己的价值观、兴趣、性格、能力等。可以说，自我认知是进行职业规划的第一步。

【案例导读】

王同学是护理专业的学生。她性格开朗，意志坚强，积极进取。平时积极参与各种活动和社会实践，先后担任过学生会和某协会的干部。担任某协会主席时，她研究所在社团在管理、活动开展上存在的不足，留心观察其他社团的优点与长处，提出了改进措施并付诸实施，使社团的运营更加规范，社团活动开展更为有声有色。

大一下学期下了临床后，每天按部就班的工作让她对自己将来会从事的护士职业产生了疑虑和思考，她不确定自己是否适合这样的工作。大二暑假她参加了学校组织的美国某大学暑期学分项目，学习了很多商科课程，与同行的其他院系学生交流后，她确信护士职业不适合自己。

如果不从事护士职业，自己未来可以做什么？思考这个问题一段时间后，她找到了学校的职业咨询师寻求帮助。在老师的指导下，她先后测试了自己的职业兴趣、职业性格、职业能力和职业价值观，测试结果显示她的霍兰德职业兴趣代码为企业型、艺术型和社会型，MBTI 职业性格代码为 ESFJ，职业价值观最看重成就感、挑战性以及人际关系，职业能力评分最高的是沟通能力、领导力和自主学习力。在和老师沟通后，她决定放弃护理专业就业，探索一条适合自己的职业之路。

大三下学期，她凭借自身的专业知识和丰富的社团经历，获得一份生物科技公司市场岗位的暑期实习机会。在实习期间，她所在的团队在经理的带领下，走访客户、开拓市场，让她逐步了解客户需求，学会了沟通策略和技巧，并对这个工作产生浓厚兴趣。毕业时，她顺利应聘到世界 500 强的某地产集团做管培生，开始了她的职业生涯。

☞ 讨论或思考
　　1. 王同学为何选择了一条与多数护理专业大学生不同的职业路径？
　　2. 你如何看待她的选择？

第一节　自我价值观探索

求职时，护理专业大学生常有这样的困惑：是留在大城市工作还是回生源地工作？护士职业能给我带来什么？这些问题显示出个人价值观的不同。

一、价值观与职业价值观

（一）价值观

1. 价值观的定义

价值观是人们在日常生活和工作中所看重的原则、标准或品质，包含认知、情感和行为成分的信念。价值观是一种内心的尺度，指向人一生中最重要的东西，它不仅影响和决定着个人的行为、态度、观点、信念、生活目标等，还会在个人面临抉择时影响个人的思考、左右个人的决定。正因为价值观是人们在考虑问题时所看重的原则和标准，因此，价值观在个人的生涯发展中往往起到决定性的作用。

2. 价值观对职业选择的影响

每个人所处的社会环境、家庭背景、受教育程度不同，因此会对职业有不同的看法和选择。比如，有的人喜欢社会地位较高、工作和收入稳定的职业；有的人喜欢充满挑战性和冒险性的职业；有的人喜欢具备创造性、多样性和变化性的职业等。这些是不同价值观对于职业选择影响的体现。一般而言，价值观对职业的影响作用大致体现在以下两个方面：

（1）价值观对职业选择动机有导向功能。

价值观支配和制约职业选择动机。具有不同价值观的人在相同的客观条件下，其动机不同则产生的行为也不同。动机只有经过价值观判断认为是可取的，才会转换为行为动机，进而以此为目标引导人们的行为。比如，有些学生选择就读护理专业，是因为其亲人长期患病，让其意识到健康的重要性，从而萌发当护士的职业选择动机。

（2）价值观反映个人需求，影响职业决策。

每个学生在求职时因其先天条件和后天环境不同，在职业选择上的需求也是不同的。在多数情况下，我们需要在得失中做出选择，而最终选择的职业一定会满足某些需求，这些需求在现实中体现为价值观。比如，有的护理专业大学生会比较看重护士这个职业可以给自己带来多少收入；有的学生会比较看重护士这个职业是不是自己所喜欢的；还有的学生会看重护士这个职业是否可以实现自己救死扶伤的人生愿景。这些不同的价值观很直观地体现了个体需求的差异。

3. 价值观的变化

个人处于不同生涯发展阶段、不同社会环境时，他的需求会发生变化，这种变化可能会导致价值观也发生变化。比如，很多大学生求职时以寻找高薪工作为目标，因为刚毕业时，他们需要经济支持以完成买房、成家等任务。在工作几年或十余年后有了一定经济基础的时候，他们在职业选择时不再将薪酬排在价值观首位，而是看重该职业能否满足自己的兴趣爱好、能否兼顾家庭与工作的平衡等。他们的需求发生了改变，价值观也随之变化了。

价值观的变化是非常正常的，因为需求没有好坏之分，它反映我们内心真实的感受。但不论价值观如何变化，有一些基本的价值观不应被抛弃，如社会主义核心价值观所包含的各种价值观。时代的巨大变迁、多元价值体系的冲击，加之个人成长和发展中带来的变化，个人价值观常常变得混乱。因此，个人需要对自己的价值观不断地进行探索和澄清。

（二）职业价值观

1. 职业价值观的定义

职业价值观是价值观在职业选择时的反映。生涯大师舒伯认为，"职业价值观是个人追求的与工作有关的目标，亦即个人在从事满足自己内在需求的活动时所追求的工作特质或属性"。职业价值观是人们对待职业的一种信念和态度，会决定人们的职业选择，从另一个角度来讲，职业价值观反映人们最期待从工作中获得的东西。

2. 职业价值观的分类

根据不同的划分标准，人们对职业价值观也有不同的种类划分。美国心理学家洛克奇于 1973 年在《人类价值观的本质》一书中提出了 13 种职业价值观：成就感、美感的追求、挑战、健康、收入与财富、独立性、爱、家庭和人际关系、道德感、欢乐、权力、安全感、自我成长、协助他人。另一位心理学家马丁·凯茨在研究了大约 250 种职业后认为有 10 种职业价值观：高收入、社会声望、独立性、帮助别人、稳定性、多样性、领导力、在自己感兴趣的领域中工作、休闲、尽早进入工作领域。

二、护理专业大学生的职业价值观

当今社会，市场经济所强调的效益观念、竞争观念、务实观念等正潜移默化地影响着护理专业大学生的价值观念，这种影响导致有些护理专业大学生的职业价值观出现了某种程度上的偏差，表现为有些学生开始倾心于"注重实用，追求功利"的价值观念，只看重收入，工作后一味追求经济利益；有些学生追求社会地位，只想去大城市、大医院工作，不愿到更有需求的基层去就业。

医生、护士都属于高风险、高压力的职业，其所要服务的对象是病人，"救死扶伤，治病救人"是医护人员的天职，医风医德要求医护人员全心全意为病人服务，情为患者所系、利为患者所谋、技为患者所用，这是医护职业所必须肩负的社会责任。护理专业大学生必须厘清自己的职业价值观，树立追求卓越、利他主义、责任感、爱心、严谨的科学态度等核心价值观。

● ● ● ● ● ● ● ● 体 验 活 动 ● ● ● ● ● ● ●

一、个人价值观的探索

1. 工作狂想曲

请在 1 分钟的时间内尽可能多地写下你头脑中所联想到的与工作有关的任何短语，完成下面的填空。

我希望做 _____

_____ 工作。

2. 人生大拍卖

假设你正在参加一次拍卖活动（见拍卖品清单），你手头有 5000 元 TIME 币，它代表你一生的时间和精力。所有拍卖物品的底价都是 500 元，每次加的价格至少是 100 元的整数，价格高者得。如果有人一次喊出 5000 元，则立即成交。请浏览以下拍卖品清单，然后决定你将如何参与竞拍。

拍卖品清单

项 目 名 称	预估价格	成交价格
做全世界最聪明的人	智慧	
拥有使人说实话的药丸	诚实	
有一帮志同道合的知心朋友	友情	
有个幸福的家庭	家庭	
可以环游世界尽情享乐	快乐	
成为国家领导人	权力	
成为福布斯财富榜上的人	财富	

续表

项目名称	预估价格	成交价格
一个为你私人所有的拥有海量藏书的图书馆	知识	
能轻松做你想做的事	自主	
活到 100 岁都不生病	健康	
清除世界上所有的偏见	公平	
有无限的各种影票、音乐票等，能随时观赏各地的各种电影、演出等	审美	

你最终买下了哪些项目，请填入下表：

项目名称	花费金额	代表的价值观

你在哪个价值观上花费了最多的金额？你对此感觉如何？和你原来想的一样吗？你能接受这些价值观吗？

3. 价值观测评

http：//whu. njcedu. com/，用学号和密码登录进行测评。

二、个人价值观的澄清

每个人的价值观都是独特的，而且不论愿意与否，生活中他人的价值观也常常会对我们产生影响。我们要做的不是去评判这些价值观的对错，而是去考量它们给自己职业发展和生活带来的影响，并适时做出调整。同时，还需要认识到：很少有工作能完全满足一个人所有的重要价值观。所以，我们需要不断地做出放弃和妥协，这个过程是不可避免的，也是必要的。只有通过对自己的价值观进行澄清和排序，才能知道如何取舍。

由于大学生还处在个人价值观的建立和形成期，有可能通过价值观探索后仍会迷茫和混乱，这也是正常的。我们需要对自己的职业和生活不断思考、探索和澄清，一定需要投入时间和精力，促使自己为未来的发展做出考虑和选择。拉舍指出，一个"价值"需要具备以下基本要素：

1. 珍视

(1) 你对一个职业有强烈的感觉并珍惜它吗？

（2）你会在公共场合提到这个珍视的价值观，必要的时候会很肯定它吗？

2. 选择

（1）在选择一个职位之前，你是否会考虑其他可能的选择？

（2）在选择一个职位之前，你是否会考察一个职位带来的结果？

（3）你是否会独立于外界的压力选择一个职位，保持感受、思考和行动的一致？

3. 行动

（1）你会用行动来支持你的感受和信念吗？

（2）你是否始终如一地根据你的感受和信念来行动？

针对以上的标准，有以下七个问题来帮助澄清你的价值观。

对你所选择的价值观：

①你是否是自主地选择了这项价值，即从来没有任何人和任何方面把它强加给你？

②它是你从众多的价值观中挑选出来的吗？

③它是你在思考了所做选择的结果后被挑选出来的吗？

它是一个让你如何珍视的价值观：

④你是否为你选择的这一价值而感到骄傲（珍视、爱护）？

⑤你是否愿意公开地向其他人声明你的选择，也就是说，在别人面前公开地为它辩护？

你能按照如下方式践行你的价值观吗？

⑥你是否能做一些与你选择的价值观有关的事情？

⑦你是否能与你的价值观保持一致的行为模式？

第二节 兴趣的自我探索

诺贝尔物理奖得主丁肇中说："兴趣比天才重要。"人的兴趣在个人职业生涯规划和发展中起着重要作用。现实中，虽然护理专业大学生多为志愿录取，但其中有的学生是因为调剂而就读此专业，而这些学生因兴趣不在于此，往往学得比较被动和痛苦。还有的护理专业大学生对本专业充满兴趣，但同时又喜欢经济等其他专业而选择修读双学位，久而久之，其对到底什么才是自己真正的兴趣产生了困惑。因此，了解自己的兴趣，并将它与自己的专业和职业结合是极其必要的。

一、兴趣与职业兴趣

(一) 兴趣

1. 兴趣的定义

兴趣是人们力求认识、掌握某种事物，并经常参与该种活动的心理倾向。美国心理学教授米哈利通过 30 多年的研究发现：当人们专心致志地从事某种活动，甚至忘我地完全沉浸在这种活动中的时候，他们感到最为愉快和满足。米哈利将这种状态称为"flow"，做自己喜爱的事情，才能获得快乐。

2. 兴趣对职业选择的影响

(1) 兴趣是职业选择的重要参考因素。

在求职过程中，人们常常以对某种职业是否有兴趣作为选择标准之一，特别是当今以追求个性、独立为目标的"00 后"大学生们，在选择职业时更是将兴趣作为极其重要甚至是首要参考因素。他们深知，只有对某种职业发生兴趣时，才能调动整体积极性去学习该职业知识并不断思考与探索该职业，才能有动力去克服学习和探索过程中所遇到的困难。

(2) 兴趣有利于充分发挥自身能力，提高工作效率。

兴趣是最好的老师，它可以促使个人不断学习从而提高自身能力。同时，兴趣和能力的有机结合又有助于提高工作效率。有研究表明：一个人如果从事其所感兴趣的职业，那么他能发挥自身全部才能的 80%~90%，并且能长时间保持高效率而不感到疲劳；如果从事其不感兴趣的职业，则只能发挥自身才能的 20%~30%，并且容易产生职业倦怠。因此，护理专业大学生在择业的时候，应尽可能选择与自身兴趣相匹配的职业。

(3) 兴趣有利于保证职业满意度和职业稳定。

护理专业大学生如果能选择与自身兴趣相符合的职业，会使自己在工作中找到快乐和满足感。这种职业满足感会使其比较容易获得更高的职业满意度，而高的职业满意度表明其对日后的职业生涯发展充满信心，这也就保证了其职业的长期性和稳定性。

(二) 职业兴趣

当个人的兴趣对象指向职业时，就形成了个人的职业兴趣，它是一个人探究某种职业或从事某种职业活动所表现出来的个性倾向。职业兴趣的发展分为三阶段：

第一阶段——有趣；此阶段兴趣广泛，关注持久性差。

第二阶段——乐趣；此阶段兴趣逐渐变得转移，并得以定向发展

第三阶段——志趣；此阶段是乐趣与个人目标和社会责任感相结合，具有社会性、自觉性、方向性。

职业兴趣不是与生俱来的，而是会受到环境和教育的影响，并且受一定的社会历史条件所制约。护理专业大学生可以通过专业学习、社会实践、实习等方式培养自己的职业兴趣。

二、霍兰德兴趣类型理论

（一）兴趣类型

美国著名的职业指导专家霍兰德于 20 世纪 70 年代初提出大多数人的职业兴趣可以归纳为六种类型：实用型（R）、研究型（I）、艺术型（A）、社会型（S）、企业型（E）、事务型（C）。个人的职业兴趣很少是集中在某一类型上，可能或多或少地具备所有类型兴趣，只是偏好程度不同。因此，为了比较全面地描绘个人职业兴趣，通常用最强的三种兴趣的字母代码来表示一个人的兴趣，这个代码称为霍兰德代码（Holland Code），而且这三个字母的顺序表示了兴趣强弱程度的不同。

霍兰德职业兴趣类型

类型	喜欢的活动	重视	典型职业
实用型 R（realistic）	用手、工具、机器制造或修理东西。愿意从事实物性的工作、体力活动，喜欢户外活动或机器操作，不喜欢在办公室工作	具体实际的事物或个人明确的特性	园艺师、木匠、工程师、汽车修理工、军官
研究型 I（investigative）	喜欢探索和理解事物，喜欢学习研究那些需要分析、思考的抽象问题，喜欢阅读和讨论有关科学性的论题，喜欢独自工作，对未知的问题充满兴趣	知识的学习、获得或发展	科研人员、大学教授、心理学家、工程设计师、药剂师、医生
艺术型 A（artistic）	喜欢文学、音乐、艺术和表演等具有创造性、变化性的工作，喜欢自我表达，重视作品的原创性和创意	思想、情绪或情感的创造表达，自由，美	作家、编辑、画家、导演、室内装潢设计师、摄影师
社会型 S（social）	喜欢与人合作，热情关心他人的幸福，愿意帮助别人成长或解决困难、为他人提供服务	服务社会与他人，社会伦理，人际关系	教师、社会工作者、心理咨询师、导游、护士
企业型 E（enterprising）	喜欢领导和支配别人，通过领导、劝说他人或推销自己的观念、产品从而达到个人或组织的目标，希望成就一番事业	经济成就和社会地位，冒险精神，交际	律师、国家领导人、政治家、企业经理、营销员、电视制片人、保险代理
事务型 C（conventional）	喜欢固定的、有秩序的工作或活动，希望确切地知道工作的要求和标准，愿意在一个大的机构中处于从属地位，对文字、数据和事物进行细致有序的系统处理，以达到特定的标准	顺从，准确，条理或规律，盈利，效率	会计师、银行职员、税务员、统计员、打字员、行政助理、文字编辑

（二）职业环境类型

霍兰德认为，同一职业群体内的人有相似的人格特质，会对情绪和问题产生类似的反应，从而产生特定的职业环境。根据霍兰德的理论，职业环境也可以分为六种类型，其名称及性质与个人兴趣类型的分类一致。比如社会型环境中的大部分人都是社会型的人，社会型的环境是被社会型的人所主导的，或者说，在那样的环境下，社会型的人会感到放松、快乐、彼此尊重和理解。

霍兰德职业环境类型

类型	常见的活动	能力要求	允许的价值观
实用型 R（realistic）	具体的实践性活动，使用工具	体能，与机械、工作、物体打交道的能力	实践的、生产性的具体的价值观
研究型 I（investigative）	分析性或智力型活动，其目标在于解决问题或创造使用知识	分析和解决问题的能力，科学知识的学习，语言能力	知识的研究和获得
艺术型 A（artistic）	表演、写作、雕刻、音乐或非结构性的智力探索活动	创新、创造能力，通过情绪表达与他人互动的能力	非传统的观念或行为方式，审美
社会型 S（social）	以帮助或促进的方式与他人一起工作	人际交往能力，指导、训练或教育他人的能力	关注，增进他人的福利
企业型 E（enterprising）	销售、领导操纵他人来达到个人或组织的目标	说服和操纵他人的能力	责任感，物质和社会地位的获取
事务型 C（conventional）	运用数据或工具以满足预期的组织要求或具体标准	文书写作，数学运用能力	传统的观念，秩序与常规

（三）六角形模型

霍兰德以六角形模型来标示六大职业类型的相互关系，边和对角线的长度反映了类型之间心理上的一致性程度，同时也反映了六种类型之间的相似程度，即任何两种类型之间的距离越近，其人格特质和职业环境的相似程度越高，比如实用型和研究型在六角形模型中是相邻关系，它们的相似程度最高，这两种类型的人相比其他类型的人更不喜欢与人交往，只是不喜欢的角度或方式不同而已。又如研究型和企业型在六角形模型中是处于对角线上的相对关系，它们就具有相反的特质而缺少一致性，因为研究型的人喜欢探索和研究事物，而企业型的人则喜欢领导和说服他人。

六角形模型可以帮助我们对自我兴趣类型与职业环境之间的适配性进行评估，指引我们选择与自我兴趣类型相匹配的职业环境。需要注意的是，由于我们的兴趣类型是由三种

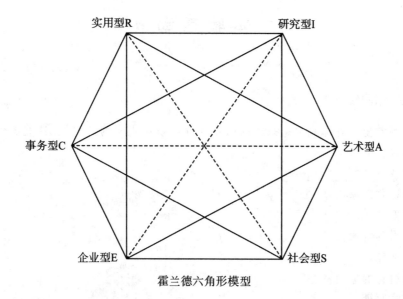

霍兰德六角形模型

类型组合而成，如 SAE、RCA 等，因此在选择职业环境时不必强求只选择首字母匹配的职业环境，可以选择第二或第三字母相匹配的职业环境或寻求相邻的职业环境。在这样的情况下，我们需不断调整自我以适应职业环境。

三、护理专业大学生的职业兴趣类型

《霍兰德职业代码字典》中对不同职业提出了相应的霍兰德代码，下面选取与护理类职业有关的职业兴趣类型进行描述，以使护理专业大学生能够认真考虑自己究竟属于哪种兴趣类型。

（一）护士、康复师

护士、康复师以社会型、实用型兴趣类型为主，喜欢具有基本技能、操作性强、善于与人沟通的活动。

（二）医药、卫生行业行政管理人员

这类人员多在医疗机构、卫生监督机构、药企等从事行政管理工作，职业兴趣类型以社会型、事务型为主。喜欢从事规则性强、有秩序的工作，善于与人交往和合作。

（三）医药营销人员

从事医药营销的人员以企业型和社会型兴趣类型居多，喜欢从事有挑战性的、有冒险精神的活动，自我表现欲望和说服力强。

●●●●●●●● **体 验 活 动** ●●●●●●●●

一、我的白日梦

请列举出三种你非常感兴趣的职业（摒弃所有现实的考虑），这些工作为什么吸引你？

职业一：_____

吸引你的原因：

职业二：_____

吸引你的原因：

职业三：_____

吸引你的原因：

二、美丽假期

恭喜你！获得一次免费去海岛度假的机会，将有六个小岛给你选择。你必须在你所选择的这个岛上至少待半年的时间。不用考虑其他因素，仅凭自己的兴趣挑出三个最想去的岛屿，并排序。

1. R 岛：自然原始的岛屿

岛上保留有原始森林，自然生态保持得很好，有各种各样的野生动物。岛上有许多动物园、植物园、水族馆。岛上居民生活状态相当原始，他们以手工见长，自己种植花果蔬菜、修缮房屋、打造器物、制作工具，喜欢户外运动。

2. I 岛：深思冥想的岛屿

岛上人迹较少，建筑物多僻处一隅，平畴绿野，适合夜观星象。岛上有多处天文馆、科技馆、博物馆、科学图书馆等。岛上居民喜好观察、学习、探究、分析，崇尚和追求真知，常有机会和来自各地的科学家、哲学家、心理学家交换心得。

3. A 岛：美丽浪漫的岛屿

岛上充满了美术馆、音乐厅、街头雕塑和街边艺人，弥漫着浓厚的艺术文化气息。当地的居民很有艺术、创新和直觉能力，他们保留了传统的舞蹈、音乐与绘画，许多文艺界的朋友都喜欢来这里寻找灵感。

4. S 岛：友善亲切的岛屿

岛上居民个性温和、十分友善、乐于助人，社区均自成一个个密切互动的服务网络，人们重视互相合作，重视教育，关怀他人，充满人文气息。

5. E 岛：显赫富庶的岛屿

岛上的居民善于企业经营和贸易，能言善道，以口才见长。岛上的经济高度发展，处处都是高级饭店、俱乐部、高尔夫球场。来往者多是企业家、经理人、政治家、律师等，曾数次在这里召开财富论坛和其他行业巅峰会议。

6. C 岛：现代井然有序的岛屿

岛上建筑十分现代化，是进步的都市形态，以完善的户政管理、地政管理、金融管理见长。岛上的居民个性冷静保守，处事有条不紊，善于组织规划，细心高效。

你最想前往的三个岛屿（依次排序）：_____、_____、_____

如果让你在其中选择一个岛屿生活一辈子，你会选择：_____

你会给你生活一辈子的这个小岛命名为：_____

你会给你生活一辈子的这个小岛选择的标志物为：_____

第三节　自我性格探索

罗曼·罗兰说："一个人的性格决定他的机遇。"性格对于个人职业生涯的发展有着关键的作用。有些护理专业大学生对本专业感兴趣并且成绩不错，但觉得自己性格内向不善言谈，故而担忧自身的性格是否适合从事相关职业。这样的担忧不无道理，有研究表明，性格影响一个人的职业稳定性，不同职业对于人的性格也有特定的要求。因此，护理专业大学生需要对自身的性格有清晰的认识，并了解性格和职业的关系，这样才能做到扬长避短，以便尽可能适应相关职业的性格要求。

一、性格与职业性格

（一）性格

1. 性格的定义

每个人都有各自的性格，而且性格是独一无二的。性格也称人格特质，我国心理学界一般将性格定义为人对现实的稳定态度以及与之相适应的习惯化的行为方式。

我们在评价自己或他人时，通过使用诸如内向、外向、活泼、乐观、文静、急躁等词语，来描述人的性格特点。性格的形成受到遗传、生理、文化、生活环境、家庭教育、学习经验等因素的影响，所以性格具有可塑性。

2. 性格对职业选择的影响

每种职业都要求从业者具有与工作相适应的职业性格。如果职业要求与自己的性格相适应，使我们能够在其中发挥自己的优势和长处，那么我们会很自信，容易获得工作满足感和成就感；相反，如果职业要求与自己的性格不适应，我们会感到不舒服，容易影响工作效率，不易在职业生涯中有大的发展。因此，我们更倾向于选择与自己性格相适应的职业。

性格没有好坏对错之分，每种性格都有其优势和不足。学会认识自己的性格，并了解与之相适应的职业，能帮助我们做出适合自己发展的职业选择。性格与职业相互适配，可以使我们更容易成为有效率的工作者，从而获得职业生涯的成功。

（二）职业性格

职业性格是指人们在长期特定的职业生活中所形成的与职业相联系的、稳定的心理特征。每种职业的工作内容、工作方式、服务对象、社会责任都不同，这就决定了不同的职业需要不同的职业性格。虽然每个人的性格都不可能百分之百地完全适合某项职业，但却可以根据自己的职业倾向来培养、发展相应的职业性格。

二、MBTI 性格理论

当今世界上应用最广泛的性格测试工具是 MBTI（Myers-Briggs type indicator），它基于瑞典心理学家荣格的心理类型理论，由美国的心理学家布莱格斯和她的女儿迈尔斯共同研发而成。

（一）MBTI 中的四个维度

MBTI 衡量的是个人的类型偏好，通过使用四维度偏好二分法来评估一个人的类型偏好，每个维度包括两个相对的极点。

1. 心理能量获得倾向：外倾（E）— 内倾（I）

外倾和内倾作为一种态度，指个人更喜欢从何处获得能量，以及个体更喜欢将注意力集中于何处。外倾主要指向的是外部世界，外倾型的人将注意力集中于人和事上，从与人交往中获得能量。内倾主要指向的是内心世界，内倾型的人注重思想、经验、自我意识方面的精神能量。

外倾（E）— 内倾（I）的区别

外倾（extroversion）	内倾（introversion）
关注外部环境	关注自己的内心世界
善于表达，好与人交往	安静而显得内向
兴趣广泛	兴趣专注
用实际操作或讨论的方式学得最好	用在头脑中"练习"的方式学得最好
先行动，后思考	先思考，后行动
在工作和人际关系中都很主动	当事情对他们有重要意义时会主动

2. 接受信息的方式：感觉（S）— 直觉（N）

感觉和直觉描述的是个体获取信息的两种方式。感觉型的人倾向用视觉、听觉、触觉等方式获取信息，喜欢收集实际存在的信息，关注事情的事实和细节。直觉型的人通过灵感、想象等方式获取信息，重视事件的全貌和和远景，关注事实之间的关联，喜欢探讨和发现新的可能性。

感觉（S）— 直觉（N）的区别

感觉（sensing）	直觉（intuition）
关注当前的实际情况	关注未来的可能
关注真实存在的事物	富于想象力和创造性
观察敏锐，善于抓住细节	关注数据所代表的模式和意义
通过推理来得出结论	通过直觉很快得出结论
现实、具体	希望在应用理论前先对其澄清
相信自己的经验	相信自己的灵感

3. 决策的方式：思考（T）— 情感（F）

思考和情感是描述个体如何处理信息和做决策的不同方式。思考型的人通过逻辑分析来做出决策，倾向于从局外人的角度来分析事物和问题，具有客观、理性、逻辑性强的特点。情感型的人通常以对待他人的感受为重，以自己的价值观为判定标准，善于理解他人，喜欢依靠情感来做出决策，具有同情心、主观、感性、和谐等特点。

思考（T）— 情感（F）的区别

思考（thinking）	情感（feeling）
喜欢分析	喜欢对他人感同身受
运用因果推理	受个人价值观的引导
以逻辑的方式解决问题	追求和谐的人际关系
喜爱讲理	富于同情心
可能显得不近人情	可能会显得心肠太软
公平意味着每个人能得到平等待遇	公平意味着每个人都被作为独特个体来对待

4. 行动的方式：判断（J）— 知觉（P）

判断和知觉是个体与外部世界打交道的不同方式。判断型的人喜欢有计划、井然有序的生活，做事情有规律，喜欢做出决定并依照计划和安排完成任务。知觉型的人喜欢灵活、自发的生活方式，有强的好奇心，乐于发现新的事物，做事情比较灵活，善于适应和理解新的环境。

判断（J）— 知觉（P）的区别

判断（judging）	知觉（perceiving）
有计划、有系统	灵活随意
喜欢管理自己的生活	开放
爱制订各种计划	适应
喜欢把事情落实确定	不喜欢把事情确定下来，以留有改变的方向
力图避免在最后一分钟才做决定	最后一分钟的压力会带来充沛的活力

（二）16 种 MBTI 类型

人的性格非常复杂，每个维度都会互相影响，只有将四个维度结合起来，才有助于正确理解个体的性格。在 MBTI 中，四个维度的两极组合成了 16 种人格类型。

MBTI16 种性格类型及其特点

ISTJ	ISFJ	INFJ	INTJ
• 冷静，认真 • 注重事实，讲求实际 • 做事有系统、有条理、有计划 • 传统，忠诚	• 友善、谨慎 • 责任感 • 做事坚持到底 • 关心他人的感受，替人着想	• 对他人有洞察力 • 尽责，能履行他们坚持的价值观念 • 希望了解什么可激发人们的推动力 • 以谋取大众的最佳利益为理念	• 有创意 • 能够很快掌握事物发展的规律 • 一旦承诺，就会有条理地开展工作 • 有怀疑精神，独立自主
ISTP	**ISFP**	**INFP**	**INTP**
• 容忍，有弹性 • 重视事件的前因后果 • 能快速找到问题的重点和解决办法 • 重视效率	• 敏感，仁慈 • 喜欢有自己的空间 • 忠于自己所重视的人 • 不喜争论和冲突	• 理想主义者 • 有好奇心，很快看到事情的可能与否 • 适应力强 • 忠于自己的价值观及重视的人	• 喜欢理论和抽象的事情 • 有弹性 • 有怀疑精神，喜欢批评，善于分析 • 喜欢探索
ESTP	**ESFP**	**ENFP**	**ENTP**
• 有弹性、容忍 • 能通过实践达到最佳学习效果 • 重视现实，专注即时效益 • 喜欢与人交往	• 外向、包容 • 热爱生命，爱享受物质生活 • 灵活、随性，易接受新朋友和新环境 • 与他人一起易达到最佳学习效果	• 热情热心 • 富于想象力 • 需要他人肯定，同时又乐于欣赏他人 • 信赖自己的临场表现和流畅的语言能力	• 思维敏捷，机灵 • 能随机应变地对付新的挑战性问题 • 善于洞察他人 • 不喜一成不变，能灵活地处理各种新事物

续表

ESTJ	ESFJ	ENFJ	ENTJ
• 果断 • 讲求实际 • 会关注工作的细节 • 系统地做事，会以强硬态度去执行所定的计划	• 有爱心，善于合作 • 渴望和谐的环境，并有决心去营造这样的环境 • 喜欢与他人一起工作 • 渴望他人欣赏他们所做的贡献	• 温情，有同情心 • 反应敏捷，有责任感 • 能积极协助他人和组织的成长 • 社交活跃，有启发人的领导才能	• 坦率、果断 • 博学多闻，喜欢追求和传授知识 • 易看到程序和政策中缺乏逻辑和效率的地方 • 能有力地提出自己的主张

（三）MBTI 与职业的适配

在工作中，性格与职业的正确适配，可以为个体的职业生涯发展提供广阔的空间。16种 MBTI 类型有各自与其适配的职业倾向，了解自己的性格属于哪种 MBTI 类型，就可以知道最适合自己性格的职业类别，从而有针对性地进行选择。

MBTI16 种性格类型的职业倾向

ISTJ	ISFJ	INFJ	INTJ
• 会计 • 侦探 • 房地产经纪人 • 行政管理 • 天文学家	• 图书管理员 • 营养师 • 教师 • 室内装潢设计师 • 客服人员	• 建筑设计师 • 心理咨询师 • 培训师 • 网站编辑 • 职业咨询师	• 媒体策划 • 律师 • 建筑师 • 设计工程师 • 网络管理员
ISTP	**ISFP**	**INFP**	**INTP**
• 程序员 • 律师助理 • 军人 • 警察 • 消防员	• 服装设计师 • 厨师 • 旅游管理 • 护士 • 按摩师	• 心理学家 • 人力资源管理 • 大学老师(人文学科) • 翻译 • 社会工作者	• 风险投资人员 • 法律仲裁员 • 金融分析师 • 音乐家 • 网站设计师
ESTP	**ESFP**	**ENFP**	**ENTP**
• 企业家 • 股票经纪人 • 保险经纪人 • 土木工程师 • 职业运动员	• 运动教练 • 幼教老师 • 演员 • 公关人员 • 销售员	• 艺术指导 • 广告客户经理 • 管理咨询顾问 • 平面设计师 • 演员	• 投资银行家 • 广告创意总监 • 主持人 • 文案 • 市场管理

续表

ESTJ	ESFJ	ENFJ	ENTJ
• 预算分析师 • 大学老师（工商、贸易类） • 物业管理 • 房地产经纪人 • 药剂师	• 零售商 • 饮食业管理 • 护士 • 采购员 • 运动教练	• 制片人 • 作家 • 杂志编辑 • 广告客户管理 • 市场专员	• 教育咨询顾问 • 投资顾问 • 政治家 • 房地产开发商 • 法官

三、护理专业大学生的职业性格

医护职业的实践性、服务性、风险性比较强，要求从业者不但有好的专业技术，还要有细心、负责、冷静、关爱等性格特征。医学又是一门多分支的学科，各专业培养目标不同，加之职业类型的多样化，护理专业大学生应充分了解自身的性格，在参考 MBTI16 种性格类型的职业倾向的基础上，结合医学类专业及其对应的职业去找到适合自己的发展方向，为未来职业生涯的发展做好规划。

MBTI16 种性格类型的医学职业倾向

ISTJ	ISFJ	INFJ	INTJ
适合从事能让他们可以利用自己的经验和对细节的注意完成任务的职业： • 医药管理 • 临床医疗 • 医学检验 • 医学文秘	适合从事能让他们运用自己的经验，亲力亲为地协助或辅助别人的职业： • 医学教育 • 健康护理 • 医学服务 • 医疗保健	适合从事能促进他们的情感、智力或精神发展的职业： • 医药销售 • 医药咨询 • 医疗保健 • 医学教学	适合从事能让他们运用智力创造和技术知识去构思、分析和完成任务的职业： • 药物研究开发 • 医学科研 • 医学技术领域
ISTP	ISFP	INFP	INTP
适合从事能让他们动手操作、分析数据或事情的职业： • 临床医疗（手术） • 医学检验 • 病理技术 • 医学影像技术	适合从事能让他们运用友善、专注于细节的相关服务的职业： • 康复治疗 • 专业护理 • 卫生保健 • 营养师	适合从事能让他们运用创造和集中于他们价值观的职业： • 临床医疗 • 医学科研 • 医药咨询	适合从事能让他们基于自己的专业技术知识独立、客观地分析问题的职业： • 临床医学 • 医药研发 • 医学检验 • 医学技术领域

ESTP	ESFP	ENFP	ENTP
适合从事能让他们利用行动关注必要细节的职业： • 疾病监控 • 卫生监督 • 检验检疫 • 医药销售	适合从事能让他们利用外向的天性和热情去帮助那些有实际需要的人们的职业： • 健康护理 • 医学教学 • 儿童保育 • 社区卫生保健	适合从事能让他们利用创造和交流去帮助促进他人成长的职业： • 医药咨询 • 医学教学 • 医疗保健 • 护理	适合从事能让他们有机会不断承担新挑战的职业： • 临床医学 • 医学研究 • 医药销售 • 疾病监控
ESTJ	**ESFJ**	**ENFJ**	**ENTJ**
适合从事能让他们运用对事实的逻辑和组织完成任务的职业： • 医药管理 • 医学文秘 • 卫生监督 • 检验检疫	适合从事能让他们运用个人关怀为他人提供服务的职业： • 医学教学 • 护理 • 医药咨询 • 卫生保健	适合从事能让他们帮助别人在情感、智力和精神上成长的职业： • 医学教学 • 卫生保健 • 心理咨询 • 基础护理	适合从事能让他们运用实际分析、战略计划和组织完成任务的职业： • 医学管理 • 医学文秘 • 检验检疫 • 医药营销

● ● ● ● ● ● ● ● **体 验 活 动** ● ● ● ● ● ● ● ●

一、性格拼图

1. E-I 维度（快速选择）

请在 30 秒内，看完下面的描述并作出选择，符合打"✓"，不符合打"✕"。

(1) 团体讨论中能够经常发表自己的观点。 （   ）

(2) 喜欢用文字的方式表达自己的想法。 （   ）

(3) 自己的情绪能够轻易被他人察觉。 （   ）

(4) 朋友不多，但都是知己，兴趣相投。 （   ）

(5) 兴趣广泛，而且经常投入其中。 （   ）

(6) 经常是想的多，做的少。 （   ）

2. S-N 维度（看图说话）

请依次观察下面两张图，描述每张图给你的印象或感受。

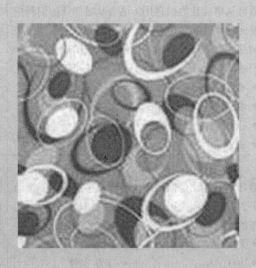

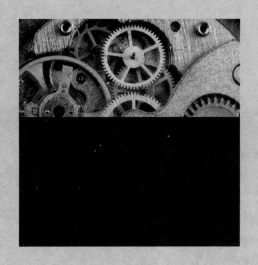

3.T-F 维度（左右为难）

你是校足球队的教练，需要选择一名队员成为本年度的"最佳球员"。现在有下面两位候选人，你会选择谁呢？

候选人 1：很明显，他是一个明星队员。虽然他还是一个低年级学生，但是他为球队赢得了许多分数，并使得全队获得年度大学生足球比赛冠军。虽然说他是天生的运动健将，但是他还是非常尽力地打好每场比赛。所以，出于公平起见，选择必须仅仅根据赛场表现来做出。相信所有的人都会毫无异议地同意他获得这个荣誉。

候选人2：虽然不是最佳的球员，但是他应该获得到这个荣誉。他付出了超出常人的努力去练习，他总是拿出150%的努力打好每一场比赛。在每一场比赛里，他都热情高涨，并且能够很好地鼓动其他的战友共同努力，发挥出最佳的战绩。因为他家境问题，他在踢球的同时还在做兼职工作，如果获得最佳球员的称号，将会给他带来荣誉的同时还会有一笔丰厚的奖金，这会有助于他的生活。

你的选择：_____

选择的原因：_____

_____

_____

4. J-P 维度（约吗？）

假设现在是星期六下午，你在下周一上午会有一场重要的必修课考试。听说这门课很容易挂科，你本来打算利用周末的时间好好复习一下。这时，你忽然接到一个好友的电话，他从外地来武汉玩，特意来看你，约你今晚好好聚聚。他周日下午就会回去，而你确实也有一段时间没见到他了。约还是不约呢？你会如何做呢？

_____

_____

_____

我的 MBTI 类型

能量倾向：_____ 接受信息的方式：_____ 决策的方式：_____ 行动的方式：_____

二、你是我的眼

请分别找同学、朋友、家人等熟悉你的人，让他们写出你的五个性格特点，看看他们对你的认识与你的自我认识有什么异同。

同学眼中的我：_____ _____ _____ _____ _____

朋友眼中的我：_____ _____ _____ _____ _____

家人眼中的我：_____ _____ _____ _____ _____

老师眼中的我：_____ _____ _____ _____ _____

第四节　能力的自我探索

当面临求职时，评估自己的能力水平如何，是每个医学生所必须要经历的环节，因为能力是一个人能否从事某种职业的先决条件。只有能力达到了职业要求，才能有机会进入这个职业；否则，即使从事职业的意愿和动机足够强烈，也只能被拒之门外。因此，护理专业大学生在校期间应该注重发现、培养和展现自己的能力，以期获取理想职业。

一、能力与职业能力

（一）能力

1. 能力的定义

能力是人们成功完成某种活动所必须具备的个性心理特征，它总是与活动密切相连。一方面，个人的能力需要在活动中形成和发展，如现在大学生群体最为缺乏的口头表达能力和人际交往能力，都需要在群体活动中加以锻炼和表现。另一方面，从事任何活动都需要一定的能力为先决条件，如护士要想很好地完成护理任务，除了应具备相应的专业知识外，还需要有较好的人际沟通能力和分析问题与解决问题能力等。因此，能力在个人的生涯发展中是不可或缺的。

2. 能力的分类

能力按照其获得的方式可分为"能力倾向"和"技能"两大类。

（1）能力倾向，是个人先天具有的天赋，是与生俱来的，强调的是个体的潜在能力。它包括一般能力和专门能力，环境和文化都可以影响到天赋的发展。

（2）技能，是经过后天学习和练习而发展形成的能力，如人际交往能力、组织能力、口头表达能力等，它可以通过后天不断地努力学习和实践而掌握和提升。辛迪·梵和理查德·鲍尔斯将技能分为三种类型：专业知识技能、可迁移技能和自我管理技能。

①专业知识技能，指的是那些常常与我们的专业学习和工作内容直接相关的，需要经过有意识的教育和培训才能获得的知识，比如大学课堂上学习到的外语知识、人体结构知识；在实习中学到的仪器操作、电脑制图知识；在培训班中学到的求职、绘画知识；通过课外阅读学到的历史、心理学知识等。由于该技能包含一些特殊的词汇、程序和学科内容等，因此该技能不可迁移。

在用人单位进行招聘时，通常会对专业知识技能有一定的要求，特别是技术类的岗位，对专业知识技能要求更为明确。如招聘程序员时会对其编程技能有要求，招聘翻译人员时会对其语言技能有要求等。所以，专业知识技能通常与职业吻合度是比较高的。

②可迁移技能，一般也称为通用技能，如组织能力、分析问题和解决问题能力、书面写作能力等，是个人最能持续运用和最能够依靠的技能。该技能可以从生活中的方方面面

（特别是工作之外）得到发展，并可以迁移应用于不同的工作之中。它是个人的核心技能，也是用人单位最为看重的部分。

可迁移技能越多，能够从事跨领域工作的可能性越大。在专业知识技能相同的条件下，可迁移技能高的人更容易获得事业上的成功，换言之，可迁移技能越高，职业转换能力越强。

③自我管理技能，通常被视为个人品质，被用来描述或说明个人具有某些特征，可以从非工作领域转换到工作领域，需要在日常生活中不断地练习和培养。自我管理技能能够帮助人们更好地适应周围的环境、应对工作中出现的问题，是个人职业生涯能否长远发展的关键因素，被誉为"成功所需要的品质，是个人最有价值的资产"。

自我管理技能特征词

准确	执著	诚实	开朗	热情	细心	守时	灵活	耐心	冷静
幽默	负责	理智	冷静	高效	坚强	稳重	积极	乐观	勤奋
踏实	高效	主动	善良	自信	认真	好奇	直爽	果断	小心
创新	冲动	独立	可靠	敏感	敏捷	机智	随和	活泼	朴实
谦虚	成熟	理性	慷慨	严谨	忠诚	精明	客观	大度	坦率
沉着	公正	有激情	有创意	有勇气	有条理	有毅力	有活力	有进取心	有感召力
有同情心	有创造力	言行一致	精力充沛	坚忍不拔	足智多谋	善解人意	关爱他人	知识渊博	多才多艺

3. 能力对职业选择的影响

从事自己能够胜任的工作，培养和发展自己的能力，发挥个人的潜能，是个人选择职业时希望得到满足的需求，能力与个人的职业满意度、工作适应性以及职业稳定性具有直接相关性。

当个人的能力与工作要求相匹配时，最易发挥自己的能力，并容易获得满足感，而这种满足感又能激励个人的工作积极性。反之，一个人从事与自己能力不匹配的工作时，要么容易产生焦虑和挫败感，要么容易产生无聊和乏味感，这些都会严重影响到正常工作。不同的职业有着不同的能力胜任要求，只有拥有和职业要求相匹配的能力才能有效完成工作。因此，我们在选择职业时，会倾向于选择自己能够有效胜任的职业。

（二）职业能力

职业能力主要指人们为了胜任某一具体职业而必须要具备的能力，是从事某种职业的多种能力的综合。职业能力主要包含三方面基本要素：一是职业基本胜任力，即任职资格；二是步入职场后表现出的职业素质；三是对职业生涯的管理能力。职业能力既能说明一个人在既定的职业方面是否能够胜任，也能说明一个人在该职业中取得成功的可能性。

二、护理专业大学生的职业能力

2002 年 4 月，国际医学教育组织（Institute for International Medical Education，IIME）在杂志《Medical Teacher》上发表了《全球医学教育最基本要求》（GMER）的终稿，将医学生的最基本要求归纳为 7 个领域和具体的 60 条标准，内容主要包括医学职业价值、态度、行为和伦理，医学科学基础毕业生必须具备坚实的医学科学基础知识、交流与沟通技能、临床技能、信息管理技能和批判性思维。由于 IIME 的标准特定于医学类本科毕业生，因此对作为今后从事相关职业所要求的各基本（核心）要素予以了详尽规定，这对于护理专业大学生在校期间的能力培养有很好的指导和参考意义。

（一）护士

（1）临床技能：护士应掌握应用护理程序解决健康问题的能力、对病人和药品的管理能力、实际操作能力等。

（2）交流与沟通能力：与医生所应掌握的交流与沟通能力相类似，护士也应与病人、病人家属、医疗团队成员间保持良好的交流与沟通，建立和谐有益的护患关系，交流内容侧重于病人的护理与康复信息以及双方思想、情感、要求等方面。

（3）学习能力：护士的专业知识和操作能力的更新与提升需要不断地自我学习，心理学、管理学、经济学等方面的知识也需要同步加强。

（4）批判性思维能力：护士在护理过程中要排除思维定势的影响和干扰，对环境保持敏感，时刻注意护理问题产生的背景，注重获得有效环境信息，以便做出正确的护理决策和调整护理计划，并不断反思和改进护理措施，来适应现代护理的需要。这也是护士创新能力的重要组成部分。

（二）医药、卫生行业行政人员

（1）专业知识能力：行政管理人员需要掌握医学专业的基本知识，了解医药、卫生行业的特点和运行方式，并知道管理学、行政学等有关知识和相关的工作能力，以适应岗位的要求。

（2）交流与沟通能力：医药、卫生行业的行政人员的职能是管理与服务并存。因此，行政人员需要与领导、下属、同事、管理服务对象等不同群体进行沟通，善于团队合作，协助领导解决工作中存在的、潜在的问题。除了语言上的交流与沟通，书面表达与沟通也是不可或缺的，公文和函件的撰写格式和要求都需要掌握。

（3）组织协调能力：能妥善、合理地协调上下级、部门间、管理服务者和被服务管理对象间的关系，组织有关活动的进行，以保证工作的顺利开展。行政人员的组织协调能力的高低，直接影响团队成员之间为实现目标任务而实施团结协作的程度。

（4）执行能力：在正确领会、贯彻组织的战略计划、明确目标任务的基础上，行政人员需要较好的执行能力来保证任务快速和准确的实施，随时解决遇到的问题，保证任务的完成和目标的达成。

（三）医药营销人员

（1）沟通与说服能力：营销人员是客户与企业之间的沟通桥梁，因此良好的沟通和说服能力是营销人员的核心能力。了解客户的信息和所需所想，能根据不同客户类型采用不同的沟通策略，并顺利将自己的信息和观点进行准确表达并传递给客户，让客户信服，最终达成一致。

（2）抗压能力：营销职业的性质决定了从业人员需要具备良好的抗压、承挫能力，不但有来自于绩效考核的业绩压力，还有来自于客户沟通中的各种压力。这种重压之下，营销人员必须学会自我管理，加强做事的计划性，不断挑战和战胜自我。

（3）学习能力：医药营销人员除了要具有营销知识、财务管理知识和有关专业知识外，还要熟悉医药产品，持续学习，了解医药发展前沿和职业所需的营销新知识、新技术和新理念等。

● ● ● ● ● ● ● ● **体 验 活 动** ● ● ● ● ● ● ● ●

一、成就故事集

写下令你具有成就感的具体事件，然后对其进行分析，看看你在其中使用了哪些技能。在撰写成就故事时，请注意应该包括以下要素（STAR）：

- 当时的形势或背景（situation）；
- 面临的任务/目标（task/target）；
- 采取的行动/态度（action/attitude）；
- 取得的结果和收获（results）。

要素与分析	故事一	故事二	故事三	故事四	故事五
故事简介					
形势或背景					
任务/目标					
采取的行动					
取得的结果或收获					
专业知识技能					
可迁移技能					
自我管理技能					

我发现，我具备的能力有（依据擅长的程度依次写下）：

专业知识技能	
可迁移技能	
自我管理技能	

从这些故事中，我还发现自己……

二、我的理想职业测写

我理想的职业：_____

	专业知识技能	可迁移技能	自我管理技能
职业所需			
我已经具备			
我仍需发展			

创意作业

如果你拥有一个魔法胶囊，使用后可以变成某个你想成为的人物，但变化只能维持24小时。你会变成谁呢？你会做些什么呢？以此写一篇小短文吧，文章末尾请写下你的变化感受。

第三章　护理职业探索

在选择职业时，我们应该遵循的主要方针是人类
的幸福和我们自身的完美。

——马克思

【学习目标】通过本章节的学习，能够做到：

1. 陈述职业的定义、职业的特征及职业的分类。
2. 理解职业环境，说明当前护理职业环境。
3. 陈述护理职业探索的流程及方法。

在当今社会，无论男女都面临着职业选择的问题，选错职业不仅会影响未来生活，还会影响个人价值的实现。职业生涯规划除了对自我进行认真的探索之外，还需要结合对职业内涵、职业现状、外界评价、发展趋势等的认知，加强对不断变化的工作世界的了解，以辩证的眼光思考社会的发展，在职业世界中选出最适合自己的职业。作为护理专业大学生，应该将自我认知和护理职业探索相结合，在实践中了解护理职业环境，为自己的职业生涯发展奠定坚实的基础，从而在学习中明确自己的目标，更加有方向有目的地走向自己的人生理想，顺利完成从学生向职业人的转变。

【案例导读】

杨同学是某高校护理专业的学生，在大学期间，学习成绩优异，曾多次获得学校奖学金，并且十分重视护理操作技能的训练，屡次在护理技能操作大赛中展露风采。此外，学生会的工作经历也让她在组织沟通等各方面能力得到了进一步提升。毕业后，她凭借这份优秀的简历轻松通过面试进入了北京某三甲医院，成为同学们纷纷羡慕的对象。然而，工作一年后，她发现北京快速的生活节奏与极大的竞争压力让她喘不过气来，临床工作的忙碌也让她没有自己的时间，她渐渐地对生活产生了迷茫。

随后，她选择辞职，回到家乡的一家小医院。但是工作半年后，她再次陷入迷茫，虽然这份工作相对轻松，也有了更多自己的时间，但是工资低，没有发展前景。看到当年没

有自己优秀的同学们都在适合自己的岗位上努力发展，而自己却原地踏步。她开始怀疑自己。后来，在朋友的建议下，她进行了全面的职业探索，分析了各个方面的职业环境，并通过与几位在不同岗位任职的同学进行深度探讨，最终她决定选择出国，凭借自身的英语优势，不久就考取了美国注册护士（RN）资格证，重新踏上了自己的职业发展道路。

☞ **讨论或思考**

    1. 杨同学为什么会经历多次职业变动？说明了什么？

    2. 如何选择适合自己的职业发展道路？

第一节 职业概述

一、职业的内涵

（一）职业的定义

对于"职业"的概念，国内外学者从不同角度出发，秉持不同的看法。美国社会学家塞尔兹曾指出，职业是人们为了能够不断地取得个人收入而连续从事的具有市场价值的特殊活动，这种活动不仅给从业者带来了收入，也决定着他的社会地位。日本社会学家尾高邦雄认为，所谓职业，是某种社会分工或社会角色的实现，因此职业不仅包括工作本身，还应该包括工作的场所和地位。在他看来，职业正是个人与社会，个体与整体之间的结合点。国内学者姚裕群则表示，职业是指人们在社会生活中所从事的相对稳定的，并且是有一定收入的，专门类别的工作，是个人扮演的一系列工作角色。

总的来说，职业是指利用专门的知识和技能，参与社会分工，发挥个人能力来为社会做贡献，从而创造物质财富和精神财富的社会劳动；是从业者从事的持续性有偿工作，从业者以此获取合理个人收入，满足物质需求的同时实现自我价值。

（二）职业的特征

职业具有经济性、技术性、社会性、规范性、连续性、时代性六大特点。

1. 职业的经济性

从业者从事某项职业，目的之一就是要从中获取经济收入，这就是职业的经济性。通常情况下，个人为社会做出的贡献越大，创造的财富越多，得到的社会反馈就越大，所获得的个人收入也越多，这体现了个人对社会的付出和社会对个人的回馈之间的高度统一性。例如近年来，各大医院实行同工同酬制和绩效考核制，根据劳动量和劳动业绩来决定个人的劳动报酬。

2. 职业的技术性

俗话说"隔行如隔山"，不同的职业有不同的工作形式、性质、内容，对从业者的专业知识和技能也有着不同的要求，正是这种专业性，决定了每种职业的不可替代性。而且随着时代的发展，人们受教育的水平越来越高，社会对于每个职业的要求也越来越高，大多数职业需要从业者接受长时间的专业学习和培训，因为只有具备了专业的知识和娴熟的技能，才能胜任特定的工作。

3. 职业的社会性

从业者所从事的职业是社会所必需的，是由于社会需求和社会分工而产生的，受到社会制度、政策、经济、文化等多方面的影响。人一旦从事某种职业，就相当于参与了某种社会劳动，扮演着某种社会角色，需要承担起相应的社会责任。比如，护士对于个人来说既是一种职业，也是一种社会角色，需要承担起照护患者，保护患者权益，促进患者身心健康等社会义务。

4. 职业的规范性

职业的规范性体现在每一种职业都有其特定的职业规范，是指职业中用来约束从业者职业活动的各种操作规则和办事章程等，也包括一些约定俗成的非正式规定。对于医务工作者而言，会通过法律、行政法规、组织规章以及其他有关诊疗规范的公约、守则等来规范其医护行为，在保证患者生命安全的前提下，尽最大可能去提高生命的质量和价值。例如，根据分级护理制度，针对不同程度的病情，护理人员相应地给予特级、一级、二级、三级护理。

5. 职业的连续性

职业的技术性和专业性要求大多数职业都需要经过长时间的训练，并且需要在时代的发展历程中不断地更新，因此职业是相对稳定的，从业者通过连续的职业生涯可以积累该行业的经验、技能、人脉，得到稳定的生活保障和更多职业发展及晋升的机会。但这并不表明从业者不能变动职业，而是应该在变动前慎重考虑各方面因素，建议选择有一定的"内在连续性"的职业。所谓内在连续性，就是能够不断延续和强化之前积累的资源，如经验、技能、人脉等。

6. 职业的时代性

职业是时代的产物，随着社会的发展，会不断出现一些新兴产业，同时，一部分职业也逐步退出历史舞台。除此之外，每个现存的职业在不同时期也会有不同的表现形式，只有把握职业的变化，才能适应时代的要求。例如"共享护士"，是一个基于"互联网+"的移动健康护理服务平台，通过智能化及平台化管理，提供优质居家护理服务，满足不同人群的需求，但此平台目前仍在发展中，需要更完善的制度来规范化。因此，在职业生涯规划过程中要学会以发展的眼光来看待职业，探索职业未来的趋势。

（三）职业与其相关词的区分

1. 职业与行业

行业一般是指生产同种类型的产品或提供同种类型的服务的一种分类，如医疗行业、饮食行业、金融行业、服装行业、互联网行业等。职业不等同于行业，职业主要是工作内容，而行业所涉及的则是经济活动领域，例如护士是一种职业，而护理则是一种行业。但职业和行业又相互交叉，某一行业由多种职业构成，例如医疗行业包括医生、护士、医学检验人员、康复师、营养师、卫生管理人员等。反之，不同的行业也包含相同职业，如会计在医疗行业、饮食行业、服装行业等多个行业均有涉及。相比于职业，行业的范围更为宽泛。

2. 职业与职位

职位是指承担一系列工作职责的从业者所对应的组织位置。每个用人单位会根据不同的工作性质设置不同部门，然后再具体到不同职位，职位和从业者的一一对应，是组织的基本构成单位。组织的工作层次不同、管理方式不同，也必然会导致职位结构不同。例如在医疗机构，一般会根据不同职责设置不同部门，包括医务部、护理部、科研部、教务部、财务部、后勤部等。而护理部有健全的领导体制，由护理部主任实行三级管理，对科护长、护士长实行垂直领导。而护士也根据工作重心的不同分为教学护士、科研护士、专科护士等不同职位。

3. 职位与岗位

岗位是指在一个特定的组织中，在一个特定的时间内、由一个特定的人所担负的一个或数个任务。职位是根据组织结构而定的，而岗位则是更为具体的一个概念，人们常说因事设岗。岗位与人对应，只能由一个人担任，一个或若干个岗位的共性体现就是职位，即职位可以由一个或多个岗位组成。比如手术室护士有不同岗位，包括巡回护士岗位、器械护士岗位等。对于组织而言，岗位和职位的演变过程和逻辑关系是：要素—活动—任务—职责—岗位—职位。

想一想

以下常见的社会活动中，哪些属于职业，哪些不属于职业？说明原因，然后将其正确地填入表格中。

农民、工人、义工、保姆、大学生、董事长、村长、公务员、教师、社工

职业	非职业

你认为最容易混淆的是_____。根据职业的定义、包含的四种关系以及职业的特点，思考一下为什么这项社会活动不是职业。

二、职业的分类

职业分类是为了将复杂繁多的职业整理划分成规范的层次，根据一定的原则和标准，按照其性质、内容、形式等异同进行归纳分类的过程。由于各国国情不同，职业的分类方

法和标准也有所差别。

（一）国外的职业分类

1. 按脑力劳动和体力劳动的性质和层次分类

这种分类方法主要流行于美国，在中国也有所应用，这种分类将职业分为白领和蓝领。白领主要包括：具有专业性和技术性的职业，如医生、护士、工程师、法官；销售人员；办公室职员；经理和行政管理人员（不包括农场）。蓝领主要包括：手工艺及相关职业，如木匠、篆刻师、建筑师、装修工人；服务行业职业；运输装置技工等。这种职业分类方法明显地表现出职业的等级性。

2. 按人格类型分类

美国职业指导专家霍兰德创立了"人格—职业"类型匹配理论，基于该理论，职业类型被分成与人格类型相对应的六种类型：现实型（手工工作、技术工作）；研究型（科学研究、实验工作）；艺术型（艺术创作）；社会型（教育、社会福利）；企业型（管理、销售）；传统型（办公室办事员、会计、秘书、统计、档案管理等）。

3. 按贡献范围分类

日本通常采用这种分类方法。根据贡献范围将职业分为四大类：物品产业（农林业、制造业等）；知识产业（教育、新闻、设计、广告宣传、技术开发等）；位置产业（运输、流通、仓库保管等）；时间产业（医疗、保险、服务、娱乐、旅游业等）。

（二）我国的职业分类

1. 依据"工作性质相似性为主、技能水平相似性为辅"进行分类

1999 年 5 月，我国正式颁布实施《中华人民共和国职业分类大典》，这是我国第一部代表国家标准的职业分类权威性文献。近年来，我国社会的职业结构随着现代经济社会的不断发展发生了很大的变化。因此，2015 年新版《中华人民共和国职业分类大典》在1999 版的基础上，将职业分类原则由"工作性质同一性"调整为以"工作性质相似性为主、技能水平相似性为辅"，把我国职业划分为由大到小、由粗到细的四个层次：大类（8 个）、中类（75 个）、小类（434 个）、细类（1481 个），细类为最小类别，并列出了2670 个工种。2015 版还新增加了绿色职业标识，主要是认知度较高的部分具有"环保、低碳、循环"特征的职业，共确定了 127 个绿色职业，并统一用汉语拼音"L"来进行标识。

中华人民共和国职业分类大典分类目录

大　类	中类	小类	细类
1. 党的机关、国家机关、群众团体和社会组织、企事业单位负责人	6	15	23
2. 专业技术人员	11	120	451
3. 办事人员和有关人员	3	9	25
4. 社会生产服务和生活服务人员	15	93	278

大　类	中类	小类	细类
5. 农、林、牧、渔业生产及辅助人员	6	24	52
6. 生产制造及有关人员	32	171	650
7. 军人	1	1	1
8. 不便分类的其他从业人员	1	1	1

2. 依据三大产业分类

该分类方法分为三大产业，将直接从自然界得到产品的称为第一产业，对初级产品进行再加工的称为第二产业，为生产或消费提供各种服务的称为第三产业。这是世界上通用的产业结构分类，但具体的划分在各国不尽一致。

第一产业：农业，包括种植业、林业、牧业、副业和渔业。

第二产业：工业，包括采掘工业、制造业等；建筑业。

第三产业：除第一、第二产业之外的其他产业。由于第三产业包括的行业多、范围广，因此根据我国实际情况，又将第三产业分为流通和服务两个部门，具体又可分为以下4个层次：

第一层次：流通部门，包括饮食业、商业、交通运输业、邮电通信业、物资供销和仓储业。

第二层次：为生产和生活服务的部门，包括房地产业、居民服务业、金融业、公用事业、咨询服务业、保险业、地质普查业、综合技术服务业以及公路养护业等。

第三层次：为提高科学文化水平和居民素质服务的部门，包括教育、卫生、体育、文化、广播电视、科学研究和社会福利事业等。

第四层次：为社会公共需要服务的部门，包括国家机关、政党机关、社会团体和警察等。

3. 中文职业搜索引擎职业分类

中文职业搜索引擎 JobSoSo（http://www.jobsoso.com），是在美国劳工部开发的职业信息网络系统（The Occupational Information Network，O＊Net）的基础上开发的，经过本土化，更贴近我国的现实情况，收入 1000 余种职业信息，提供包括职业相关工作内容、知识、技能、兴趣等，可分为 22 大类：

中文职业搜索引擎职业分类

传媒、艺术、文体娱乐	医疗卫生辅助服务	销售及相关职业	管理
食品加工和餐饮服务	行政及行政支持	安全保卫、消防	企业生产
设备安装、维修和保养	建筑、工程技术	医疗专业技术	法律工作
社区及社会服务工作	农、林、畜牧业	建筑及冶炼类	科学研究
建筑物、地面清洁及维护	计算机和数学分析	商业及金融	物流
个人护理及服务性职业	教育、培训及图书管理		

●●●●●●●●●● **体 验 活 动** ●●●●●●●●●●

　　尽可能多地将你家人或朋友所从事的职业填入以下表格，并回答相应的问题。

序号	关系	从事职业
1		
2		
3		
4		
5		
⋮		

　　(1) 在你的家人和朋友中，从事最多的职业是什么?

　　(2) 这些职业分别属于哪种类型?

　　(3) 在这些职业中，有与你现在就读专业相关的职业吗?

　　(4) 根据上一章自我价值观、兴趣、性格、能力等的探索，你觉得哪个职业最适合你?

三、职业环境

(一) 社会环境

　　职业的社会环境主要包括政治、经济、文化、法律等各方面的发展环境，属于一个宏观层面的环境探索。大学生在进行职业规划或职业选择时，必须充分认识到社会环境的基本特点及其对职业生涯的影响，了解当今的发展变化，以及社会环境中影响职业发展的有利条件和不利条件。

　　1. 政治法律环境

　　政治法律环境是指社会环境中的政治制度、法律法规、方针政策等常常影响到职业的发展，从而对我们的职业选择有着重要的影响。

　　(1) 政治环境，主要是通过国家或地区的方针和政策，如教育制度、经济管理及人才流动的相关政策等，影响用人单位的组织体制和发展方向，从而间接影响个人的职业选择和发展。此外，政治环境还会通过社会氛围潜移默化地影响个人的职业选择，从而对该职业的发展产生影响。

（2）法律环境，是指中央和地方的有关法律、法规和规章，如工时制、加班补助、最低工资等劳动法规，既能制约非法经济行为，也能保护合法经济行为。各种住房制度、户籍制度、社会保障制度等，也会对职业选择和发展产生重要影响。

2. 经济环境

社会经济环境及其发展趋势等是制约和影响用人单位生存和发展的重要因素，也会对个人的职业选择产生重要影响。经济发展会产生更多的人才需求，从而为社会提供更多就业机会。

（1）经济形势变化对职业的影响：经济形势是宏观经济的运行和走向，其变化对于职业的影响是最为明显且复杂的。当今经济高速发展，各用人单位急速扩张，各种新兴职业不断涌现，产生大量人才供给空缺，人力资源需求量增多，职业选择和发展的机会也相应增多。相反，当经济萧条或经济危机时，整个社会的消费水平下降，导致各个用人单位效益降低，收支不平衡，因此可能会采取裁员或提高招聘门槛等措施，导致失业率增加，从而影响个人职业选择和职业发展。

（2）经济发展水平对职业的影响：地域环境不同，经济发展水平也不同。在一些经济发展水平高的地区，优秀单位较多且相对集中，人才储备需求量大，就业机会多，个人职业发展空间大，但相应的竞争压力也大；而相反，在一些经济落后的地区，竞争压力相对较小，但职业选择的机会较少，且职业发展空间也会受到相应的限制。因此，经济发达或者落后的地方都有其优势和劣势，职业选择应根据自身的实际情况来进行考量和选择。

（3）劳动力市场供求状况对职业的影响：劳动力市场的供求状况同样也是职业选择和职业发展的重要影响因素。如果针对某类职业，人力资源需求量较大，而该领域人才却供不应求，那么该职业的发展机会就会增多，相应的职业选择也会增加；相反，当人力市场供过于求时，劳动力资源过于丰富，而对人力资源的需求有限，那么该职业的选择和发展机会就大大减少，从而导致失业率增加。

（4）收入水平对职业的影响：从整体的收入水平来分析，当人们的平均收入水平提高时，整个社会的消费水平上升，各职业对人力资源的需求增加，从而产生更多的机会；从职业的收入水平分析，该职业的收入水平高，当然会吸引更多人才的投入。

3. 社会文化环境

社会文化环境主要由特定的价值观念、风俗习惯、行为方式、审美观念、宗教信仰等内容构成，它会影响人们的生活方式、消费观念、职业意向等，对职业的发展产生直接影响。此外，社会文化环境还包括教育水平、文化设施等。在良好的社会文化环境中，人们会有更多的文化交流与培训的机会，从而有助于职业发展。

（二）组织环境

在选择职业的时候，除了对社会大环境的认识之外，还需要针对性地对自己所选择就业的组织环境，包括行业环境和组织内部环境，进行全方位了解。通过评估组织特点、发展前景以及组织制度、文化等方面来确定该组织与自身的适配程度。

1. 行业环境

结合国家政策、经济趋势等社会环境的发展趋势，对行业环境进行分析，主要包括：行业现状、行业发展前景、国家政策或国内外重大事件对行业的影响、行业优势与劣势、行业的文化等。

2. 组织内部环境

（1）组织实力，是该组织在本行业中的核心竞争力，其社会地位和声望以及发展前景是影响职业发展的重要因素。需要注意的是，在考察组织实力时，不仅是观察组织现在的实力，更要以发展的目光考虑到未来发展前景。

（2）组织能力，是指组织能否有效地利用资源，包括人力资源、物质资源、信息资源、金融资源等。这些资源不仅能帮助组织运行和发展，也能为组织和职员带来更大的利益和发展。因此，组织是否具有有效利用资源的能力，是衡量该组织的重要指标。

（3）组织制度，包括该组织的用人制度、企业管理制度、职员培训制度等，同时还应该考虑组织提供的薪酬和福利待遇等。此外，还需要了解晋升机会、发展变化趋势等，分析个人的待遇提升空间及发展机遇等。

（4）组织文化，组织在发展过程中会形成物质文明和精神文明，是指职员共同接受的团队意识、价值观念、工作作风等。积极的组织文化，会营造和谐的组织氛围，能将成员凝聚在一起，以集体的积极性来激励个人的使命感，从而个体会更积极努力，奋发向上。

（5）组织领导人，每个组织都需要领航人，引领职员为实现组织目标而做出贡献，通过自己的权力有效影响他人，从而推动组织发展。优秀的组织领导人不仅需要具备独到的战略眼光和高明的管理手段，同时还要重视人才培养，并懂得尊重员工。

（三）具体职业环境

具体职业环境主要是指职位或职务分析，对具体职业（岗位）的具体情况包括工作内容、工作职责以及任职条件等进行分析，从而形成该职业的说明书。

1. 工作职责与工作任务

工作职责与工作任务是指职业中所要求的应当承担的责任范围以及需要完成的具体工作内容。

2. 工作条件

包括在物理环境以及工作时间等方面的情况，包括日常接触使用的特殊工具及设备等。

3. 薪资待遇

包括用人单位提供的社会保障和福利待遇等情况，在职业中应获得的合理薪资待遇，如基本工资、奖金、津贴、补贴、加班工资等。

4. 发展空间

个人在职业中的晋升和发展路线，发展前景是否明朗，发展机会及上升空间等，都是决定职业生涯路线的重要因素。

5. 任职条件

任职条件是指职业对从业者相关素质的要求，从业者应当具备的资格条件，包括教育背景、专业知识、操作技能、身体素质、工作经验等具体要求。不同的职业有着不同的任职条件，从而影响个人职业的选择。

（四）其他环境

1. 地域环境

职业的选择并不仅仅是对一份工作的选择，更是对于今后生活环境、生活方式的选择。因此，选择职业的地域也是影响职业选择的重要因素。在经济发达地区，就业机会、收入水平、发展水平均较高，因此吸引广大毕业生前往就业，造成经济发达地区竞争激烈，而一些西部地区或基层机构则产生较大的人才需求缺口，导致市场供需失衡进一步恶化。

2. 家庭环境

家庭是个人生活最基本的社会单元，与职业之间相互紧密联系，是影响个人职业选择的重要因素。父母职业价值观、家庭教育情况会对个人职业心理的发展产生积极或消极的影响，需要得到重视并正确对待。此外，家庭期望和家庭支持也会对个人职业生涯发展以及个人价值的实现产生强有力的助推作用。

●●●●●●●● 体 验 活 动 ●●●●●●●●

一、测测你的职业期望

在以下职业期望因素中，根据你的自身的重视程度，选择相应的选项，在其下方打"√"。

职业期望量表

期望因素	很重要	重要	有一些重要	一般	不太重要
收入高					
福利好					
职业稳定					
能提供受教育机会					
有出国机会					
有较高的社会地位					
能发挥自己才能					

续表

期望因素	很重要	重要	有一些重要	一般	不太重要
提供医疗、养老、住房公积金					
职业环境优雅					
符合兴趣爱好					
机会均等，公平竞争					
晋升机会多					
单位知名度高					
单位规模大					
能学以致用					
交通便利，信息畅通					
自主性大，不受约束					
工作具有挑战性					
容易成名					
单位级别高					
单位地址在大城市					

该量表采用五分计分法，依照"不太重要""一般""有一些重要""重要""很重要"分别给予1、2、3、4、5分。总分为21~115分，分数越高，职业期望越高。

二、职业大调查

1. 在你家人或朋友所从事的职业中选择3个你最感兴趣的，并按照喜好顺序依次填写至表格中，并通过关键词表述你对该职业的看法以及这个职业对你的吸引之处。

排序	职业名称	关键词
1		
2		
3		

2. 将上述你对你家人或朋友所从事3个最感兴趣的职业的关键词进行汇总，将其按照出现的次数从多到少进行罗列。

_____>_____>_____>_____>_____>_____

思考：从上面这个排序你发现了什么？

3. 邀请你的父母及家庭其他成员开一个家庭会议，分享一下他们对你未来职业的期望和意见。仔细记录并分析整理这些意见及看法，会帮助你更加理性地面对未来的职业选择。

三、测测你的职业成熟度

请认真填写下面的职业成熟度量表，帮助你了解自己的职业成熟度和职业生涯规划能力。选择没有正确或者错误之分，根据你的实际情况，选择相应的选项打"√"。

条目	很赞同	赞同	难以判断	不赞同	很不赞同
得分	5	4	3	2	1
1. 我知道我的条件适合从事什么职业					
2. 我会搜集有关职业选择的参考资料					
3. 我清楚一些职业的薪水待遇					
4. 我对未来充满信心					
5. 我会利用时间阅读与未来工作有关的书籍					
6. 我的工作能力不比别人差					
7. 当学习碰到困难时，我会想办法解决					
8. 我会向朋友打听有关职业的信息					
9. 我能够冷静、沉着地判断事物					
10. 选择工作时，首先应该考虑自己的兴趣					
11. 我会留意国际经济发展的趋势					
12. 找工作时，只听专家的意见					
13. 我会在自己的能力范围内，选择我有兴趣的职业					
14. 自己有兴趣的工作，就算薪水不多，我也愿意做					
15. 我会注意报纸、杂志上有关职业的报道					
16. 我难以自己做决定					
17. 我确定我有能力从事自己感兴趣的职业					

条目	很赞同	赞同	难以判断	不赞同	很不赞同
得分	5	4	3	2	1
18. 我知道现在社会上最需要的是什么人才					
19. 我怀疑自己选择职业的能力					
20. 我会保存有用的职业资料					
21. 我对自己有信心					
22. 找不到第一志愿的工作，我乐于接受第二或第三志愿的工作					
23. 我会直接向公司或工厂索取相关的职业资料					
24. 我认为选择工作的时候，有必要考虑外在环境的影响					
25. 事情决定之后，通常我不会轻易后悔					
26. 我勇于表达自己的看法					
27. 我会注意媒体报道的职业信息					
28. 由于技术变化太快，就业前不必有太多准备					
29. 薪水高又不必负责任的工作最好					
30. 我会将各种有关职业的资料加以分类整理					
31. 我会尽可能选择和自己专长有关的职业					
32. 选择职业时，我会优先考虑声望较高的职业					
33. 我会留意相关职业的发展动向					
34. 选择工作时，只瞄准市场上的热门工作					
35. 我对许多工作好像都有兴趣，又好像都没有兴趣					
36. 我不清楚我感兴趣的职业需要哪些专业能力					
37. 靠工作的收入养活自己比较有尊严					
38. 我抱着随时换工作的心态					
39. 从事一种职业，成不成功全靠机运，不必考虑太多					

续表

条目	很赞同	赞同	难以判断	不赞同	很不赞同
得分	5	4	3	2	1
40. 我清楚一些职业的发展机会					
41. 我知道我的条件不应该从事什么职业					
42. 我清楚一些职业的工作环境					
43. 我会列出我有兴趣的所有工作作为职业选择的参考					
44. 我实在很难决定自己要做什么工作					
45. 找工作时，我会先考虑薪资，再考虑发展空间					
46. 每一个人要从事的职业都是命中注定的					
47. 我不清楚从事我有兴趣的职业应该具备什么条件					
48. 想到选择工作就让我烦恼					
49. 我不了解为什么有些人能够非常确定自己的职业兴趣					
50. 我知道现在哪种行业最不容易找到工作					
51. 没有家人、朋友的支持，我自己实在很难选定一种合适的工作					

计分方法：

此量表分为 8 个方面，各方面对应的题号如下所示，按照题号将选项的得分相加，即为该方面的成熟度总分，再除以相应的题目数所得的平均分即为每一方面成熟度的最后得分。一般认为，高于 3.5 分是"较为成熟的"，低于 3 分则被是"欠成熟的"。（其中有"＊"的题目为反向计分，即 1 分的选项计 5 分，2 分计 4 分，3 分仍计 3 分，4 分计 2 分，5 分计 1 分）

职业成熟度	题号	总分	平均分
信息应用	2、5、8、20、23、30		
职业认知	3、18、＊36、40、42、43		
自我认知	4、6、10、17、＊35、＊49		

续表

职业成熟度	题号	总分	平均分
个人调适	7、11、15、27、33、*38		
职业态度	*12、21、*28、*39、*46、*51		
价值观念	13、14、31、*29、32、37、*45		
职业选择	9、*16、*19、25、26、*44、*48		
条件评估	1、22、24、*34、41、*47、50		

根据职业成熟度量表的诊断结果，你在哪几个方面表现得较为成熟？哪几个方面又有所不足呢？这在日常生活学习中有所体现吗？

根据自己欠缺的方面，你有哪些可用以改进职业成熟度的计划？

第二节　护理职业环境

一、护理专业发展

（一）护理发展概况

随着"生物—心理—社会医学"模式的发展，护理工作的功能和任务也逐渐扩大，由"面向疾病治疗"向"康复、保健和预防"方面延伸，护理工作场所也不再仅仅局限于医院，而是向社区、居家等其他领域延伸。护理人员不仅需要对疾病进行照护，同时也需要积极开展预防保健、宣传教育等工作，担负着促进和维持人类健康的职责。此外，各种家庭病床护理、护理咨询服务等新兴职业也随之开展，护士为社会提供保健服务的内容也日益增多，护理工作的专业化程度越来越高，因而对护士的素质、知识、能力也提出了更高的要求。

世界护理也随着护理学科的纵深扩展进入了一个快速专业化和专科化发展的阶段，出现了教育水平更高、实践技能更专业、行使职能更独立的优秀高级护士群体，如高级护理实践（advanced nursing practice，APN）。根据国际护理协会定义，APN 是指拥有深厚专业知识、复杂的决策能力及扩展临床实务的能力的注册护士，现阶段 APN 常被认为是 5 种角色的集合，即执业护士（nurse practitioner，NP）、专科护士（clinical nurse specialist，CNS）、麻醉护士（certified registered nurse anesthetist，CRNA）、助产士（certified nurse-midwives，CNM）、高级个案管理实践护士（advanced practice nurse case managers，AP-NCM）。这些 APN 拥有专家型知识和技巧，能够诊断和处理个人、家庭、社区现存或潜在的健康问题，并做出临床决策。

（二）中国护理概况

2011 年，国务院学位办宣布护理学由原来的临床医学下的二级学科改为一级学科，与临床医学、中医学等一级学科平行，这为中国护理事业的发展提供了极大的空间。

1. 护理教育

1950 年，全国卫生工作会议的召开，确定了护理专业被列为中等专业教育，并统一规定教学计划，成立了教材编写委员会，护理教育正式开始步入正轨。由于种种历史原因，我国于 1952 年取消了高等护理教育。随后的十年"文革"导致全国多数护士学校停办，护理教育停滞，大大降低了临床护理工作的质量。直到 1979 年，随着《关于加强护理教育工作的意见》的颁布，才逐渐恢复了对护士的招生培训工作。1983 年，教育部联合卫生部召开会议表示应该在高校开展培养本科水平的高级护理人才。1992 年北京医科大学护理系首次招收了护理学硕士研究生。从此，中国逐渐形成了多渠道、多层次的护理教育体系。护理专业的知识结构随着护理教育体系层次的升高而不断改革，并在其中增设心理学、公共卫生学等学科，推进了护理工作的全面发展。

2. 护理管理

1979 年之前，我国卫生行业曾几度取消在医院对于护理部的设置，导致护理管理水平的下降，也导致了整体护理质量的下降。1979 年卫生部颁布了《卫生技术人员及晋升条例（试行）》，加强了全国上下对护理工作的管理。1986 年召开的全国首届护理工作会议，对各级医院护理部提出了具体的规定，自此之后，各级医院逐步完善了护理管理体制，如考核、晋升、培训制度等。1993 年公布的《中华人民共和国护理管理办法》标志着中国有了完善的护士注册考试等制度。1995 年在全国进行了中国首次护士职业考试，标志着护理管理的标准化、法制化。

3. 护理实践

我国护理模式经历了"以疾病护理为中心""以病人护理为中心"到"以人的健康为中心"3 个阶段，与此同时，护理工作方式也经历了相应的"功能制护理""责任制护理"到"整体护理"3 个阶段，在这 3 个阶段的工作方式中，护士与医生的关系由"主辅关系""伙伴关系"发展为"由护士自主处理病人的健康问题"，护理工作也从传统意义上的"单一的打针、发药"发展到"以病人为中心的医疗、保健、康复、健康教育的整体化护理"。护理人员不再以疾病为中心，而是用医疗、保健、康复、健康教育的整体化护理帮助病人快速康复。

4. 护理科研

1956 年，中华护士学会（今中华护理学会）提出要加强护理学科建设、提升护理科研水平，随后，护理人员纷纷开展护理科研工作。在经历十年"文革"的停滞期后，护理科研工作于 1976 年再次蓬勃发展，但这一阶段护理还是没能形成自己的科研管理系统。直到 1993 年，中华护理学会设立了两年一评的国家级护理科研进步奖，从此诞生了护理学科研管理系统。随着时代的发展，我国护理科研水平有了显著提升，护理研究的创新意识也有所提高。此外，我国与许多国家建立了良好学术联系，搭建了中国护理与国际先进护理学术交流的平台，推动了护理科研事业的发展。

● ● ● ● ● ● ● **体 验 活 动** ● ● ● ● ● ● ●

描绘职业世界

1. 以临床护士为例，请你用彩笔在以下空白处画出你眼中临床护士的工作世界，此画能表达自己对临床护士的工作世界的看法即可，不强调画工。

2. 展示并描述你的这幅画。

二、护理专业就业形势

（一）护理工作需求增高

1. 社会老龄化问题突出

随着经济的发展，医疗技术不断进步，公共卫生水平也不断提高，人均寿命迅速增加，世界人口呈现老龄化的态势。老龄化问题在中国是一个极为严峻的社会问题，从 20 世纪 60 年代中期开始，人口生育率有所下降，与此同时，死亡水平也有所下降，导致人口结构开始向着老龄化的趋势发展。20 世纪后期，国家开始推行计划生育政策，人口生育率更是显著下降，加上医疗水平的提升，导致人口老龄化问题更加严重。目前，我国是老年人口最多的国家，达到世界老年人口总数的 1/5。2016 年底，我国 60 岁以上老年人口数达到 2.3 亿，占总人口的 16.7%，65 岁及以上人口达到 1.5 亿，占总人口的 10.8%。人口的老龄化意味着会有更多的老年人需要得到更长时间的医疗和护理，医疗和护理行业负担加大，社会养老医疗卫生服务面临严峻的挑战。

2. 疾病谱和死亡谱的改变

随着时代的发展，人们生活水平有很大的提升，生活方式也相应有所改变，因此疾病谱也随之发生明显的转变，影响健康的主要因素不再是各种传染病以及营养不良等问题，而是慢性病、退行性疾病等问题。至 2016 年底，我国患有慢性病的老年人接近 1.5 亿，其中失能及部分失能老人高达 4000 万。由此可见，人们对慢性病护理的需求量也逐渐增加，这使得社会对护理照顾、护理服务的需求更加迫切。

3. 与护理相关产业的发展

随着人们文化水平的提高、生活质量的改善，公众对于健康的关注度有所上升，在重视身心健康的基础上，预防疾病和自我保健意识也不断提高，人们对于获取健康资讯的热情空前高涨，许多涉及人的生命、健康以及康复相关的预防、咨询、保健等行业逐渐兴起，这些行业增加了毕业生的择业机会，拓宽了护理人员的工作场所和工作形式。

（二）护理人力资源紧缺

护理专业被教育部、原卫生部等六部委列入国家紧缺人才专业，予以重点扶持。世界卫生组织调查各国卫生人才资源的统计结果显示，在许多国家，护理人才都出现严重紧缺现象。《2017 年中国统计年鉴》显示，2016 年底我国卫生技术人员总数已达 845.4 万人，但是在这之中注册护士只有 350.7 万人，占 41.48%，每千人口注册护士数仅有 2.54 人。而世界卫生组织发布的《2018 年世界卫生统计》显示，在瑞士、挪威、芬兰、冰岛等欧洲国家，每千人护士数（包括助产士）均超过 15，其中摩纳哥最高，每千人护士数（包括助产士）高达 20.5。由此可见，相较于发达国家，我国护士配置率较低，造成护理人员工作负担重、压力大。

除此之外，我国护士配置在城乡分布上的差距突出。在城市地区，护理人力资源较集中且学历层次较高，而在农村地区，护理人力资源较少，基层护理的护士数量不足且学历较低。至 2016 年底，城市每千人口注册护士数达到 4.91，而在农村每千人口注册护士数仅 1.49，城乡医疗护理水平存在着巨大的差异。

高校护理专业大学生生源不足，流失率高（高达 30%~50%），是我国"护士荒"的重要原因。由于职业认同感较低，大量护理专业大学生通过就业前转专业，毕业后转行等方式，脱离护理专业，造成大量人才流失，导致护士人力资源紧缺。

"护士荒"现象是国际医疗市场上普遍存在的问题。世界各国对护理人员需求的激增，以及全球性护理人力资源的短缺，也为我国护理人员创造了更多在国际市场就业的机会。例如在美国，政府提供了大量优惠条件，如提供全家移民的绿卡和高薪等条件，来吸引外籍护士。

（三）护理专业就业前景

随着社会经济的发展，人们生活水平提高，广大人民群众对健康和卫生服务的需求越来越高，再加之我国护理人力资源严重短缺的现状，为护理专业大学生提供了较多的就业选择和广阔的就业空间。近年来，随着开展护理专业学科的高校越来越多、招生规模的扩大、办学条件改善以及培养层次提高，也使得护理专业毕业生的数量和质量均得到显著的提高。此外，从就业率方面来看，即使在就业市场不乐观的情况下，护理专业毕业生就业率仍然较高，其签约率在所有专业中名列前茅，护理人才仍旧"热销"。

与此同时，大规模的扩招生源也会增加岗位竞争，带来巨大的就业压力。高学历的护理人员在职业选择过程中有着较大的优势，就业相对容易，这同时也增加了低学历护士的就业压力。对于职业选择，部分护理专业大学生只将工作目标锁定在医院，且仅考虑在大城市中就业，不考虑其他相关职业，不能正确认识自己、把握现实情况，往往眼高手低，严重影响其就业的顺利进行。

三、护理专业就业去向

（一）医疗卫生单位

医疗卫生单位包括各级综合性医院、专科医院、卫生院、社区卫生服务中心、妇幼保健院、疗养所等。就医院而言，岗位设置主要包括卫生技术人员、行政管理人员和工勤人员。护理人员属于卫生技术人员，主要包括护士或护师，分布于各级医疗卫生服务机构，护理人员从业需按规定取得护士执业资格证书，并经注册。

（二）高等院校和科研院所

医学类毕业生可在高等院校和科研院所从事教学工作、科研工作、管理工作、教学科研辅助工作等，主要划分为专业技术岗位、工勤技能岗位和管理岗位。但由于高等院校和科研院所单位编制的限制，每年提供的岗位一般不多，对于人才招聘的要求较高，一般倾向于博士或博士后，有海外学习工作经历者，有较强科研能力者。

（三）医药部门

医药部门包括各级负责医疗卫生行政工作的部门，卫生部、各省（自治区）卫生厅、各市县卫生局。其下设卫生监督局、疾病预防控制中心。从业者首先要通过国家或地方的公务员考试，并经过政审、公示等一系列程序才录用入职。

（四）医学媒体的编辑

由于医学相关的出版社、杂志社、报社等媒体的专业性很强，因此每年会从中录取部分医学生从事编辑工作。一般编辑人员需要具备较强的文字驾驭能力和医学文献翻译能力，且具有本科及以上学历。

（五）医药企业

医药企业主要包括医药生产企业和药品经营企业，还有医疗器械行业，此外，除传统的医药产品生产销售外，也逐步向保健食品、母婴产品、环保产业等方面进行拓展。除医药相关专业人才需求外，还需要营销人才、研发技术人员、管理人员等。

●●●●●●●● **体 验 活 动** ●●●●●●●●

毕业十年后，在一个聚会上，你见到了一位多年未见的同学，你们相互寒暄，此时，你们聊到彼此的职业，互相交换名片。请你思考你希望名片上的内容是什么？

1. 名片设计

请认真思考后在空白纸上设计这张属于你十年后的名片，包括姓名、职业、称谓、头衔、单位名称、地址等，要切合实际，从自身出发，并思考自己如何能达到名片上的高度。

2. 交换名片

所有同学假扮成自己名片上的形象，在这场十年后的聚会上，相互交换名片，并相互说说自己这十年的奋斗经历，如何走到现在这一步的，在这之中，经历了怎样的机遇或阻碍等。

3. 分享感受

请你分享一下，在设计名片的环节中，你有什么感受？你认为成为你名片中的那个人，现在的你需要为此做出怎样的努力？你是否愿意为此付出努力？

在交换名片的环节中，哪位同学的名片让你印象最深？为什么？你最敬佩哪位同学的身份？面对大家十年后的名片你有什么想法？

第三节　职业探索方法

一、职业探索

（一）职业探索的定义

职业探索是个人对自我特质以及各种不同的职业或工作的内涵，乃至对个人环境关系与资源所进行的探索，其不仅是搜集所有的资讯，更要能够正确处理这些资讯，不断地进行信息收集，不断地对自我和环境进行探索、评价和验证。个体通过全面收集职业信息，可充分了解目标职业，降低职业选择的不确定性，并在自身和职业之间制定求职策略，从而提前规划大学生活，以求更好地达到职业目标。

(二) 职业探索的意义

1. 有助于大学生全面了解职业世界，促进理性的生涯决策

没有对职业环境充分的了解，就无法做出客观的职业生涯决策。尽管职业探索对于大学生来说非常重要，但大部分大学生群体却存在对职业认知不甚清晰，职业探索行为明显缺欠等现象。一些学生没有把职业放在社会环境中进行探索，不了解行业、组织类型等对于职业的影响，在进行职业选择时感到迷茫。还有一些学生只知道职业名称，但是对职业的具体内容、职业要求和职业发展一无所知，在需要进行职业决策时感觉非常困难。因此，进行职业探索有助于学生清晰、全面地了解职业世界，促进理性的生涯决策。

2. 有助于大学生进一步了解和认识自我

职业探索既是探索外界的过程，也是不断探索内心，促使个人对其本身的需要、兴趣、价值、能力等不断明晰的过程。在探索职业世界的过程中，大学生常常会陷入两难的境地，要想判断自己是否适合或喜欢某一工作，首先得对这个工作有较全面、较客观的认识，逐渐明白哪些是自己喜欢的、哪些是对自己真正重要的、哪些是自己需要的以及更加了解自己，从而调整自己的行动，走出属于自己的生涯道路。

3. 有助于培养和提升大学生的综合素质

很多大学生希望学校、职业辅导老师或其他专业的职业辅导工作人员能够告诉他们职业世界的状况，但结果常常令其失望，因为每个人（包括专业的职业辅导人士）由于个人知识、经验的局限，都不可能完全掌握所有职业的全部信息，所以职业世界的探索更多地需要大学生自己来完成。在这个探索的过程中，大学生可以培养和提升自己的多种能力，比如搜集信息、沟通、观察等通用技能，以及主动性、责任心等自我管理能力。

(三) 职业探索一般流程

科学的职业探索方法：要利用人脉、网站、书籍、报刊等多种信息渠道，以获得各种资讯；不断扩展自己的思维，提升判断能力，统合多种信息，最终形成合理的决策；还应具有持续探索的精神，循环往复地使用各种职业探索方法，最终达到了解自我和了解职业的目标。

第一步是要形成职业库。简单来说，就是个体先列出可能选择的职业名称，可通过头脑风暴等方式尽可能多地列出相关的职业，再通过自我探索的结果形成一个探索的范围，形成一个预期职业库。在这个职业库中的职业会有某些共同点，例如工作内容、所需能力、兴趣类型以及价值观等。一般情况下，控制职业库中的职业数量为 5~10 个，这样更有利于获得客观的职业信息。

第二步是对职业库中的职业进行排序。得到职业库后，需要根据一定的逻辑对职业进行排序。排序的逻辑可以根据实现的可能性、个人感兴趣的程度等来决定，因为职业与自我职业兴趣、性格探索的相符程度是影响职业实现可能性的重要因素。

第三步是收集职业的信息。通过各种正式途径（人才市场、官方网站等）或非正式途径（人际关系网络、生涯人物访谈等）来收集职业的相关信息，包括职业的现状、发展前景、任职条件、薪资待遇等，为后阶段的职业评估和职业决策提供素材。

收集完职业信息后，要对这些职业进行评估，鉴别、核实来自不同渠道且种类繁多的职业信息，从中筛选出真实可靠的，再进一步进行整合；根据各种方法对其进行分析，做出方向性的职业选择，以某一类型的职业作为将来的求职目标，并持续进行有针对性的补充探索。

●●●●●●● 体 验 活 动 ●●●●●●●

一、头脑风暴

1. 将你能想到的所有与护理专业相关的职业写下来，形成一个初步的职业库。

4~6 人组成讨论小组，展开头脑风暴，尽可能多地列举护理相关的职业，补充完善职业库。

思考：你从此次头脑风暴中得到什么启发？

2. 根据个人的兴趣或偏好将职业库内的职业进行排序。

二、我的职业库

1. 根据上一章节你的兴趣探索结果，从头脑风暴形成的职业库中选择与你的霍兰德类型相对应（或相近）的职业，并标出每种职业的霍兰德代码。

序号	职业	霍兰德代码
1		
2		
3		
4		
5		

2. 根据上一章节你的性格探索结果，从头脑风暴形成的职业库中选择与你的 MBTI 类型相对应（或相近）的职业。

序号	职　　业
1	
2	
3	
4	
5	

思考：仔细观察填写的两个表格内的职业有何共同之处？

3. 思考一下上述所列的职业，哪个是你最理想的职业？并按照以下要求将其进行分类，填入空白处。

第一类：很有可能（在兴趣和性格探索中都出现过的职业）：

_____

第一类所列职业是最值得深入去探索的职业，根据你的兴趣和性格，是最适合你的职业，因此要着重探索此类职业的工作内容、任职条件等信息。

第二类：比较有可能（在兴趣或者性格探索中出现过一次的职业）：

_____

第二类所列职业也是具有较大可能性的，符合你的兴趣或者性格，在第一类之后可做进一步探索。

第三类：有些可能（符合兴趣或性格探索其中一方面，但是跟另一方面冲突）：

_____

第三类所列职业需要认真考虑，若将来从事这方面的职业，是否会产生矛盾冲突，是否能够解决？

第四类：其他（在兴趣或者性格探索中均未出现，但你感兴趣的职业）：

_____

第四类的可能性不是很大，但具有借鉴意义，思考为什么自己对这类职业感兴趣？是哪方面原因吸引你？

二、护理职业探索方法

职业探索的方法有很多种，主要是借助查阅分析、人际关系网、参观考察、实习实践和生涯人物访谈等。在实际实施过程中，不应该只依靠一种方法，没有任何一种方法能解决职业探索中的全部问题，因此我们应该将几种常见的方法有机地结合起来，综合使用。

（一）查阅分析法

查阅分析是指主要通过各种途径对护理职业环境有关的各类资料进行搜集和利用，以获得信息和认知的一种方法。

（1）专著、期刊等出版刊物，能提供一些专业性、指导性的职业信息，如《中华人民共和国职业分类大典》《中国大学生就业》《高校毕业生就业手册》等。

（2）与职业相关的网络资料，能提供先进、全面、系统、优质的就业知识，如中国大学生就业知识服务平台、中国就业网、国家职业资格工作网、中国卫生人才网、中国护士网、医学人才网等。

（3）招聘信息，用人单位发布的招聘信息会包含最基本的职位信息，包括岗位职责、工作内容和入职要求等。将多个用人单位的招聘信息放在一起进行分析，可以得出该职位的基本说明书。

（4）专业学会，能获取该专业比较全面的信息，了解相关职业的现状和发展前景。如中华护理学会就是全国性的护理专业学会，其在各省均设有地方护理学会。

（二）人际关系网

每个人都处于高度社会化的环境中，生活在特定的社会关系网，因此，人际关系也是获取职业信息的重要渠道。大学生应该拓宽自己的人际交往圈，充分利用自己的社会关系，增加信息的来源。其中，家长和亲友是大学生人际关系网的主要部分，他们可以从各个层面、各个渠道获得各种用人单位的需求信息及职业信息。本专业老师和已毕业的往届大学生，他们对本专业的发展情况和行业信息等更为了解，能够为提供更具针对性和时效性的信息，以及一些面试经验、工作经历和亲身体会等，比一般的职业信息更具有参考价值。

（三）参观考察法

参观考察法指的是到相关职业现场进行短时间的观察、访问和体验，能帮助获得更丰富的感性职业认识。这种方法的直观性和可靠性较强，通过对职业现场的直接参观和相关从业者的介绍，能使参观者更全面、深刻地了解职业要求，并产生切身的执业感受，从而使获得的信息更加客观正确。但由于现场参观时间较短，如果参观者没有充分的职业资料准备和心理准备，将难以获得满意的效果，常常会因为没有方向而导致收获较少，无法对职业的实质做深入了解。

（四）实习实践法

实习实践法指的是大学生深入到具有代表性的职业场所里的各种具体工作岗位中，进行长时间的社会实践、义务劳动、教学实习和职业见习等。实习实践可以使大学生更深入、更真实地对目标职业的工作任务、工作要求、工作对象、工作方式、工作环境及个人的适应情况进行了解、判断，可以更全面地了解工作的程序、报酬、奖惩、管理等与个人的职业发展相关的各种信息，还可以通过与该职业领域人员的实际接触，感受职业对人的影响以及人职匹配的情况。对于护理专业大学生，8~10个月的临床教学实习也是其了解职业环境，适应职业环境最佳的机会。实践出真知，一般来说，实习实践的方法能更深入、更真实地进行职业探索。因此一定要积极争取高质量的实习实践机会。

（五）生涯人物访谈

通过与护理行业中多位资深的、表现出色的工作者进行深入交流，以获得职业相关的"内部"信息，包括相关职业对知识、技能等的要求以及职业待遇和发展前景，重点关注被访者的职场感受和成功经验，以帮助自己做出职业选择，并认识到自己和职场要求的差距，有针对性地弥补不足和提升自我。

1. 生涯人物访谈流程

（1）寻找生涯人物。在进行生涯人物访谈之前，我们要对自己的性格、价值观等有一个较为充分的了解，对自己的目标有初步认识，然后结合对自己和护理行业的现有认知，通过老师、家长或社交网络等联系方式，在护理职业领域寻找贴近自己职业目标的3位以上以及工作至少3年的访谈对象。

（2）设计访谈问题。主要根据求职者自己的诉求以及访谈对象的具体情况而定，没有固定的模式。问题尽量口语化，最好以封闭式的问题为主，根据自身想要了解的职业信息，尽可能全面地设计访谈问题。问题主要侧重于访谈对象的主要工作职责、任职条件、发展通道这三类问题，即每天都在干什么？如何才能干这项工作？这项工作的发展情况如何？条件允许的话，应该提前进行访谈演练，及时发现问题设计中的不足之处。

（3）预约生涯人物。通过电话、QQ等联系方式预约，首先介绍自己以及找到他的途径、访谈的目的、需要时间等。综合考虑自己和访谈对象的实际情况，选择合适的访谈方式，主要包括面对面访谈、电话访谈、邮件和QQ等书面访谈等。如果选择面对面访谈，则应与访谈对象确定适合的访谈地点及时间。

（4）开展访谈。营造良好的访谈氛围，并注意把控访谈的时间。征得访谈对象的同意后，视情况对谈话进行录音或书面记录。在整个访谈过程中，灵活变通访谈的内容及顺序，并注意尊重访谈对象。

（5）整理访谈结果。由于访谈对象的经历和感受不同，职业生涯访谈得出的结果可能不具有代表性或典型性，有的人对待职业比较积极，有的人对待职业比较消极，因此要结合3位以上访谈对象的访谈结果以及自己之前对该职业的认识进行比较，找出主观认识与现实之间的偏差，确定自己是否适合该职业，自己与任职条件还有哪些差距，形成书面总结报告，进而制定和实施针对性更强的自我培养规划。

2. 经典生涯人物访谈十八问

"经典生涯人物访谈十八问"是在生涯访谈中常用的一些问题，求职者可以借鉴这十八个基本问题，再结合自身需求进行修改，最终确定访谈清单。

（1）您的职位是什么，您每天都做些什么？

（2）您是如何找到现在的工作的？求职的历程是怎么样的？

（3）目前，行业内要求从事这份工作的人应该具备什么样的教育和培训背景？

（4）您认为做好这份工作应该具备哪些知识技能和经验？

（5）您认为做好这份工作需要什么资格认证？

（6）要做好这项工作，需要什么样的个人品质、性格和能力？

（7）一般来讲，做这份工作的收入情况如何？福利待遇如何？

（8）这项工作的职业发展通道是怎样的？

（9）对刚进入该领域的员工提供哪种培训？

（10）做这项工作自由吗？工作环境怎样？

（11）您在做这份工作时，遇到的挑战和困难有哪些？

（12）您在工作中需要独立决定吗？承担的责任大吗？

（13）就你的工作而言。你最喜欢什么？最不喜欢什么？

（14）您对这个行业的前景是如何看待的？

（15）据您所知，哪些网站、杂志或书能够帮助更好地了解这个行业？

（16）您能给想进入这个行业的人一些建议或意见吗？

（17）您还认识其他做这项工作的人吗？我想再做深入的了解。

（18）您还有其他要告诉我的吗？

职业生涯访谈实例

王某，女，大专毕业，现工作于某职工医院，任护士长一职。

（1）您从事的是一份怎样的工作呢？

答：我是一名护士，我的工作主要是临床护理。

（2）您在从事这一工作之前，在哪些单位，干过哪些工作呢？

答：我是大专一毕业就被分配到这所医院了，一直干护士工作直到现在。

（3）您能谈一谈护士的义务有哪些吗？

答：护士执业应当遵守法律、法规、规章和诊疗技术规范的规定。发现患者病情危急，应当立即通知医师；在紧急况下为抢救垂危患者生命，应当先行实施必要的紧急救护。护士应当尊重、关心、爱护患者，保护患者的隐私。

（4）您目前的职位是什么呢？

答：我目前的职位是一名护士长。

（5）在做这份工作时，您认为什么最有挑战性？

答：我认为最具挑战的就是如何与患者进行良好的沟通。

（6）那么您和患者是如何沟通的呢？

答：护士不仅要帮助患者恢复健康，还要帮助和指导恢复健康的人维护健康。因此，护患间沟通对于了解患者的心身状况，向患者提供正确的信息，减轻患者心身痛苦，提高治疗护理效果是非常必要的。俗话说"言为心声"，护士良好的愿望、诚挚的关心与美好的心灵都要通过语言来表达。护士美好的语言可使病人感到温暖，增加战胜疾病的信心和力量，产生药物不能起到的作用。我们需要耐心认真倾听，在与病人交谈时要用鼓励、愉快的声音，以表示对病人的关心和安慰。

（7）您认为护士的职业素质有哪些呢？

答：护士应该热爱护理事业，热爱本职工作，具有为人类健康服务的敬业精神。关心病人疾苦。对病人有高度的责任心、同情心和爱心。具有诚实的品格、较高的道德修养及高尚的思想情操。具有一定的文化修养、护理理论及人文科学知识。工作作风严谨细微、主动、果断、敏捷、实事求是。

（8）您觉得在护理工作中面对哪些压力呢？

答：在有些人眼里，护士是白衣天使，纯洁美丽；在有些人眼里，护士只是从事打针发药等简单工作的初级劳动者。但我们也面对着强大的精神压力，工作时必须细心，容不得我们犯半点错误，一旦出现失误，那将是致命的。

（9）您所在的医院里护士短缺吗？

答：护士数量不足，质量不高，已成为许多医院的普遍问题。护士提供的并非是一般的服务，而是医疗的一部分。护士对患者的服务，具有很强的专业性；一些细微的病情、病人的反应，只有受过专业训练的护士才能够察觉，家属和护工是不具备这种能力的。在一个医院或是科室，若护士严重短缺，则有可能耽误病人的治疗，甚至更大更严重的损伤。我所在的医院也存在同样的问题。

（10）您认为，什么样的个人品质、性格和能力对做好这份工作来讲是重要的？

答：护士每天面对的是疾病缠身、身心处于痛苦状态的病人，有时甚至病人的亲朋好友都会表现出厌烦的情绪，但作为护士，却要带着关心、爱护、体贴的情感去为病人进行各种治疗及护理。护士本身也是人，有个人的喜怒哀乐。但护士的角色要求护士一旦上岗，就要学会控制自己的情感，急病人之所急，想病人之所想，不因自己的不愉快的情绪而影响病人的治疗及护理效果。

（11）您认为护士应具备怎样的技术操作和知识水平呢？

答：在开展整体护理的今天，要求护士除执行医嘱、打针、发药外，还要主动到病人身边进行健康指导、卫生宣教、心理护理等。这就需要护士不断学习，丰富自己的知识，才能更好地使病人满意。

（12）您能给我一些学习方面和职业规划方面的建议吗？

答：首先学好专业课是最关键的，其次要学好英语。只要你心中有目标，并为之努力，我相信你一定能成功的。

●●●●●●●●●●●● 体 验 活 动 ●●●●●●●●●●

一、职业信息探索

根据延伸阅读提供的各招聘网址，结合 JobSoSo 网站，对上面形成的护理职业库进行搜索，收集职业的信息。

序号	职业	入职机会	工作实况	所得所感
1				
2				
3				
4				
5				

二、生涯人物访谈

结合自己的兴趣、价值观和已掌握的职业信息，从职业库中选取几个将来可能从事的职业，在该职业领域寻找访谈对象，可以是亲人、朋友、老师等，借鉴知识链接"经典生涯人物访谈十八问"，围绕职业描述、工作职责、职业环境、任职条件、发展前景、薪资待遇等设计访谈大纲，选择合适的访谈方式，进行生涯人物访谈，并完成以下报告。

职业生涯任务访谈报告

访谈对象信息							
年龄		性别		工龄		学历	
专业		职业		职位		所在单位	
访谈情况							
访谈时间		访谈方式		访谈地点			
访谈大纲							
访谈内容 （包括工作职责、职业环境、任职条件、发展前景等）							
访谈总结							

三、职业情报表

填写自己已经掌握和了解的职业信息，以及还需要进一步了解的信息，将这些信息归类整理。

排序	职业	已掌握的情况	自身与其匹配的优势	自身与其匹配的劣势	还需要进一步了解的信息
1					
2					
3					
4					
5					

创意作业

根据体验活动中职业探索后填写的职业情报表，分析自己与目标职业之间的差距，为自己的大学生活量身定制一份职业生涯发展规划。

第四章　护理职业生涯发展决策

如果你瞄准月亮，即使迷失也是落在星辰之间。

——雷斯·布朗（Les Brown）

【学习目标】通过本章节的学习，能够做到：
1. 描述职业决策的内涵，说明职业决策的影响因素。
2. 陈述职业决策困难的内涵和类型。
3. 运用职业决策的方法，做出合理的职业发展目标。
4. 明确目标设立的 SMART 原则，制定护理职业生涯发展的目标。

决策是管理学中的一个重要概念，是根据所获信息做出选择的过程。决策与人们的生活密切相关，是人类社会活动中的一项重要内容。人从出生到死亡，成长、求学、就业、发展以及满足生理需求，每天需要解决问题并制定决策。良好的决策能力对一个人来说至关重要，个人决策的质量是评估生活有效性的指标之一。对于护理专业大学生而言，与职业有关的决策，常常会对其产生多年甚至一生的影响。正确的职业决策，需要不断探索认识自己，充分了解自己的兴趣、性格和价值观以及护理职业环境，了解影响职业决策的因素和科学决策的方法和手段。

【案例导读】

小雪，女，21岁，大学三年级，就读于某重点大学护理专业。她读小学的时候妈妈患上重病，经过手术和医务人员的精心护理很快恢复了健康。从那时起，她立志学医，高考自己填报了护理专业。大学期间，小雪学习认真刻苦，待人友善，乐于帮助身边需要帮助的人，喜欢聆听，做事认真踏实。每年暑假都参加学校组织的社会实践活动，远赴贫困山区支教，帮助山区留守儿童提高学习兴趣和学习能力。支教生活非常艰苦，但是她非常开心，也获得孩子们和家长及老师们的一致好评。她发现自己能胜任幼教工作，并爱上了教师这一职业，对小学教育也非常感兴趣。但是，当初立志学医学护，小学教育与目前的专业不符，找工作可能面临一定困难。各大医院招聘工作开始启动，需要准备简历、笔试、面试和操作考试；再加上重点院校护理专业本科就业形势好，因此，她犹豫不决，迟迟下不了决心。在同学的推荐下来到学校的生涯咨询室，与生涯咨询师一起探讨自己是否真的适合做护士。

☞ **讨论或思考**

1. 你在什么情况下选择了现在攻读的大学和护理专业？
2. 目前这个选择让你感到满意吗？我们应该如何做好职业决策？

第一节　职业决策概述

一、职业决策的内涵

决策是指人们为了解决当前或未来可能发生的问题，采用一定的科学方法，从两个或两个以上的方案中选择一个较为满意方案的分析判断过程。决策的本质是一个价值发现、价值判断的行为过程。决策与风险同步，决策意味着风险，但并不是不决策就可以避免风险。

职业决策是人们根据自身特点和社会需要做出合理的职业方向抉择的过程。职业决策最早源自于英国经济学家凯恩，他认为个体遵循利益最大化原则，即以追求回报最大、损失最低的方法来选择将要从事的职业或者目标。"职业决策"作为一个概念第一次出现在格拉特于 1974 年提出的职业决策模型中。格拉特认为，进行职业选择的目的是为了符合社会期望，为了达到这一目的，个体会有意识地去思考和行动。

职业决策一般包括选择何种行业，选择行业中的哪一类型的企业和哪一种工作，选择何种方法获得某种工作，如何从数个工作机会中选择其一，选择工作的价值取向，选择职业发展目标或升迁目标等。职业决策也是一个复杂的过程，需要兼顾个人的价值观、能力倾向、兴趣及许多外在的社会机遇和变数。

二、职业决策理论

（一）职业决策过程理论

职业决策过程理论由格拉特于 1962 年提出，是典型的理性范式。该理论强调过程的严整性，将职业决策的过程设置为七个步骤。桑普森、普特森和里尔登于 1991 年在此基础上发展了一套信息加工观点来描述个人职业决策过程的理论，即认知信息加工理论（CIP）。

认知信息加工理论把个体职业决策过程看作是对信息的一种加工，从信息加工的特性出发，构造信息加工金字塔。塔底的领域是知识区，囊括了自我知识和职业知识；中间领域是决策区，该区分成的五个阶段：沟通、分析、综合、评估、执行；顶层的领域是执行区，也称为元认知。该理论认为职业决策是个体会对每一种能够接受的工作，按照属性进行重要性排序。首先进行筛选并保留可以被接受的工作因素，排除不能被接受的因素，通过不断地重复这一做法来逐步缩小选择的范围，最后做出选择。

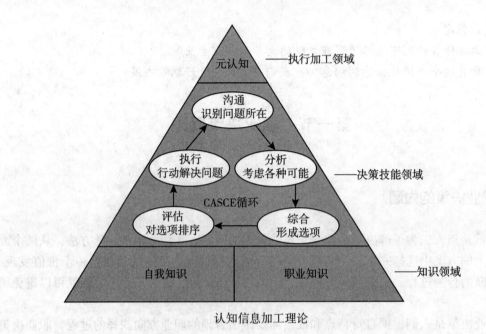

认知信息加工理论

（二）职业决策的任务阶段理论

任务阶段理论研究的主体是个体进行职业决策应该会经过哪些阶段，且各阶段会涉及哪些任务。1963 年，泰德曼和欧哈拉根据埃里克森划分的心理发展八个阶段理论，提出了最具代表性的职业决策序列过程模型。该模型将整个决策过程分为预期、实施与调整两个阶段和七个步骤，并不断进行而组合成的。

第一阶段是预期阶段，包括 4 个步骤：

（1）试探：根据自己所学专业及个人兴趣、爱好，考虑不同的选择方向及可能目标。

（2）具体化：列出所有可能目标对于自己来说存在的优点和不足，经过对各种方案及目标的优缺点进行斟酌，明确自己最想要什么，阻碍自己目标实现的最大障碍是什么。

（3）选择：选定一个能解除目前困扰的方案。

（4）明确化：审视、修正与调整方案，明确执行方案的方式。

第二阶段是实施和调整阶段，包括 3 个步骤：

（1）入门：开始执行自己的选择，在新的环境中争取他人的接纳。

（2）转化：调整步伐与心态，肯定在新环境中的角色。

（3）整合：个人的信念与集体的信念达到平衡与妥协。

该理论认为，职业决策是一个不断扩大与缩小职业路径、获得职业方案的过程。这个职业方案并不是"最终的"，而是要不断经过选择、执行、调整、修正，甚至可以回到上个阶段或步骤重新进行选择。

（三）职业决策的期望效价理论

匹兹和海伦提出了期望效价决策模型（expected utility model of decision），该模型根据个人偏好和价值，个体可以对选择结果进行评估，以获得最优决策。对个体的偏好和价值进行考察，并假设个体可采取的行动至少包括两种，而且每一种行动的结果是不同的。

三、职业决策的影响因素

影响决策的因素有很多，著名的职业辅导理论家克朗伯兹将影响个人职业决策的因素划分为四类：

（1）遗传和特殊能力，是指个人来自遗传的一些特质，包括各种生理特征如身高、外形、体质、是否有生理残疾等，会拓展或限制个人的职业偏好和能力。另外，有些人天生在艺术、体育方面有天赋，因而在该领域更加具有潜力，能获得更好发展并取得优异成绩。

（2）环境和重要因素，主要指自然力量和人类活动的影响。克朗伯兹认为，影响职业选择的因素中，有许多是来自外部环境而非个人所能控制的，这些环境状况和事件可能来源于人类活动（如社会、文化、经济、政治活动），也可能由自然力量引起（如自然资源的分布或天然灾害）。克朗伯兹等人将这些影响因素归纳为社会因素、教育因素和职业因素。

（3）个人学习经验，学习是指广义的学习，即每个人在日常生活中不断积累的经验和认识。个体的学习经验是独特的，且对于个体的职业选择具有重要的意义。一个人的职业偏好是他以前获得的各种学习经验共同作用的结果，可能会因为个人经历不同而不同。如对于医生、护士及教师等各种职业的印象，与个人的学习经验有着密切关系。

（4）工作取向的技能，是指每个人在面对一项任务时，表现出特定的工作习惯、心理状态、情感反应、认知的历程和解决问题的能力。

想一想

1. 在整个成长过程中，你曾做过哪些重大决定？做决定的过程中，你通常采取什么样的行动？在面临两难的抉择情境时，你会怎么办？

2. 你愿意为自己所做的决定全力以赴吗？你愿意承担所有决定的后果吗？

四、职业决策风格

决策者的决策风格对职业决策影响很大，不同的决策风格做出的决策结果不一样。决策风格是人们在做决策时表现出来比较稳定的决策态度、习惯、方式等综合特征。最早的决策风格研究由丁克里奇提出，人们通常会采用下面这几种决策类型：

（1）计划型，属于确定型决策。决策者在决策的时候考虑内在和外在的因素，收集到足够多的信息，经归纳分析后，制订完善的职业规划。他们经常说："让我来分析一下现在的情况。"

（2）痛苦挣扎型，又叫苦闷型，属于不确定型决策。决策者在收集信息和制作评估方案上花很多时间和精力，反复比较，才下决心。他们常爱说的一句话是："我就是拿不定主意。"

（3）拖延型，属于不确定型决策。决策者经常迟迟做不出决策，习惯将问题的思考和行动都往后推迟，或者到最后一刻才做出决策。"过两天再考虑"是他们的口头禅。

（4）瘫痪型，也叫麻痹型，属于不确定型决策。决策者因某些原因，不能自己做决定，经常会选择麻痹自己来逃避做决策。他们的内心深处总笼罩着"一想到这事就害怕"的阴影。

（5）冲动型，属于风险型决策或不确定型决策。与"痛苦挣扎型"相反，决策者选择第一个到来的方案而不考虑其他，往往出于对困难的回避，不愿意花时间精力去探索。他们的想法是："先决定，以后再考虑。"

（6）直觉型，属于风险型决策。决策者将自己的直觉感受作为决定的基础，而非逻辑分析。他们通常说不出什么理由，只是一味表示："就是觉得这个好。"

（7）宿命型，属于风险型决策或不确定型决策。决策者不愿意做决策，将选择归于命运和机会。自己不能承担责任，而将命运交诸外部形势的变化。他们会说"该怎么地就怎么地吧"或"顺其自然"之类的话。

（8）顺从型，也叫从众型，属于风险型决策或不确定型决策。决策者倾向于顺从别人的想法而不是独立地做出决定。自己想做决策，但无法坚持己见，于是听从权威的安排。他们常说："只要他们都觉得好，我就觉得好。"

想一想

1. 你通常使用这些决策方式中的哪一种？最不常使用哪一种？
2. 你想要使用哪一种方式？想要避免使用哪一种方式？为什么？

体 验 活 动

测测你的决策风格

你平时是如何做决定的呢？下面题目中的句子，是一般人在处理日常事务及生涯决定时的态度、习惯及行为方式。请阅读这些句子并填写右边的选项，注意每一个选项无所谓对错，只要符合你的真实情况就可以帮助你了解自己的决策风格。当你完成下面的选择之后，将得分计算出来，看看你是属于哪一类的决策风格。

职业决策风格类型测试表

序号	情景陈述	是	否
1	我时常草率地做出判断		
2	我做事时不太喜欢自己出主意		
3	遇到难做决定的事情，我通常会把它先放一放		
4	做决定时，我会多方收集所必需的一些个人及环境的资料		
5	我常凭第一感觉就做出决定		
6	做事时，我喜欢有人在旁边，好随时商量		
7	遇到需要做决定的时候，我就紧张不安		
8	我会将收集到的资料加以比较分析，列出可选择的方案		
9	我经常会改变自己所做的决定		
10	发现别人的看法与我不同，我常常会不知该怎么办		
11	我做事老爱东想西想，下不了决心		
12	做决定时，我会认真权衡各项可选择方案的利弊得失、判断出此时最好的选择		
13	做决定之前，我一般不做什么准备，临时看着办		
14	我很容易受别人意见的影响		
15	我觉得做决定是一件痛苦的事		
16	做决定时，我会参考其他人的意见，再斟酌自己的情况，来做出最适合自己的决定		
17	我常不经慎重思考就做决定		
18	我常常在父母、家人、老师、同事或朋友催促下才做出决定		
19	为了避免做决定的痛苦，我现在不想做决定		
20	做决定时，我会经过深思熟虑之后，明确决定一项最佳的方案		
21	我喜欢凭直觉做事		
22	我喜欢让父母、家人、师长、同事或朋友为我做决定		

续表

序号	情景陈述	是	否
23	我处理事情时常会犹豫不决		
24	当已经决定了所选择的方案，我会展开必要的行动准备，并全力以赴去执行。		

注：01　05　09　13　17　21　冲动直觉型

02　06　10　14　18　22　依赖型

03　07　11　15　19　23　拖延犹豫型

04　08　12　16　20　24　理性型

说明：每道题回答"是"，则在该决策类型上加 1 分，总分最高的类型就是你的决策类型。

五、职业决策困难

(一) 职业决策困难的内涵

职业决策困难是近年来职业心理学领域研究的重点课题之一。职业决策是个体步入和适应社会的必经过程，此过程中都会遇到不同程度的困难。因此，对于职业决策困难的内涵，不同心理学家持有不同见解，至今在研究者中仍未形成清晰的界定。

《心理学百科全书》中这样解释职业决策困难：个体没有办法在一个特定的时间内做出一个特定的决策。国内学者龙立荣等认为，职业决策困难是指个体在刚进入一份新职业或者现职业发生变化时，个体需要面临最后的决策，但是不确定要从事哪种职业或者个体没有能力从几个职业中做出一个最好的抉择。Crites（1969）认为，职业决策困难是指一种过程，在这个过程中，个体没有能力进行选择，或是不能适应于一个准备进入或已经进入的特定职业。

(二) 职业决策困难的表现

职业决策困难在整个决策过程中都有体现，如职业决策意识困难、决策开始阶段困难、决策过程中的困难和执行生涯计划的困难等；表现为缺乏职业生涯规划、不合理信念的干扰、犹豫不决、自我信息不足、职业信息不足、社会环境资料不足、信息获取渠道不足、内部冲突、外部冲突以及伴随其中的焦虑、担忧、懊悔、紧张不安等情绪不适。

(三) 职业决策困难的类型

职业决策困难是在职业未定向的研究基础上提出的。大多数职业心理学家把职业决策未定向分为职业生涯不确定和职业决策犹豫。

1. 生涯不确定

Matre 和 Cooper（1984）指出，职业决策不确定者是受情境影响的暂时性的未定向，是正常的发展性问题。大学生处在生涯探索阶段，在以前的学校教育中缺乏与职业生涯规划相关的内容，造成大学生普遍不了解自己的兴趣、性格或能力，价值观不清晰，也缺乏关于工作世界的信息，因此难以进行生涯决策。开设大学生职业生涯规划课程，鼓励大学生积极参加社会实践活动，引导大学生做好自我认知和职业探索，可以解决他们的困惑。

2. 生涯犹豫

职业决策犹豫则属于较为持久的一直未定向反应，与个人的人格特质有关。如个人兴趣与能力有差异，个人偏好与社会期待有冲突，价值观受到环境条件限制，非理性生涯观念桎梏等。如，有的学生已经做出初步选择，仍感到非常的焦虑；有的学生在老师的指导下经过自我和职业的多方探索，在职业兴趣和职业选择方面依然混乱，等等。这类学生往往需要较长时间的个别生涯辅导，甚至是心理咨询和治疗，帮助他们提升自我价值感，增进对自我的肯定和信任，以改善和提高他们的决策能力。

职业决策困难分类

困难类别	判 断 条 目	是	否
生涯决策意识困难	• 未觉察到做决定的需求 • 不知道做决定的过程 • 知道要做决定，但逃避承担做决定的责任		
收集信息困难	• 不充分、不一致的信息 • 因过量信息而感到困惑 • 不知道如何收集资料 • 信息与自我的个人概念不一致而不愿意接受信息的有效性		
产生、评估、选择替代方案困难	• 面临多重生涯选项而难以做决定 • 由于个人条件限制，而无法产生足够的生涯选项 • 由于害怕失败，害怕投入行动的焦虑感，而无法做决定 • 受人际影响，冲突、情景和健康等局限个人的选择 • 由于不知道评估的标准，如价值、兴趣、性格和能力等		
计划执行困难	• 不知道形成计划的必要步骤 • 不知道在未来的计划中需要完成哪些事情 • 不愿意或无能力获得必要的信息以形成计划		

第二节 职业决策过程

一、职业决策准备

良好的职业决策需要做好充分的准备。著名职业生涯规划师专家程社明指出，个人在选择生涯路线应该遵循社会的发展规律，在个人利益和集体利益不相冲突的前提下，在合理范围内追求利益最大化。遵从个人的价值观和兴趣，才能从职业中体会到人生的价值和意义。同时，还应考虑到自身的能力、性格等的人职匹配，要在自己的能力范围之内选择，并具有一定的创新性和挑战性。在决策前，列出一份职业清单，清单内容需翔实丰富。在自我认知和职业探索的基础上，发现自己将要从事的职业。因此，学会自主决策，正确决策，是大学生承担起自己人生责任的必经一步。

二、职业决策的方法和工具

（一）CASVE 循环

CASVE 循环是在职业决策中经常被使用的一种技术。包括五个阶段：沟通（communication）、分析（analysis）、综合（synthesis）、评估（valuing）和执行（execution）。CASVE 是这五个词的英文词首字母大写。该循环由桑普森提出，对解决个人职业规划问题和团体问题都非常适用。

1. 沟通

沟通是决策的开始，是个体发现理想与现实的差距，意识到"我需要做出一个选择"的过程。在这一阶段，个体通过和内部（自身）及外部的信息交流，发现问题，从而启动一个 CASVE 循环。和内部的信息交流，是指个体感受到自身的情绪或身体状况，比如情绪上的焦虑、抑郁、受挫等，躯体上的疲倦、头疼、消化不良等反应。和外部的信息交流，是指外界对个体产生影响的信息，比如专业的冷热程度、就业形势变化等信息。

2. 分析

分析是决策过程中最容易出现问题的阶段，是个体"了解自我和我的各种选择"的阶段。在这一阶段，决策者通过思考、观察和研究，尤其对个人的兴趣、能力、价值观和人格等自我条件和职业环境进行考察分析，包括对职业领域、学习领域、工作组织和行业类型进行探索分析，确认具体目标和决策的标准等。如：毕业后希望成为一名肿瘤专科护士，需要付出什么努力？需要多长的时间准备？成为一名肿瘤科专科护士之后的生活是什么样的？肿瘤科专科护士的职业发展路径如何？

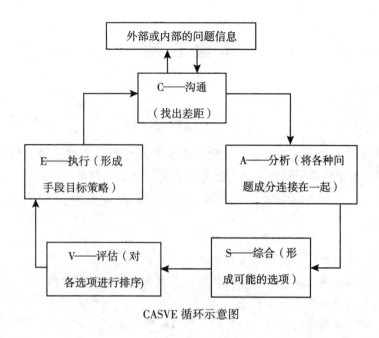

CASVE 循环示意图

3. 综合

综合是在分析的基础上，个体形成可能的解决方法，并进一步收集相关信息，确认自己的选择，是"将选择所面临的每一种问题进行细化"的阶段。例如，通过综合分析，采用头脑风暴法尽可能扩展解决问题的选择清单。综合具体化，把选择清单限定到 3~5 个，随后进入评估阶段选出最适合的选择。

4. 评估

评估是对综合阶段得出的 3~5 个选择结果进行具体的评价，评估其可行性和满意度，并按评估结果进行排序。评估是对每一种选择带来的影响或结果进行考察的阶段。评估时，根据每一种选择对决策者和他人的影响，来对自己和他人的代价和利益两方面进行考察，包含是否对个人和社会都有利等。

5. 执行

执行是"实施我的选择"的阶段。此阶段将把思考转化为行动，形成目标-手段相联系。在执行阶段，需要制订计划，做出一份行动方案进行实践尝试。实践后，遇到问题或矛盾，再进入到沟通阶段进行调整。

6. 沟通再循环

沟通再循环是一个"了解我已经做好了一个选择"的阶段。CASVE 循环是一个自身不断循环的过程。在执行阶段之后，个体又回到沟通阶段，以确定已做出的选择是否良好，现实与理想之间的差距是否已经消除，决策者的不平衡状态是否解除。

●●●●●●●●● 体 验 活 动 ●●●●●●●●●

假设……你将会怎样

1. 读大一的你，假设失去所有的助学金以及其他的经济支持，假设你的家庭不再对你的学业提供资助。请列出可以维持学业的三件事：

（1）

（2）

（3）

2. 以上这些选项中，哪个是你可以接受的？

3. 假设你距离失去所有的资助还有一年时间，你会做些什么？

（1）你有哪些备选答案？

（2）关于你的备选答案，你需要一些什么信息？

（3）你会采取什么行动？

（二）决策平衡单

决策平衡单技术是詹尼斯赫曼设计的，是指帮助决策者具体地分析每一个备选方案，考虑其利弊得失，最后排定优先顺序，择优选择。利用平衡单决策，可以使模糊的问题数字化，从而做出理性决策。

1. 决策平衡单内容

决策平衡单是将重大事件的思考方向集中到四个方面的得失，包括自我和他人物质上的得失；自我和他人精神上的得失。决策者在运用平衡单过程中，会绞尽脑汁地填写平衡单中的内容，会对面临的问题和情景进行再思考，这有助于理清思路，做出正确的选择。因此，平衡单的运用不仅是看结果，而且过程也非常重要。

（1）自我精神部分：包括自己的能力、兴趣、价值观、自己心理需求（自尊、自我实现）、生活方式的改变、成就感、自我实现的程度、兴趣的满足、挑战性、社会声望的提高、发挥个人的才能、其他。

（2）自我物质部分：包括升迁机会、工作环境的安全、社会地位、工作环境、工作发展前景、工作内容、休闲时间、生活变化、对健康的影响、足够的社会资源、能提供培训机会、就业机会、其他。

（3）外在精神部分：包括父母、师长、配偶、家人支持、其他。

（4）外在物质部分：包括家庭经济收入、择偶及建立家庭、与家人相处时间、家庭的地位、其他。

2. 决策平衡单具体实施步骤

（1）列出面临的选项。决策者首先需在平衡单中列出需要评量的职业选项 2~5 个。在平衡单的左侧，垂直列出在"自我物质方面的得失""他人物质方面的得失""自我精神方面的得失""他人精神方面的得失"四个方面的重要价值观和考虑因素。

（2）列举出每个选项的得失情况。各种价值观和因素按 1~5 的等级分配权重。一项价值观或因素的重要性越大，它的权重就越高。5 为最高权重，表示"非常重要"，3 代表"一般"，1 代表"最不重要"。对自我需求和价值观的准确了解，是给价值观和考虑因素指定权重的前提。

（3）计算每一选项因素的加权分。按照各项生涯选择满足个体价值观和考虑因素的程度，进行打分。分制在"-10"到"+10"之间，其中"+10"表示价值观和考虑因素在该生涯选择中得到了完全的满足，"0"表示不知道或无法确定，"-10"表示价值观和考虑因素完全未能得到满足。然后将各项生涯选择的得分与各项价值观和考虑因素的权重对应相乘进行计分，将结果记录在相应的空格内。

（4）计算出每一个职业选择项的得分。将每一选择下所有的正负分数相加，得出它的总分，对所有总分进行比较和排序。

（5）排定各个职业选择项的优先顺序。依据各职业选项在总分上的高低，排定优先次序。

运用职业决策平衡单实例 ▷▷▷▷

　　王某，男，武汉某重点大学护理专业三年级学生。性格外向，开朗活泼，喜欢与人交往，有耐心和爱心，组织沟通能力强，是学院青年志愿者协会主席，经常组织学生去养老院做志愿服务。还有一年就要毕业了，他考虑自己的职业有三个发展方向：临床 ICU 专科护士、医药销售代表、考取护理专业硕士研究生。王某认为，从事临床护理工作做ICU 专科护士，发展前景好，临床需求大，也是自己的本专业，男护士专业优势明显，工作比较稳定。他自己非常喜欢和人打交道，有耐心和爱心。从事医药销售代表工作，因为喜欢与人沟通，在校期间兼职做过一些销售，积累了一定经验，可以利用自己的专业来帮助自己更好地辅助销售工作，但是会经常出差，医药销售代表社会认可度低。他也希望能够再继续深造，以后到大学做一名专业教师，高校教师工作稳定，收入也高，但科研压力大，他不喜欢做研究工作。他目前平时参与学校工作较多，时间没有管理好，护理专业知识学得不够牢固，考研存在一定的困难。

王××的决策平衡单

选择项目 / 加权分数 / 考虑因素	重要性的权数（1~5倍）	临床护士 +	临床护士 −	医药销售 +	医药销售 −	考研 +	考研 −
个人物质方面的得失 1. 符合自己的理想生活方式	5		2	6			6
2. 适合自己的处境	4	8		7		7	
3. 有较高的社会地位	3	5			3	8	
4. 工作比较稳定	5	9			7	8	
省略号 ……							
他人物质方面的得失 1. 优厚的经济报酬	4	5		6		8	
2. 足够的社会资源	5	8		7		8	
……							
个人精神方面的得失 1. 适合自己的能力	4	8		6		7	
2. 适合自己的兴趣	5	5		7			9
3. 适合自己的价值观	5	6		5		5	
4. 适合自己的个性	4	7		5		6	
5. 未来发展空间	5		3	5		8	
6. 就业机会	5	7		6		8	
他人精神方面的得失 1. 符合家人的期望	4	8		5		7	
2. 与家人相处的时间	3	4		3		8	
……							
加权后合计		346	25	305	44	373	75
加权后得失差数		321		261		298	

王同学通过生涯决策平衡单的决策之后，他的决策方案的得分分别是：临床护士>考研>医药销售代表，综合平衡之后，临床护士较为符合王同学的职业生涯目标。在进行职业选择时，王同学最为看重的职业是：是否符合自己的兴趣、职业价值观、职业性格、是否有发展空间等几个方面。

●●●●●●●●●● **体 验 活 动** ●●●●●●●●●

我将如何决策?

　　某护理院校的大三学生，明年即将毕业。大家很矛盾，是考研还是找工作，考本校还是外校，在本省还是外省找工作。考研人数逐年增加，也希望不要错过当年就业的好机会，目前有三种选择要做决策，如何决策? 请大家依据平衡单决策法，完成以下表格来梳理各项权衡因素，帮助自己做决策。

决策平衡单

选择项目 / 加权分数 / 考虑因素		重要性的权数 (1~5倍)	选择一		选择二		选择三	
			+	−	+	−	+	−
个人物质方面的得失	1. 收入							
	2. 工作的难易程度							
	3. 升迁的机会							
	4. 工作环境的安全							
	5. 休闲时间							
	6. 生活变化							
	7. 对健康的影响							
	8. 就业机会							
	其他……							
他人物质方面的得失	1. 家庭经济							
	2. 家庭地位							
	3. 与家人相处的时间							
	其他……							

续表

选择项目 加权分数 考虑因素		重要性的权数 （1~5倍）	选择一		选择二		选择三	
			+	−	+	−	+	−
个人精神方面的得失	1. 生活方式的改变							
	2. 成就感							
	3. 自我实现的程度							
	4. 兴趣的满足							
	5. 挑战性							
	6. 社会声望的提高							
	其他……							
他人精神方面的得失	1. 父母							
	2. 师长							
	3. 配偶							
	其他……							
加权后合计								
加权后得失差数								

（三）SWOT 分析法

1. SWOT 决策方法的思想基础

SWOT 分析法又称为态势分析，最早是哈佛商学院的安德鲁教授为企业中长期发展制定战略而提出的方法。所谓 SWOT 分析，是将与研究对象密切相关的各种主要内部优势、劣势、外部机会和威胁等，通过调查列举出来，并依照矩阵形式排列，然后用系统分析的思想，把各种因素相互匹配起来加以分析，从中得出一系列相应的结论，而结论通常带有一定的决策性。运用这种方法，可以对研究对象所处的情景进行全面、系统、准确的研究，从而根据研究结果制定相应的发展战略、计划以及对策等。

近年来，SWOT 分析法常被作为生涯决策方法使用，用以检查个体的能力、技能和兴趣，分析个人优缺点，评估自己所感兴趣的不同职业道路的机会和威胁。SWOT 中的"S"代表 Strengths（优势）、"W"代表 Weaknesses（劣势）、"O"代表 Opportunities（机会）、"T"代表 Threats（威胁）。其中，优势、劣势从属于个人，属于内部因素；机会和威胁属于外部因素。

2. SWOT 分析法在职业决策中的应用

SWOT 分析法能够帮助大学生对自身能力进行审视与检验，正确认识自身劣势、充分发掘自身优势，认清周围的职业环境和前景，做出最佳决策。

（1）大学生职业生涯决策 SWOT 矩阵如下：

大学生职业生涯决策 SWOT 矩阵

内部因素	优势 S：指个体可控并可利用的内在积极因素。 • 教育背景丰富的专业知识和技能 • 实践经验 • 特定的可转移技巧（如沟通、团队合作、领导能力等） • 人格特质（如职业道德、自我约束、承受工作压力的能力、创造性、乐观等） ……	劣势 W：指个体可控并可以努力改善的内在消极因素。 • 缺乏实际临床工作经验 • 学习成绩差，专业不对口 • 对自我和对挫折的认识都十分不足 • 较差的领导力、人际交往能力、沟通能力和团队合作能力 • 负面的人格特征（如缺乏自律、害羞、易情绪化等） ……
外部因素	机会 O：指个体不可控但可以利用的外部积极因素。 • 就业机会增加 • 再教育的机会增加 • 专业领域急需人才或专业发展带来的机会 • 设置更多具体的工作目标带来的机遇 • 地理位置优势 ……	威胁 T：指个体不可控但可以使其弱化的外部消极因素。 • 就业机会减少 • 具有丰富技能、经验、知识的竞争者 • 名校毕业的竞争者 • 缺少再学习、培训造成的职业发展障碍 • 专业领域发展有限 ……

（2）内、外环境及 SWOT 矩阵如下。

内、外环境及 SWOT 矩阵

外部环境＼内部环境	Strengths 优势	Weakness 劣势
Opportunities 机会	S-O 对策	W-O 对策
Threats 威胁	S-T 对策	W-T 对策

（3）思考对策。在构造 SWOT 矩阵后，决策者可以清楚看到自己的竞争力和发展机会，从而能制定出恰当的生涯目标；同时，也能清晰地认识到自身的不足和外在威胁，从而可以制定出相应策略，以发挥优势、克服劣势，利用机会、化解威胁。将矩阵里的"S-O"、"S-T"、"W-O"、"W-T"结合起来具体分析，有以下四种对策：

①最小与最小对策（W-T 对策）：主要考虑自身弱势和威胁，努力使两者趋于最小。例如，自身弱势为性格内向，做一名优秀的专科护士要求表达力强，才能做好健康教育和临床护理教学。对策就是要多参加社会活动，大胆锻炼沟通表达能力，提高自信心。

②最小与最大对策（W-O 对策）：主要考虑自身弱点和机会，努力使弱点趋于最小，

机会趋于最大。例如，一般护理院校护理专业本科毕业生，就业的时候各大学附属三级甲等医院招聘较少，但是他们的护理人员需求较大，只要自己综合素质好，一般院校护理专业毕业的学生仍然可以得到他们的青睐。

③最大与最小对策（S-T 对策）：主要考虑优势因素和威胁因素，努力使优势因素趋于最大，威胁因素趋于最小。如许多名校毕业生因缺乏工作经验而被企业拒之门外，如果名校生能很好地培养自己的沟通能力、团队合作能力、具有创新性和创造性且敢于展现，被企业录取的机会则更大。

④最大与最大对策（S-O 对策）：主要考虑优势和机会因素，努力使两者趋于最大。例如，你的专业思想稳定，学习成绩又好，具备临床护士基本素质，临床护理人力资源不足，你定下目标去从事临床护理工作，这样你就做到了优势和机会的结合。

SWOT 分析法实例

李某，女，26 岁，一名某市重点院校的护理硕士专业毕业生。因为对护理专业的热爱和兴趣，高考志愿也是自己填报的护理专业。在校期间学习认真刻苦，成绩优秀。性格偏内向，胆子小。乐于帮助同学，有爱心。同时，大学本科毕业论文发表在中华护理杂志，研究生论文被 SCI 杂志录用。临床实习工作积极主动，善于倾听，当看到病人经过医护人员共同努力康复出院后特别有成就感，同时具备良好的分析问题和解决问题的能力。现在她想谋取一份教学医院的临床护理工作。但因性格偏内向，而且部分用人单位招聘护理人员的时候有一条不成文的规定，建议身高 158cm 及以上的人填报。她很担心是否能报上名，是否可以获得教学医院的这一份护理工作，于是来到生涯咨询室。

咨询师运用 SWOT 分析法对此个案的自身优势、劣势、周围职业环境的机会、威胁进行综合分析，然后在这些分析结果的基础上制订出各种相关策略，最终确定李同学应该谋取这份教学医院的临床护理工作。

李某职业决策过程中 SWOT 的运用

内部环境分析（S. W.）＼外部环境分析（O. T.）	机会（opportunities）	威胁（threats）
	• 学历高的护理专业硕士毕业生受到欢迎 • 目前各大医院对高学历护理人才需求量大	• 临床护理人力资源不足，护理工作相对辛苦 • 医患冲突依然存在
	优势机会策略（S. O.）	优势威胁策略（S. T.）
优势： • 硕士学历，成绩优秀 • 热爱护理专业 • 科研能力强，已经发表 2 篇学术论文	• 加强科研思维训练，积极申报科研项目，撰写科研论文 • 善于思考，积极用科研思维方法解决临床问题 • 积极与学妹、学弟分享大学本科和研究生学习方法	• 大胆和生涯咨询师沟通，提高求职面试技巧，提高自信心 • 大胆组织和协助临床教师开展临床教学 • 大胆参与临床实习科室的晨间交班和病例研讨

续表

内部环境分析（S. W.）／外部环境分析（O. T.）	机会（opportunities）	威胁（threats）
	• 学历高的护理专业硕士毕业生受到欢迎 • 目前各大医院对高学历护理人才需求量大	• 临床护理人力资源不足，护理工作相对辛苦 • 医患冲突依然存在
劣势： • 身高优势不足 • 性格内向，胆子小	劣势机会策略（W. O.） • 多参加临床实习小组汇报 • 临床实习争取组织小讲课 • 大胆推销展示自己	劣势威胁策略（W. T.） • 训练自己克服内向 • 多争取展示自己能力的机会

（四）"5W 法"

"5W 法"是一种归零思考，依托的是归零式的模式，从问自己是谁开始，如果能够成功回答问题，就有最后答案。

5 个 "W" 的含义是，Who am I（我是谁）？What will I do（我想做什么）？What can I do（我能做什么）？What does the situation allow me to do（环境支持或允许我做什么）？What is the plan of my career and life（我的职业与生活规划是什么）？

从某种意义上说，能回答完成以上 5 个问题，也就基本上完成了职业决策和职业规划。

（五）决策方格法（卡萨模式）

操作步骤如下：

（1）列出 2~3 个你最向往的生涯发展目标。

（2）根据你个人的情况，从你的个人价值满足程度、兴趣一致程度、专长的施展空间等方面，一一评估每个职业目标的回报等级：优、良、中、差。

（3）根据职业发展机会情况，从职业发展机会中对能力、经验要求、学习限制、发展前景等方面评估每个职业目标的机会。

（4）根据你对回报和机会的评估结果，在职业目标决策方格中找到相应位置，并将职业目标填写入"决策方格"之中。

（5）将每个职业目标的回报与机会的得分相乘，乘积最大的目标，就是最适合你的职业目标。

决策方格法实例 ▷▷▷

张某，女，21 岁，某重点护理院校大三学生。她性格开朗，健谈、热情、与同学相处和谐。在校期间学习成绩优秀，每学年都获得优秀学生奖学金。担任校学生会学习部部长，具备较强的自主学习能力和评判性思维能力。最大梦想是成为一名大学教师或国家公务员。

她选修了大学生生涯规划课程，在老师的指导下完成了自我探索和职业探索。她想，为了实现自己当一名大学教师的梦想，毕业后继续深造学习非常必要，同时也想做好考公务员的打算。为此，她预约了生涯咨询师，并一起运用决策方格进行了深入讨论。

张同学职业目标的决策方格

优		出国 MBA			
良					国内读研
中				考公务员	
差					
（回报）		差	中	良	优
（机会）					

三种职业目标的决策结果（其中：差＝1 分，中＝2 分，良＝3 分，优＝4 分）：

出国读 MBA：$2×4=8$ 分；

考公务员：$3×2=6$ 分；

国内读研：$4×3=12$ 分。

因此，张同学的职业目标确定为在国内读研究生。

第三节　护理职业生涯目标的设立与行动

（一）设立目标的重要性

职业决策的第一步是确立职业目标，有了目标，决策就有了明确的目的，制定达到该目标的各种方案才能成为可能。通常职业生涯的人生目标、长期目标、中期目标与短期目标的确立，分别是与人生规划、长期规划、中期规划和短期规划对应。

有一篇关于人生目标的调查发现，在一批学历、智力和环境条件都相似的哈佛大学毕业生中，有 27% 的人没有目标，60% 的人目标模糊，10% 的人有清晰但比较短期的目标，只有 3% 的人有清晰而长远的目标。25 年后，哈佛大学再次对这群学生进行调查时发现：3% 有长远目标的人，在 25 年间朝着一个方向不懈努力，几乎都成为社会各界的成功人士，其中不乏行业领袖和社会精英；10% 有短期目标的人，不断实现了他们的短期目标，成为各个领域中的专业人士，大多生活在社会的中上层；60% 目标模糊的人，有安稳的生活与工作，但都没有什么特别成绩，几乎都生活在社会的中下层；而剩下 27% 的人，因为他们的生活没有目标，过得很不如意，常常怨天尤人，抱怨这个世界"不肯给他们机会"。从这个调查发现，目标的设定非常重要，对于生涯发展具有重大的指导意义。

职业生涯规划应根据个人的专业、性格、气质和价值观以及社会的发展趋势，再确定自己的人生目标和长期目标，然后再把人生目标和长期目标进行分化，结合个人的经历和所处的组织环境制定相应的中期目标和短期目标。

（二）目标的分解

目标分解是根据观念、知识、能力等的差距，将职业规划的远大目标分解为有时间规定的长、中、短期分目标。按照性质分为外职业生涯目标和内职业生涯目标。

1. 按时间分解的目标

（1）长期目标，一般为5~10年内的目标，个人会对此始终如一、坚持不懈。具有目标和社会发展需求相结合，实现时间可以有明确规定，也可根据条件灵活变动等特征。

（2）中期目标，一般为3~5年内的目标，相对于长期目标要具体，并且服务于长期目标。具有与长期目标保持一致，对目标实现的可能性做出评估，基本符合自己的价值观，个人对此充满信心等特征。

（3）短期目标，一般为1~2年内的目标，是长期目标和中期目标的进一步具体化、现实化和可操作化，是最清楚的目标。短期目标又分为年目标、月目标、日目标。具有可操作性，服从于中期目标，明确规定具体的完成时间，对实现目标有把握等特征。

2. 按性质分解的目标

（1）外职业生涯目标，多侧重于职业过程的外在标记，如职务目标、工作环境、经济目标等。

（2）内职业生涯目标，侧重于在职业生涯过程中知识、经验的积累，观念、能力的提高和内心的感受，这些因素是要通过自己努力来获得和掌握的。内职业生涯目标的发展影响外职业生涯目标发展，外职业生涯目标的实现可以促进内职业生涯目标的达成。

（三）目标设立的SMART原则

SMART原则是制定目标的"黄金准则"，好的目标应该能够符合SMART原则。

1. S（specific）：明确性

明确性是指要用具体的语言清楚地说明要达成的行为目标，不要用含糊笼统的语言。要明确目标谁来完成，完成什么，在哪里完成，什么时间完成，完成目标的目的和好处等。比如，"我的目标是更好地利用时间"，应该说"我一天只能花不超过一个小时的时间来看电视"，或"我每周要花两个小时的时间来上网查找有关循证护理的资料"。

2. M（measurable）：衡量性

衡量性是指目标应该是可测量的。目标可以用数据来衡量成功或者失败，从而可以准确地评价是否达到目标。比如，"加强护理科研能力"，应改为"在大三参加大学生科研训练项目，大四项目结题并发表一篇学术论文（CSCD）。"

3. A（attainable）：可接受

设定的目标对你有很重要的意义，你会尽最大努力去完成。也就是说，就你的能力和特点而言，实现这个目标是现实的、可能的但又有一定难度。比如说，如果你目前只是一个大四学生并且没有什么相关的工作经验，却计划在两年之内就成为医院的一名外科护士长，这个目标也许就不那么可行；但如果你计划十年之内做到护士长的位置，那又缺乏挑战性，可能不太有激情去实现这个目标。

4. R（realistic）：实际性

设定的目标要有现实性，要和你的实际情况相关联。也就是说，实现这个目标能带给你成就感、愉快感；反之，则会使你有所损失。目标的挑战性和现实性并不矛盾。有时候一个高一点的目标比太低的目标实现的可能性更大。

5. T（time）：时限性

目标特性的时限性就是指目标实现是有时间限制的。比如，不能将目标统一定为"在大学毕业前完成"，而要有计划分步骤地在限定的时间内完成。以一周、一个月或一学期为单位设立目标，会比将事情都堆到大学毕业前完成要有效得多。"明日复明日"的态度，会导致一事无成。

6. C（controllable）：可控性

可控性主要是指你对影响到目标实现的因素具有相当的控制能力。目标的可控性原则表明，你必须为自己的目标负责，而不能指望他人来实现一切。当你确实需要他人的帮助时，你可以向他们表达，争取他们的合作。

护理职业目标和行动计划实例

林同学，女，2016年毕业，目前继续就读护理专业硕士研究生。入校后经过学习自我探索、职业探索等生涯规划相关知识，明确自己大学四年的学习目标。第一是综合能力培养，包括自主学习、沟通交流、团队合作及时间管理能力；第二是学生工作锻炼；第三是专业实习拓展。

毕业感悟：时光飞逝，随着就业协议书的签订，我知道自己已有一只脚踏入了职场的门槛。回首这四年，不断前行、全面锻炼自己的能力、及时把握机会，是我最正确的决定。拥有良好的精神面貌和身体素质无疑是求职的最基本条件。长跑一直是我热爱并坚持的运动，它很好地帮我保持了身心健康，也让我保持了前行的姿态。

大一时，我曾任院团委宣传部和英语街俱乐部外联部的部委。在宣传部，写新闻和人物报道让我对文字有了更好的组织能力，锻炼出我在之后面对所有要写的文字材料时的底气。而外联给我带来的，更多的是与人沟通时的自信和沉着，这也正是成为一名优秀的护士所必备的能力。

大二下学期，我积极承担班主任助理工作，沟通交流、团队合作及时间管理能力得到了较大的提升。因参与英语社团活动，我获得了申请赴美交流的机会，并有幸于大三赴凯斯西储大学交流，在克利夫兰医疗中心实习。这段经历不仅拓宽了我的视野，让我更了解专业的发展方向，也坚定了我当护士的决心，更让我在求职时赢得了面试官的青睐。

体 验 活 动

生 涯 幻 游

在舒缓的背景音乐下，请大家以舒服的姿势坐好，深呼吸，放松。然后，由老师或一位同伴以缓慢轻柔的语言念出下面的指导语：

想象现在是五年后的某一天，一个平常的工作日。早晨，你从一夜的安睡中醒来，想到即将开始的一天，心中充满了兴奋和期待。你起身，从衣橱中挑出你今天上班要穿的衣服。现在你正站在镜子前装扮自己，你穿着什么样的衣服呢？（停顿）现在你开始吃早饭。有人跟你一起吃早饭吗？还是你一个人吃？（停顿）接下来，你准备去上班。你是在家里办公吗？如果不是，你工作的地方在哪里？离你家有多远？你乘什么样的交通工具去那里？（停顿）

现在你正走向你工作的地方。它位于什么地方？看起来怎么样？（停顿）你做些什么工作？你主要是操作器械、工具，还是跟人打交道？你的办公场所是什么样的？是在室内还是在室外？（停顿）你跟别人一起工作吗？你跟他们会有一些什么样的交往？

到吃饭的时候了，你准备到哪儿去吃饭？跟谁一起去？你们会谈论些什么问题？（停顿）现在回到工作中来，完成这一天的任务。下午的工作与上午的工作有什么不同吗？（停顿）你什么时候结束工作？离开前完成的最后一项任务是什么？（停顿）一天的工作结束了，你会怎样度过夜晚的时间？（停顿）夜里，当你躺在床上回想这一天，有哪些事情让你感到愉快和满足？为什么？（停顿）

当你准备好时，请睁开你的眼睛，并静静地坐一会儿。

请将你在生涯幻游中所感受到的细节记录下来。

根据你在生涯幻游中你所想象的情景，制定你在职业生涯发展上的五年目标。在构思你的目标时，运用目标设立的指导原则。

1. 你的五年目标是什么？

2. 要达到这一目标，你需要经过哪几个步骤？

3. 据此设立你在一个月内的短期目标和行动计划。

你在一个月内的短期目标：

你在两周内的短期目标：

4. 到了你设定的短期目标的实现期限时，回答下列问题：

你是否实现了你自己的目标?

为什么?（请应用目标设立的指导原则加以解释）

你是否需要对自己的目标作调整?

创意作业

访问网站 http：//online.onetcenter.org/或 http：//www.jobsoso.com，选择吸引你的职位，你会选择哪一个？你选择时采取了什么决策制定标准?

第五章 护理职业素养

护理是一门艺术，也是照顾人生命的艺术，由熟练技术的手、冷静的头脑与温暖的心组成。

——南丁格尔

【学习目标】通过本章节的学习，能够做到：

1. 陈述护理职业素养的内涵和护理职业素养的作用。
2. 说明人际沟通的原则和护理有效沟通的作用。
3. 叙述情绪的过程和情绪管理的意义。
4. 阐述优秀团队应具备的特征及护理人文关怀的重要性。
5. 学会运用护患沟通技巧，建立良好的护患关系。

社会生活领域中的每一种职业对从业人员都有着不同的知识、技能、素质要求，而职业的熏陶又影响着从业者的爱好、性情、人格、思维方式和价值取向。随着社会经济的发展、人民生活水平的提高，民众对卫生服务的需求日益增加，对卫生服务质量特别是护理人员的服务水平提出了更高的要求。良好的职业素养是护理人员职业生涯发展的根本保证，因此，注重对护理专业大学生职业素养的培养至关重要。

【案例导读】

对于参加全国职业院校技能大赛高职组护理赛项的 202 位选手来说，自己的一举一动都像是被拿到了"放大镜"下被人审查。

"放大镜"后是从各个医院请来的戴着"三道杠"白色护士帽的资深护士。她们平时和蔼可亲，但成了裁判员之后，眼光格外挑剔，细微的差错也逃不过他们的眼睛。赛场设定的是 ICU 的常见场景：护士巡视病房，遇见一位意识不清的病人，实施心肺复苏术，然后进行心电监测，最后给予静脉输液治疗，病人由真人扮演。不过，静脉输液的针头，扎入的是一段假肢。然而，并非在规定时间内按照规定完成这些步骤就能得到裁判的青睐，他们还要表现出另外一些素养，虽然有时这些素养是难以用量化的标准测量，例如实施心肺复苏术的对象，即使那位昏迷者只是一具模拟人，但她们也得表现出对"病人"的关爱。

"喂，喂，喂！您能听得到我说话吗？"一位选手焦急地对模拟人喊，看上去好像躺在床上的真是她的病人。在做心电监测时，她为充当病人的志愿者解开衣扣，贴上电极片，期间不断地与他说话，使他放松；但是操作做完之后，还是忘了为病人盖好被子。而"最后盖好被子，是一个必不可少的动作。遮挡是为了保护病人的身体隐私，维护病人权益。如果选手忘记这点，就一定会被扣分。光会照顾人，护士跟月嫂没有区别"，"护士必须具备职业精神，这是比赛要着重考查的内容"。

☞ 讨论或思考

1. 什么是职业素养？
2. 护理职业素养包含哪些方面的内容？
3. 怎样提升自己的职业素养？

第一节 护理职业素养概述

随着人们对健康的重视，医学科学的飞速发展，社会对护理工作也提出了新的要求。当代护士作为临床护理工作的主体，要切实保证能够给患者提供最佳的护理服务，加强自身的职业素养至关重要。职业素养的培养有利于职业生涯的有效规划和顺利实施，在学生时代培养良好的职业素养，能使其尽快适应岗位，进而实现人生价值。职业素养成为决定一个人职业生涯成败的关键因素。

一、职业素养

（一）职业素养的定义

职业素养是一个多层次立体式的概念，有学者将其概括为"总和说"和"品质说"。目前多数观点倾向"总和说"，认为职业素养是由个体行为的总和构成，职业素养是个体内涵，而个体行为是外在表象。对此，还有"二元说""三元说""四元说""五元说""品质说"等。

"二元说"认为职业素养是人类在社会活动中需要遵守的行为规范，包括敬业精神及合作的态度。

"三元说"认为职业素养的三大核心包括职业知识和技能、职业行为习惯、职业信念，具体如下：

（1）职业知识和技能，是工作必须具备的专业知识和能力，包括掌握行业的发展动态及未来的趋势走向、良好的沟通协调能力、高效的执行力等。此外，还包括一些基本技能，如职场礼仪、时间管理及情绪管控等。职业知识与技能可通过学习、培训获得。

（2）职业行为习惯，是通过在职场长时间地学习、改变中形成，最后变成习惯的一种综合素质。

（3）职业信念，是职业素养的核心，是一个成功人士必须具备的核心素养，包含正确的职业价值观、良好的职业道德和正面积极的职业心态。由爱岗、敬业、忠诚、奉献、正面、乐观、用心、开放、合作及始终如一等特质组成的良好的职业信念。

"四元说"认为职业素养包括职业道德、职业思想（意识）、职业行为习惯和职业技能4个方面。

"五元说"认为职业素养是指职业内在的规范和要求，是在职业过程中所表现出来的综合品质，包括职业技能、职业道德、职业作风、职业行为和职业意识。

"品质说"将职业技能排除于职业素养之外，认为职业素养本质上是人的一系列个性品质的集合，它是通过职业教育、岗位培养、工作磨炼逐渐培养而成，具有服从意识、严谨的态度和勇于承担责任等特点。

职业技能与职业素养互相配合，能使人更好地完成工作任务，不断更新完善职业规划，从而达到职业要求。

（二）有关职业素养的"冰山理论"

一个人所具备的全部职业素养由显性素养和隐性素养的总和构成。其中，显性素养是指职业技能，隐性素养则是指除了职业技能，在完成工作任务时还需要具备其他能力特质。有学者借鉴美国哈佛大学心理学家戴维·麦克利兰的胜任力"冰山模型"，将职业素养比做一座冰山。冰山的可见部分称为显性素养，比如知识与技能，是易被觉察的；而不可见部分如价值观、内驱力、态度、个性品质、自我形象、社会动机等，则是深层特质或称潜在特质，这些不易被感知的潜在特质称为隐性素养。

二、护理职业素养

（一）护理职业素养的内涵

护理职业素养是护理人员在工作中表现出来的综合品质，主要体现为遵循护理工作的内在规律与要求，在个人世界观、价值观、人生观和专业知识、专业技能、专业思想、专业态度、专业精神等方面表现出来的能力、作风及行为习惯。护理职业素养包括上文所说显性素养和隐性素养。

（二）护理职业素养的作用

1. 良好的职业素养能够建立和谐的护患关系

护士与病人之间是一种专业性人际关系，是以促进及维护病人的健康为目的，具有时限性的、有目标、有计划的关系。正如物体的作用力和反作用力一样，在护患关系中，护士和患者之间彼此面对的都是有生命、有思维的有机整体，两者之间的交往必定都会给对方带来一定的影响，比如一句话、一个动作、一项操作等都会使护患双方产生一定的反应，所以说这种关系是双向的。

2. 良好的职业素养有利于临床护理工作的顺利进行

护士只有具备一定的职业素养，才能对患者所提出的问题给予正确解答，做到言之有理，行之有据，从而得到病人的信赖。在临床工作中，当病人向护士问及药物作用及自己的病情时，若护士回答"不知道"或态度冷淡，病人势必会对护理工作产生不满，甚至会质疑医院的整体医疗水平，易产生失落感、不信任感及不安全感。因此，对于病人提出的各种问题，在执行保护性医疗制度的前提下，应展现出自己的职业素养，使病人确信护理人员有能力提供专业照护，并主动与护理人员进行沟通交流，积极配合治疗，在相互友好、相互信任、相互尊重中提高合作程度，从而有效地实施各项护理措施，推动各项护理工作的顺利开展。

3. 良好的职业素养有利于适应新型医学模式

随着科技的发展和人们生活水平的不断提高，人们开始重视社会心理因素对健康与疾病的影响。医学模式也实现了从"生物医学模式"到"生物—心理—社会医学模式"的转变。医学模式的转变带动了护理模式的转变，要求护士在为患者提供护理时应将服务对象看成一个具有生理及社会心理需要的整体，而不是只重视服务对象的生理或病理反应的局部。新的医学模式的建立和护理概念的转变要求护理工作者对患者实施身、心、社会等全方位的整体护理，主动关心和了解患者的需求，熟悉和掌握患者的心理活动。

第二节　护理职业素养提升

护理是健康所系，性命相托的事业，合格护士应将培养自身良好的职业素养作为执著追求的目标并加以认真地实践。而职业素养的培养和职业生涯规划能力的形成均需要一定的理论知识和技巧与方法作为支撑。因此，学习心理学、管理学及人际沟通等人文社会科学类知识，对培养学生沟通能力、关怀能力、情绪管理能力和团队建设等能力至关重要。目前，对护理专业大学生进行全面职业素养的教育和提升，已经成为我国高等教育改革的风向标。

一、有效沟通与职业素养

（一）沟通

1. 沟通的概念及内涵

沟通的本意是水渠开通而使两水相通，后引申为信息的交流，主要是指传递和接收信息，沟通双方互为信息的发出者和接收者，沟通是一个信息传递与接收的循环过程，它的根本目的是进行信息交流。理解沟通的三个要点是：

（1）沟通是信息的传递。

（2）沟通是对信息的准确接收。接收者感知的信息与发出者发出的信息相互吻合，才能构成沟通。

（3）沟通是指准确地表达信息的含义。

2. 沟通的要素

一次完整的沟通，其基本要素包括信息源、信息背景、信息本身、信息传递途径、信息接收者和反馈。

（1）信息源，是指发出信息的人，也称信息发出者。

（2）信息背景，是指沟通时所处的场所和环境。此外，沟通者的经历、知识水平和文化因素等也属于沟通信息背景的范围。

（3）信息本身，是指信息发出者意图传达的思想、情感、意见和观点等，它包含由语言和非语言方式所传递的全部内容。

（4）信息接收者，是指信息接收的对象。

（5）信息传递途径，是指信息传递的手段，如口头语言、肢体语言和书面语言、身体接触和触摸等。

（6）反馈，是由信息接收者返回到信息发出者的过程。反馈是沟通的重要组成部分，它是确定沟通是否有效的重要依据。反馈是生理的、心理的或是行为上的改变，是客观存在的，它会成为新的信息反馈给信息发出者。只有当接收到的信息与发出的信息含义相一致时，才能形成有效沟通。

小案例

新护士小赵，在给一位长期住院的患者李爷爷进行静脉穿刺时，由于李爷爷血管条件不好，没能给李爷爷穿刺成功。

护士：（握着李爷爷的手）李爷爷真对不起，这针我没有给您扎好，让您受苦了。虽然您说是您的血管不好，但我认为还是我今天的状态不好，有点紧张。看来，我的技术还是不过关，遇到不好扎的血管，心里就有点发怵。我再帮您在左侧手臂上看一看血管，我要是没有把握，就请经验更丰富的护士来帮您。

李爷爷：（微笑）没关系，小赵，我已经住院这么多天了，你对我的照顾很用心，我是看在眼里，记在心里的。我自己的血管条件不好我也知道，每天持续输液使得我对疼痛已经不怎么敏感了，就照你说的做吧。

护士：(穿刺成功) 李爷爷，终于成功了，谢谢您的支持和理解给了我再次进行尝试的勇气，也让我顺利地完成了任务，再次感谢您！

李爷爷：好好好，我就相信你一定可以的。

通过分析以上案例，可以看到这个案例中信息源是护士小赵 (第二轮是李爷爷)，信息背景是在小赵给李爷爷穿刺失败，信息本身是护士小赵和李爷爷所说的话、面部表情和肢体动作，信息接受者是李爷爷 (第二轮是小赵)。信息传递途径是口头语言、肢体语言、身体接触和触摸，沟通过程中都有很好的反馈。这是一次成功的沟通。

(二) 人际沟通

1. 人际沟通的类型

(1) 语言沟通与非语言沟通。

语言沟通：指以语言文字为媒介实现的一种沟通类型，是一种准确、有效、应用广泛的沟通形式。根据语言的表达形式不同，又可细分为口头语言沟通和书面语言沟通。常见的口头语言沟通有演讲、小组讨论等。书面语言沟通有信件、传真、文件等。口头语言沟通是护士最常用的沟通类型。

非语言沟通：指以非语言为媒介的一种沟通类型，如人的面部表情、服饰仪态、空间距离等，是语言沟通的自然流露和重要补充，能更准确、客观地传递沟通信息。护士端庄的仪表、规范的服饰、熟练的操作、得体的举止等都会形成非语言信息，这些非语言信息能够体现护士良好的职业素养，树立护士的职业形象。

(2) 说服性沟通、征询性沟通和告知性沟通。

说服性沟通：指以说理等方式来改变对方态度为目标的一种沟通类型，此种沟通类型难度较大。在护理临床实践中会经常应用到说服性沟通，如劝说依从性低的患者按时服药、劝说物质成瘾患者戒掉不良嗜好等。

征询性沟通：指以提问等方式获得期待的信息为目标的一种沟通类型，如对患者进行管床护士工作满意度调研等。

告知性沟通：指以告知对方自己意见为目的的一种沟通类型。具有沟通信息准确，表达信息要求高、可避免产生歧义等特点。如护士通知患者术前准备、出院时间等。

(3) 正式沟通与非正式沟通。

正式沟通：指通过正式的组织程序，按组织规定的路径实现信息交流的一种沟通类型。正式沟通展现符合社会规范的正面内容，且具有比较固定的沟通渠道，信息传递准确，受重视程度高。如科室的交班会议、传达文件以及科室之间的公函往来等。

非正式沟通：指正式沟通以外的信息交流的一种沟通类型。非正式沟通没有固定的规范要求，不受时间、地点限制，便于人们根据主观意愿表达思想，具有较强的主观目的性，但是不能保证其信息的客观真实性，如同事之间茶余饭后的聊天、亲朋好友聚会的闲谈等。

（4）单向沟通与双向沟通。

单向沟通：指在沟通过程中，由一方单纯地发出信息，另一方只限于接收信息的一种沟通类型，具有接受面广、信息传递快等特点，如在会议上听汇报等。

双向沟通：指在沟通过程中，信息发出者与信息接收者角色不断循环的一种沟通类型，具有信息准确、充分反馈等特点，如同事间讨论治疗和护理方案等。

● ● ● ● ● ● ● 体 验 活 动 ● ● ● ● ● ● ●

作为一个管床护士，如果遇到下面几种情景，你会怎么做呢？语言框中有几种不同的沟通类型，从中选择符合案例的沟通类型，并写出具体内容。

非语言沟通：	说服性沟通：
征询性沟通：	告知性沟通：

情景一：患者李先生嗜好喝酒，但是身体状况不佳，需要手术，家属想让李先生戒酒但遭到拒绝。李先生认为做手术就是为了更好地活着，如果不喝酒，每天吃饭都吃不香，要戒酒的话不如不手术。家属拿他没有办法。

你选择的沟通类型：

你想对患者说：

情景二：患者章阿姨即将出院，护士小钱告知章阿姨出院注意事项，并完成了最后的治疗护理任务。章阿姨临走之前，小钱需要对其进行管床护士工作满意度调研。

你选择的沟通类型：

你想对患者说：

情景三：患者明先生，为明确诊断需要纤维支气管镜检查。支气管镜检查是一项常规的介入检查，但由于此项检查还是存在一定的风险，检查过程中会给患者带来不适与痛苦。明先生由于过度担心医生操作水平和检查结果从而产生焦虑、恐惧心理，拒绝接受检查。

你选择的沟通类型：

你想对患者说：

完成后，和同学们互相分享讨论，看谁的做法最合理，将你认为好的答案或者自己的感悟写下来。

2. 人际沟通的基本原则

沟通的基本准则形成人际沟通的基本原则，是学习和应用沟通技巧的基础。在人际沟通过程中，应遵循的基本原则有尊重原则、真诚原则、信用原则、理解原则、互动原则。

（1）尊重原则。被尊重是人的本质需要，尊重原则是人际沟通的首要原则。尊重是相互的，只有学会尊重他人，才会赢得他人的尊重。不是所有的沟通都能达成共识，观点冲突、意见相左是常事，要学会尊重差异，充分理解他人的意见。尊重主要体现在态度上，即使你不善言辞，依然可以借助非语言的方式在沟通中表达尊重。

（2）真诚原则。"伟大的事业需要一颗真诚的心与人沟通。"有效的沟通应遵循真诚原则，真诚是一种心灵的开放，推心置腹的谈话就是心灵的展示，真诚使关系双方能真切体会到对方的需要，容易取得对方的信任，可促进有效的沟通交流。

（3）信用原则。信用是指一个人遵守诺言、不欺骗，从而取得他人的信任。信用就像一面镜子，只要有了裂缝就不能恢复原样。因此，我们要小心保护好我们的"镜子"。

（4）理解原则。沟通不仅是信息的传递，更主要的是对信息核心内容的理解和把握。理解就是用自身的体会来感受到对方提出问题时的想法，也是一种诠释。促进理解的最佳方式是站在对方的角度看问题，特别是当不理解别人的想法和需要时，不妨换位思考，设身处地为他人着想。在人际沟通中，凡事多问几次"如果我是他，我会……"这样就不难理解对方所表达的内容了。

（5）互动原则。沟通往往是双向活动，它需要沟通双方根据沟通内容进行信息的互动与反馈。互动体现了对沟通权利的共享，这既体现了对沟通参与者的尊重，又有效提高了信息互动的质和量，最大限度地消除沟通障碍，以保证沟通活动的顺利进行。

？想一想

阅读以下护士和病人的沟通案例，想一想这是一次有效的沟通吗？这次沟通过程体现了哪些沟通原则？

患者古先生，未婚男性，因病情需要留置导尿。护士观察患者面带难色，迟迟不愿接受导尿操作。

护士：古先生，您好，听医生说这两天您的病情有些变化，需要留置一个尿管来观察您的排尿情况。

古先生：能不能不留尿管？还有其他的办法么？

护士：您之前没有留置过尿管，有些抵触是正常的，我也能理解。但为了您的尽快康复，我还是建议您留置尿管。留置尿管是临床上常用的一项诊疗技术，它不仅能解除因排尿困难造成的痛苦，还可以通过对尿量、尿液性质进行观察，从而指导用药。

古先生：这个怎么操作的？

护士：这项操作不太麻烦，只是把一根带润滑剂的导尿管从尿道口插进膀胱，见到尿液流出来就结束操作。一会儿给您用的是比较柔软的气囊导尿管，我会很轻地把它插进您的尿道，当您感到不舒服时就做几次深呼吸，导出尿液后也不用胶布固定，整个过程不会让你很痛苦。过几天，病情稳定了，就会帮您拔掉尿管，让您自己排尿了。

古先生：就在病房里留置尿管么？

护士：是的。一会儿，我在您的床边放个屏风，让其他人先回避一下。我相信，在您的配合下，我们会很顺利的完成治疗任务。

古先生：好的，我相信你，我愿意配合。

（三）护理有效沟通的作用

1. 有利于建立良好的护患关系

护患关系是护理工作中重要的人际关系，是顺利开展护理工作的重要保障。人际沟通能力是建立良好护患关系的基本能力，通过人际沟通课程的学习，可提高护士对人际沟通能力在护理工作中重要性的认识，学会尊重人、理解人、关心人，不断完善和提升沟通技能，以便能更有效地与患者进行沟通，了解患者的健康问题，最大限度地满足患者的需求。

2. 有利于促进护患共同心理健康

护患之间有效的沟通与交流，有利于增进护患之间的相互理解与信任，化解矛盾和误解，避免因误解而引发医疗纠纷，提高患者对护理工作的满意度和护士工作的成就感。对维护和促进护士健康心理状态、顺利开展护理工作、促进患者早日康复方面有积极的作用。

3. 有利于创造良好的工作环境

良好人际沟通有利于促进医务工作者之间的沟通与交流，有利于增进医务工作者之间的包容、关心与理解，形成协作、互助的良好工作关系，创造融洽、愉快的工作氛围，激发医护人员的工作热情和积极的情绪体验。良好的工作氛围还能降低或转移患者紧张、焦虑、烦闷等消极情绪，使患者身心更加舒畅，增强战胜疾病的信心。

（四）护患沟通技巧

1. 交谈技巧

（1）封闭式提问，常用于收集资料、采集病史或获取诊断性信息。这种提问方式比较具体，只需一两句话就能说明具体问题或澄清某些事实，提问的优点是病人可以坦率地做出肯定或否定的回答，为医护人员提供有价值的信息。缺点是不允许病人解释自己的情感、思想或提供额外的信息，它会抑制沟通，增加对病人的控制感。

（2）开放式提问，主要是为了引导患者积极诉说自己的感觉、认识，有助于反映病人真实的情况。因此，在谈话开始阶段可采用这种提问方式。

（3）澄清，是澄清是将病人含糊不清、不够完整话语陈述清楚，同时也包含试图得到更多信息的意思，有助于找出病人问题的症结所在以及有助于在交谈时增加沟通的准确性。

（4）重复，是护患沟通的一种反馈机制，通过重复，护士可以让病人了解护士在认真倾听他的讲述，并理解他所讲述的内容。这种方式可帮助护士移情入境，并通过重复病人的谈话来增强对病人的理解。

（5）附加语，使用附加语可鼓励病人继续进行语言表达和交流。简短的对答可使病人知道护士感兴趣与他谈话，有助于推动进一步的交流。

想一想

下面的语言中体现了哪种沟通交谈技巧？

1. "接着讲下去。"
   A. 重复　　　　　B. 附加语　　　　　C. 封闭式提问
2. "您感到您的头疼比上午好些，差些，还是基本一样？"
   A. 封闭式提问　　B. 开放式提问　　C. 重复
3. "您今天感觉怎么样？"
   A. 澄清　　　　　B. 开放式提问　　C. 附加语
4. "根据我个人的理解，您说的是……"
   A. 重复　　　　　B. 澄清　　　　　C. 封闭式提问
5. "你知道这个药应该饭前还是饭后吃吗？"
   A. 开放式提问　　B. 封闭式提问　　C. 重复
6. "您对检查前准备的要求还有哪些不清楚的？"
   A. 附加语　　　　B. 重复　　　　　C. 开放式提问
7. "我听到您刚才说……"
   A. 重复　　　　　B. 澄清　　　　　C. 附加语
8. "我不明白您所说的，能否告诉我…"
   A. 澄清　　　　　B. 重复　　　　　C. 封闭式提问
9. "您的意思是……"
   A. 重复　　　　　B. 开放式提问　　C. 澄清
10. "嗯""是的"
    A. 附加语　　　　B. 封闭式提问　　C. 开放式提问

2. 语言沟通技巧

（1）称呼病人的技巧。称呼是护患交流的起点，人们对自己的称呼是十分敏感的，尤其是护士与病人初次交谈，会给病人留下第一印象，而第一印象往往会影响以后护患的正常交往。主要技巧是根据病人的身份、年龄、职业等具体情况，因人而异，力求准确地使用尊称。绝对避免直呼病人床号和呼名带姓，这些称呼会使病人产生反感，影响护患沟通。

（2）履行告知义务的技巧。在履行告知义务时，要首先明确告知的范围，即在实施手术、特殊检查或特殊治疗时，必须征得病人的同意，并应取得其家属或者关系人的同意并签字。要知道告知的三点要求：①护士要客观详细地向病人解释病情，让病人知晓自己将要做何种检查以及可能出现的医疗风险以及注意事项，明白自己享有的权利和应尽的义务以及应遵守的医疗规章制度，知晓履行签字的手续和发生医疗纠纷应当依法解决的相关程序等；②护士要表现出积极的治疗态度，用积极的心态引导病人，使其树立战胜疾病的信心，主动配合治疗，克服治疗所带来的不良反应；③护士应给予病人心理支持以减轻病人的心理压力，在履行告知义务时尽量使用通俗易懂的语言，介绍病情时忌用"没事""不可能""一定会"等不负责任的语言。

（3）沉默与倾听的技巧。当护士与病人面谈时，沉默有时能促进交流情感，增进了解，但有时也能导致误解或厌烦。护士应善于分析和对待会谈时出现的沉默，对沉默做出恰当的反应。如当病人控制不住情感而哭泣时，护士应保持沉默，不宜过早地打破这种沉默，而应该运用适当的表情、神态给病人以安慰和同情。

●●●●●●● 体 验 活 动 ●●●●●●●

第一步：和同学们一起来完成这个活动吧。准备一些小纸片，将下面几个案例的序号写在上面，然后把小纸片折叠起来。

1. 王先生今年48岁，是一个事业单位的高管，平时大家都很尊敬他。因血压升高无法控制住入院，住院期间，由护士小刘负责护理。上午开始输液治疗时，小刘拿着王先生的药询问："33床，要输液了。"王先生认真阅读手中的报纸，并不理睬小刘。

2. 某30岁男子，因精索囊肿入院，入院之前并没有太大担心，觉得不是很严重。住院后听说要行手术治疗，突然感到非常紧张，以为是得了什么重病，怀疑会影响自己以后的生育能力。

3. 患者陈大爷在退休前是个工作狂，一心扑在工作上，经常不顾身体健康加班加点，废寝忘食。现在退休后也没有闲下来，仍然忙前忙后。最近陈大爷感觉肚子非常不舒服，到医院检查，怀疑胃癌。陈大爷的老伴要求医护人员不要告知他本人。陈大爷却很焦虑，一直问："我的情况怎么样？"

4. 护士小刘在走廊上发现一个中年妇女正在哭泣，便走过去询问情况。原来这个阿姨在本地打工，她的儿子在一天前的车祸中去世了，她对突然而来的打击毫无思想准备，悲痛至极，一想到自己的孩子这么年轻就离她而去便泪流满面。

第二步：同学们依次抽取小纸片，思考一分钟后，将自己手中的案例念给大家听，然后说一说，如果你是案例中的护士，你会怎么做。

第三步：其他同学可以相互补充并点评。

二、情绪管理与职业素养

（一）情绪的过程

马克思曾经说过："一种美好的心情，比十副良药更能解除生理上的疲惫和痛苦"。情绪对健康和疾病的影响作用是非常明显的。此外，由于许多疾病与心理因素密切相关，因此在治疗和护理上应用心身医学及心理学的方法尤为重要。它并不需要增加什么设备，几乎随时随地都可以做到，且不难掌握。

当人的情绪压力持续存在时，人就会经过三个适应阶段：警告期、抵抗期、耗竭期。

1. 警告期

在警告期，先是由刺激引起情绪波动，随之体温与血压均有下降，然后肾上腺分泌增加，继而全身生理功能增强，进入应对的应激状态。

2. 抵抗期

在抵抗期，机体生理功能大致恢复正常，这表示人已能适应艰苦的工作环境。一般人经过压力事件一段时间之后都会恢复，达到适应状态。但是如果压力刺激持续存在，或者自己对引起情绪刺激的环境感受一直强烈，那么就可能进入第三个阶段。

3. 耗竭期

因为在前一阶段身体过分地调动潜在能量，而又由于压力源的强度较大、持续时间较长，则会导致适应能力丧失、精疲力竭，甚至陷于崩溃。因此，为了减少机体的压力，尽快适应强烈的情绪反应，避免进入衰竭阶段，情绪管理必不可少。

（二）情绪的觉察

情绪本无好坏之分，它代表个体真实的内心世界，它不应该被忽略、压抑与扭曲，若无法实时观察与接受内在的情绪，易将注意力聚焦于外在的明显的事物上，但内在冲动的情绪仍将被忽视或任由其泛滥而淹没理智，造成许多冲动与悲剧事件的发生。情绪管理的第一步，是能够察觉与接受自己真实的感受。以下是有关探讨察觉与探索情绪的方法。

（1）找一个安静与安全的空间来探索自己的情绪。

①不论置身于何种负向情绪当中，比如：悲伤、愤怒、无奈、挫折、仇恨等，首先应该用理智强制性暂停和中止目前激烈的情绪反应。

"对不起我需要一点时间安静地好好想想。"

"目前的争吵无法解决问题，我需要暂时结束谈话，我建议下午再继续讨论这件事。"

②让自己完全冷静，在独处过程当中将注意力由外界事物，转移到自己此时此刻内在的情绪，去感觉、体会以及正视它的存在，并且大声地说出来。

"我有被羞辱的感觉。"

"我对自己的失误而生气。"

③最后察觉因情绪所引发的身体反应，比如因愤怒而肌肉紧张、身体颤抖，因悲伤而

食欲不振、全身无力。在安全与独处的空间中尽量让自己的情绪自由呈现与抒发，只有正视与接受这种情绪的存在才能够掌握它以及对自己的情绪负责。

"因为愤怒，我现在没法吃饭。"

"因为焦虑，我现在失眠，我失眠是因为我感到很焦虑。"

"因为忧伤，我无法积极工作。"

除了探索自己现在的情绪反应外，也应该用客观的陈述外在环境发生的事件及其对自己情绪产生的影响，将注意力集中于基本的感官讯息上，有助于察觉目前整个情境中所发生的事情，使情绪的探索更具有客观性。

（2）集中注意力在自己的感觉上，察觉情绪对于本身产生的影响。

若能在安静与独处的环境中将注意力集中在自己的感官上，深深地体会它，将有助于察觉在现实生活当中自己的情绪反应，防止真实情绪的隐藏伪装和过度包装。比如：

"我感觉到自己眼中有泪水。"

"我感觉到自己的胃在抽搐。"

"我感觉到自己颈部的肌肉非常的僵硬。"

通过以上的感觉，可将内在主观的感受借由情绪反应的内在信息呈现于外在的身体反应当中，有助于客观性与理智性的察觉，防止内在情绪在潜意识中持续加温，进而爆发严重的攻击行为。除了感受负向情绪之外，也应该尝试去感受被忽略的正向情绪。比如：

"我渴望得到病人的认可。"

"我希望我照顾的病人能够痊愈。"

通过不断的体会内在的正向情绪，有助于适当地反映真实的情绪。

（3）察觉自身情绪对他人与外界产生的影响。

除了应该察觉并坦然接受自己的情绪之外，还应该察觉自己的情绪对于外界情境和他人的情绪所产生的连带影响。比如：

"我察觉到自己的愤怒引发了同事的紧张。"

"我的冷漠引发了病人的愤怒与不满"。

若能够察觉到自我情绪对他人与环境所产生的影响，将有助于知己知彼，有效解决情绪问题。

以上情绪的察觉与评估有助于护士在安静的环境中，掌握各种情绪所传达的信息。此外，将注意力集中在自己的内心当中，用理智加以分析与整理，寻找原因，有助于提升对自我的了解与敏锐观察环境的能力，因此它有安定情绪的功能。同时在察觉过程当中，有助于暂时中断负向情绪，避免持续沉浸在恶化的负向情绪当中。

情绪的察觉需要一再的练习，每天清晨、睡前和独处的时候均应进行练习，通过练习，将增强有效解决问题的能力，也能够使情绪的表达与反应更为开阔且具有弹性。情绪的隐藏、伪装和过度包装都是导致情绪困扰的主因，也是情绪管理当中首先应该审视与处理的一部分。

（三）情绪管理的方法

情绪是恶魔，你不去主动管理控制，它就会反噬你控制你。判断一个人是否有教养，就看他在情绪失控时怎么面对情绪。情绪稳定是一个人最好的教养，学会情绪管理是人一生的必修课。为了防止情绪失控所造成难以弥补的后果，如何运用暂时性缓和情绪的策略，使激烈的情绪能得以疏解。下面将介绍几种情绪管理的策略。

1. 正向面对他人的情绪

情绪表达的过程中，护士除了表达自己的情绪外，也应该倾听、尊重他人的情绪，不应该否认批评与忽视。如：

（1）患者本身是否也受到其他情绪的困扰？

（2）是否也因为疾病而导致情绪不稳定？

（3）是否正在处于经济的压力当中？

（4）自己喋喋不休地倾吐苦闷是否也引发了同事的不满和愤怒？

（5）站在医护人员的立场，自己曾受过专业的训练，自己是否也能够以正向的态度，给予病人和家属支持与鼓励？

（6）是否也能够给予他人倾吐情绪的机会，甚至接受他们的负向感受？

2. 身心松弛法

调整身心，集中注意力至一个平静舒适与轻松的境界，是缓和情绪的妙方。例如，穿着轻便舒适的服装，调整呼吸的节奏，将注意力集中到吸气和吐气当中，这有助于身心功能达到自然的放松。又如，进行全身的肌肉放松，由肢体的肌肉群到躯干，通过反复的练习，可有助于维持身体松弛的状态。

此外，也可以使用静坐冥想与意念调节等方法，如静坐冥想或是引导自己将想法转移到某些轻松的情景。运用想象力来创造出各种感官的意象，比如想象自己置身在深山幽谷当中，在平静的海滩上漫步，这也可以达到缓和稳定情绪的目的。

3. 安排适当的时间和空间

在表达内在的感觉之前，应该先针对情绪的特性，选择合适的时间、环境以及倾诉对象，以便真诚地表达情绪反应，防止因时间的紧凑与不当、倾诉对象忙碌易分心以致无法有效地表达情绪，而使自己更加受挫和无奈。

4. 向合适的人倾诉

当自身紧张或是身处不稳定的情绪状态当中时，可以找合适的人来倾诉，发挥社会支持系统的作用。如寻找亲人、师长、朋友或同事来倾听，除了发泄情绪之外也可以表达自己的感觉与想法，有助于厘清问题以及寻找解决困境的方法。

此外，还可以寻求专业人士的帮助，在安全可信的环境下，专业人士的引导将有助于求助者获得不同的思维方向，进而走出情绪困境。情绪的表达可以按照下面三个步骤：

（1）先陈述引发自己情绪出现的具体事情。

（2）明晰自己的当时感受。

（3）陈述引发上述情绪的理由。

以上情绪表达的目的在于分享，期待对方了解而并非要改变与控制对方。直接坦率的表达是为了重视自己内心的感受，让内心的感受得以抒发，也使得对方能够借此机会了解自己。

5. 培养自己的兴趣爱好

文学、运动、看电影、阅读、舞蹈等爱好，都是抒发情绪的媒介，通过上述活动，可将充沛的体力与亢奋的情绪借由体力的消耗或通过使用创新的色彩、动感的音符加以抒发。

建立自己的兴趣有助于正向情绪的营造与累积，同时转移注意力到让人兴奋快乐的事物当中，有助于防止负向情绪的持续恶化。比如阅读文学作品，文学作品中的正向精神，会在护士的心灵中积淀融化，为护士的道德和精神人格作铺垫。对这些作品进行解读和鉴赏，能让护士更加理解美德、理解患者、理解自己所从事的职业，也能从中得到放松。

●●●●●●●●● 体 验 活 动 ●●●●●●●●●

找一个模拟病房，请 5 个同学进行情景模拟，分别扮演以下角色：一位患者、急诊科医生、急诊科护士、患者家属、保安。

情景介绍：

中午 11 点整，一辆面包车送来一位 76 岁因脑梗失语的女患者，中心的医护人员立即推床出门，将老人送入抢救室，并立即给予血糖测定、心电图、建立静脉通道、查血常规等一系列抢救及检查。

11 点 18 分，医生根据检查结果，认为应给患者做头部 CT，安排舒护士开一份 CT 检查单。正在护士站操作电脑的舒护士回答："等一下，前头还有一个病人的检查单还未开出。"患者的儿子陈某，情绪顿时激动，快步走近舒护士做出打人的姿态。医生立即阻止，大声告诉陈某舒护士已经怀孕。陈某却并不在意，抡起拳头便砸向了护士的左脸，护士帽被打落在地。护士小舒捂住脸哭着准备离开，陈某不依，推搡前来劝阻的医生。几分钟后，陈某被赶来的保安制服。

请思考：当不能及时满足患者需求时，护士应当如何应对？

三、团队合作与职业素养

(一) 群体

1. 群体的内涵

群体指两个或两个以上相互作用、相互依赖的个体，为了实现特定的目标而组合在一起的集合体。群体可以是正式的，也可以是非正式的。正式群体是由组织建立的工作群体，它具有明确的工作分工与具体的工作任务。

2. 群体的优劣势

与个体决策相比，群体决策有如下一些优点：

（1）更全面完整的信息。不同的人可以带来不同的经验与观点，这是单独的个体无法做到的。

（2）增加解决方案的可接受性。因为是共同做出的决策与方案，因此更具有说服力与执行力。

（3）易产生更多的备选方案。当群体成员来自不同的专业技术领域时，各抒己见，那这种优势会更明显。

（二）团队

1. 概述

团队由为数不多、相互之间技能互补、具有共同信念和价值观、愿意为共同的目的和业绩目标而奋斗的人们组成的群体，是由一些为了实现一个目标而相互依赖的个体组合而组成的正式群体。

团队的意义在于群体成员间通过沟通、信任共同承担责任，产生群体的协作效应，从而获得比个体绩效总和更大的团队绩效。由此看来，团队并不是一群人的机械组合。一个真正的团队应该有共同的目标，成员之间的行为相互依存，相互影响，并且能很好地合作以追求集体的成功。团队是具有核心共同目标的群体。

团队作为具有共同目标的一个组织，他们在工作中互相依靠，一同为结果负责。在这个过程中，团队成员把彼此看作是一个完整的社会实体。卡岑巴赫和史密斯给团队的定义是：数量不多的一群人，他们技能互补、目标相同、工作表现指标一致、具有协同的认知、彼此为对方负责。

团队的周期分为构造期、震荡期、执行期、休整期。

在构造期，团队的目标、结构、成员和领导都不确定。人们首次加入群体可能是由于组织的工作分配，或者是希望得到其他效益（如地位、自尊、权力、归属感、安全性等），当多人加入群体后，即要开始界定群体的目标、结构、领导层等工作。此阶段以极大的不确定性为特点。成员们常常是"摸着石头过河"，直到群体成员开始把自己视为群体的一份子时，这个阶段就结束了。

震荡期是团队内部的冲突阶段，群体成员不自觉地抵制群体的控制，表现为成员与成员之间的冲突、成员与环境之间的冲突、新旧观念与行为之间的冲突。在这个阶段，团队成员接受了团队的存在，但可能仍存在抵触情绪，而且对于谁可以控制这个团队还存在着争执。具体来讲，就是在由谁领导群体的问题上的冲突。如果群体内部出现较明朗的领导层级，群体成员在发展方向也达成了共识，则该阶段使命完成。

在规范期，团队成员之间开始形成亲密的关系，团队表现出一定的凝聚力。这时会产生强烈的群体身份感和友谊关系。群体内在关系迅速发展，形成了较好的群体内聚力。这时的成员有一种强烈的群体认同感，并共同遵守着一些已达成共识的群体规则。当团队结构稳定下来，大家对于什么是正确的成员行为达成共识时，这个阶段就结束了。

在执行期团队结构已经开始充分地发挥作用，并已被团队成员完全接受。成员的注意力已经从试图相互认识和理解转移到共同完成任务。群体在共同遵守的规范组织下，资源与焦点已完全转移到任务的完成。对于长期工作的群体来说，执行阶段是最后一个阶段。

对于短暂性工作团队而言，休整期是最后一个发展阶段。高的工作业绩已不再是群体关注的头等大事，取而代之的是如何做好善后工作。在这一过程中，为保证团队的顺利运作，组织内部各职能部门应提供必要的支持。另外，如何衡量个体在团队工作中的贡献以及给予具体的激励方式也是至关重要的，这又牵涉到组织绩效考核和薪酬设计等体系的配合。总之，要想使团队良性运行，组织的系统支持是必不可少的。

🤔 想一想

1. 在你的大学生活中，参与过哪些团队？
2. 选一个你参与的团队，和同学们分享一下你的团队故事。
3. 你参与的这个团队经历过周期的哪几个阶段？
4. 这个团队有哪些优势和劣势？
5. 对于劣势，你有什么改进建议？

2. 优秀团队

优秀团队具有以下特征：

（1）清晰的共同目标。这是团队成功运作的前提。在共同目标下，团队成员间将在更高的水平上达成共识。任何决策和手段，以及团队中的个人，都要紧紧围绕这个共同目标而行动。清晰的目标可以激励个体为实现团队目标而调整个人目标。在高效团队中，成员为团队目标奉献自己的力量，他们清楚地知道团队希望自己干什么，以及成员之间应该怎么样相互协作以实现最终目标。正是因为团队的共同目标，使得团队之间会产生一种必然的竞争状态。也正是这种竞争状态，使得团队之间形成壁垒，强化了团队成员的内部认同与协作。

（2）清晰的团队角色。团队内部清晰的角色、明确的专业化分工，这种组合才能形成有力的技能互补。这些成员应具备实现理想目标所必需的技能，以及具备相互之间良好合作的个性品质。团队的高效性需要一群高能力的成员来保证。成员之间有一些技能高度互补，这样就可以促使任务的更好达成。就犹如一个交响乐团，每个人各司其职，最终的结果便是一曲美妙的音乐。

（3）成员间相互信任。成员之间相互信任是高效团队的显著特征，也就是说，每个成员对他人的品行和能力都深信不疑。团队成员的一切合作行为都是基于彼此间的相互信任，相互协作，信息与知识的共享是彼此信任的基础。

研究表明，信任有一个连续的发展过程。团队规范可以通过讨论与会议的方式形成，但规范变成习惯并能促使团队成员彼此之间产生信任却还需要一个发展的过程。信任不断发展到更高阶段时，团队内部信任会表现出一些强的韧性。此时，信任程度加深，偶尔的信任破坏也十分容易修复。在相互信任的团队中，成员会对团队表现出高度的忠诚与奉献，团队成员会有比较强的团队归属感，并能够彼此亲近。而且他们认为人生中许多美好的时光，正是在团队中度过的。那些能够带来美好时光的团队，一定是具有良好内部信任的团队。

（4）内部良好的沟通。团队成员之间以他们可清晰理解的方式传递信息，这些信息包括语言与非语言的信息。这些沟通还表现为成员彼此之间积极地反馈互动。作为一个团队整体，内部分工经常不如岗位职责那般清晰。因此，需要团队成员之间达成一种比较默契的分工模式，为此需要成员具有谈判互动技能，做到成员间信息与知识的共享、相互理解和认识、信息流通顺畅，以实现任务的合理分工。

（5）团队恰当的领导。优秀的团队领导必须是好的聆听者、稳定组织的缓冲器，有较高的领导能力、精湛的专业知识，善于尊重他人，能公正地对待团队中的每个成员。强有力的领导者可以为团队增添凝聚力，并能使团队更快更好地实现预定的目标。

（6）内外部适当支持。团队绩效的达成，需要获得来自内外部的共同支持。这里的外部包括团队所在组织、所在集团。没有组织领导的支持，任何团队活动的开展都将困难重重；没有其他部门的协助和支持，团队项目的开展也将是如履薄冰；没有患者和家庭或监护人的支持，医疗服务团队项目也将难以顺利开展。内部的支持则表现为一套合乎团队特征的管理规范、评估和激励体系。

3. 团队合作

团队成员在独立完成自己承担的那部分工作的同时，还应该相互协作，通过在工作过程中的交流与沟通，发现问题，彼此相互促进，不断改善团队整体的工作质量，同时也确保每个团队成员的努力方向与团队整体工作目标保持一致。一方面，在团队中的个人需要具备理解、共情、宽容与沟通的能力；另一方面，有效的团队也可以促进个人能力的提升。

（1）个体培养团队协作精神的做法：

①争取理解他人，并加强沟通以确认自己的理解。

②以他人的思路为导向，使信息传达更易于理解。

③对他人感同身受。

④用心倾听。

团队成员之间只有做到了换位思考，成员间才会有良好的关系；而只有具备良好的关系，团队才能提高效能。

（2）与换位思考背道而驰的做法：

①在听别人讲话时，脑子里想着自己要说什么话。

②别人还没有说完，就提出自己的建议。

③只喜欢听表扬自己的话，忽视不喜欢的谈话内容。

④在听别人说完之前，就在大脑中形成思维定势。

⑤无论别人说什么，都只想着自己的观点，不能理解说话人的表达背景。

（3）培养团队协作时需要的特质：

①通情：通过"站在别人的角度与立场上思考"来实现对他人观点的理解。

②理解：就是明确人与人之间的不同，能够公平公正地彼此对待。

③沟通：开放的沟通是必需的，只能通过沟通才能化解彼此的矛盾，使问题得到及时处理。

④宽容：要以开放大方的心态面对别人不同的价值观、态度和行为。

团队实例

　　中午交完班，我习惯性等大家都差不多去吃饭了才准备洗手换衣服。这时9床病人突然出现高热、呼吸减慢、意识不清的危急状况。此时正值午间，在班人员力量相对较薄弱。上午刚刚下班，此刻又该找谁加班？我想也许考验我这个新任护士长的时刻到了，我也暗暗下决心一定要干成这件事来向大家证明自己的能力，于是没有叫任何一个已经下班的护士来帮忙，和午间值班护士一起配合医生投入到了抢救中。正当我们紧张地为病人物理降温、降颅压、人工简易呼吸气囊给氧时，护士小曹跑了进来，从我手里接过呼气器说："有病人抢救怎么也不叫一声，我来吧，你休息一会儿。"我心头擦过一丝感动，我以为在这个集体中，大家对我这个新任护长的工作多少会有些不配合，对加班会反感、会不情愿，没想到⋯

　　紧张的抢救节奏让我来不及多想，经过一个多小时的奋战病人终于脱离危险，病情趋于平稳，我们大家也都松了口气。我对小曹说："马上又要上下午班了，恐怕你要和我上连班了，午饭也没吃吧？"小曹笑着说："那也没办法啊，只要病人安全了，辛苦点也值！"当我俩走进休息室时，看见桌子上已经摆好了菜和筷子，小马挺着大肚子说："都不知道抢救病人，刚吃饭回来才听说，刚刚热过，你俩赶快吃，专门给你俩买的。"其他几个护士也都七嘴八舌地说："是啊，护士长，以后有突发事件你就叫我们一声，人多力量大嘛。"还有人说："先别说这些了，让她俩先吃饭，都饿坏了！"我当时都愣住了，眼泪差点流出来。如此自然的感情，对于我这个刚上任的护士长却是莫大的感染与鼓舞，一直以来我总想向大家证实自己，却不知此刻才是我成功的最好证明！

四、人文关怀与职业素养

　　面向21世纪，充满人文关怀的人性化护理将会因它的实用、可行、重要和有意义，在临床护理工作中得到广泛推行。正如《关怀概念》中所述："当代临床护理若应用'人性化护理'将会使护理质量得到提高，且可使护士们热爱临床工作而眷恋永不肯离去！"人文关怀式的护理已成为现代医学文明和现代化医院的一个重要标志。

（一）护理人文关怀历史溯源

1. 护理人文关怀

护理人文关怀是一种以人为本、关心人、尊重人的护理理念，是护士将获得的知识内化后，自觉地给予患者情感付出。

2. 护理人文关怀起源

"人文关怀"实际上是一个古老而常青的话题，无论是中国传统文化中的人文精神还是西方文化中的人文思想，都体现了人文关怀的价值取向。现代科学护理是从南丁格尔时代开始的，故一般而言，南丁格尔被后世称为"护理学鼻祖"。

弗洛伦斯·南丁格尔是现代护理学的奠基人、现代护理学校的创办人、医院管理改革家、护理学教育家和慈善家。在1854—1856年的克里米亚战争期间，英国战地志愿士兵死亡率高达50%。这些士兵不是死于战争，而是死于战地医院恶劣的治疗条件和混乱的管理体制。南丁格尔不顾世俗偏见，不顾父母的强烈反对，主动申请前往克里米亚参与战地救护工作。她带领38名护士抵达前线，在4所战地医院进行服务。当时的医院管理一片混乱，而且歧视女性。她极力排除军中各种偏见和困难，为伤病员解决用具、药品和食物短缺的困难，精心照顾伤病员，使战地医院状况大为改观，伤病员死亡率降至2.2%，最后降低到1%。

她亲自手持油灯巡视病房，士兵们亲切称她为"提灯女神"。南丁格尔在照顾病人时是无微不至的。她说："病人是羞于发问的，一定要有护士守护在身边，以减轻病人的痛苦；一定要待在病人身边，减轻病人的忧虑"。

南丁格尔所创建的人文精神，昭示所有的护理工作者要崇尚科学、崇尚务实、崇尚奉献，以无私的精神为护理事业而辛勤工作，终身不悔。

从广义上说，护理学发展史与人文关怀思想史有着共同的起源，相伴相生，自从有了人类，便有了护理工作，包括照顾幼童、年老和患病的人，只是护理事业在走向专业化之前，这项工作多由家庭成员负责。在以孝治天下的中国传统社会，将照护年长患者的工作视为家庭重任，尽心奉养老人。而在护理、照护弱者时，相应地就衍生出了照护理念和关怀思想。

3. 中国的护理人文关怀

中国近代的护理事业是随着近代医疗事业兴起的，是西学东渐的产物。护理工作随着西医和西式医院由传教士传入中国。1884年第一位传教护士伊丽莎白·麦基奇尼来到中国，在上海倡导新护理制度，引入新护理观念。在近代西方思潮的冲击下，中国医学界逐渐形成了一种以人文关怀为核心的医学人道精神。在医疗过程中，在对生命的救治、对病痛的解除、对患者情绪的调节中，始终贯穿着这一精神。在护理事业中不断开拓发展的人文关怀思想与信念，在实践中也不断衍生与发扬，将关怀的对象扩大至众人的同时，也必然惠及自身。

（二）护理人文关怀的重要性

1. 人文关怀是护理的本质要求

《辞海》对"医学"的解释是："医学是一门研究人类健康维护与疾病诊疗、预防的科学。"许多哲学家、社会学家、伦理学家认为：科学求真，是不断克服谬误的过程，医学在不断克服谬误的同时，需要解决患者的苦难，医学不应是纯科学。就其研究方法而言，医学是一门科学；就其应用而言，它是一门技艺。医学跟自然科学、人文科学、社会科学是交集关系。综上所述，医学应是自然科学、人文科学和社会科学的综合学科。因此，医学不是纯科学，它的本质是人文学。

现代护理学的奠基人南丁格尔曾说："护理的对象不是冷冰冰的石块、木头或纸片，而是有热血和生命的人。护理工作是一门精细的艺术，护士拥有一颗同情的心和一双愿意工作的手，愿意面对所有对象，用心去感化，用手去呵护，护士这一职业被赋予的是神圣的职责。"

2. 人文关怀是护理学专业发展的必然要求

倡导和实施人文关怀是顺应现代医学模式的必然要求，它的作用和地位在护理工作中日益突出。在医学模式转变的推动下，护理学进入以人的健康为中心的发展阶段，相当于从仅仅诊治人自然生命的疾病过渡到致力于完整意义的人的健康，即在面对患者时不再只看"病"而无视"人"的存在。护理发生了根本性的变革，由片面关注人的生理因素转变为全面关注人的生理、心理与社会因素，由提供单纯的专业技术照顾转向提供具有人文关怀的专业性的照顾。美国高等护理教育标准已将伦理、人类文化、全球健康服务和健康服务与政策纳入专业教育的核心内容，人文素质地位的提升进一步明确了护理工作已迈出由技术至上向人文关怀过渡的一大步。

3. 护理对象需要人文关怀

人类不同于其他生物，不需要通过身体的进化来适应环境而生存，而是以新的适应模式在恶劣的环境中生存，并与之相适应。护理对象是完整意义的人，所以不仅需要对自然生命的护理，也需要对文化生命的照顾即给予人文关怀。关怀照护对人类健康有着重要的作用，可协助满足人们的需求，缓解患者紧张、焦虑、绝望等负性情绪。通过和患者讨论情绪和疾病的关系，使之情绪稳定，患者精神好，治疗效果就好，恢复也快。

对具有绝望情绪的患者，通过对问题的讨论，使其理解人性尊严、人格力量、人的潜能和代偿功能，帮助患者恢复自尊和自强，使其体会到勇敢使人优秀，优秀使人健康，从而促进疾病的痊愈，提高生活质量，也提高患者对护理工作的满意度。护理学专业如果仅仅停留在完成治疗任务上，不免显得无力，关怀对疾病的康复起到不可低估的作用，护理人员用关怀托起患者的生命，体现了护理工作的价值，对护理学科的发展有十分重要的意义。

● ● ● ● ● ● ● ● ● ● **体 验 活 动** ● ● ● ● ● ● ● ● ● ●

一、请同学们分小组进行角色扮演，每个小组6个人。分别扮演以下角色：急诊科夜班护士，实习护士，抱着3个月大的高热患儿的母亲，哮喘发作的66岁老爷爷，皮肤过敏的年轻女子，肾结石的中年男性。

情景介绍：现在是晚上8点，陆陆续续来了4种不同的病人，实习护士第一次在急诊科轮转，业务不熟。她的带教老师是个经验丰富的急诊科护士。

请同学们自由发挥进行情景模拟。模拟完成后，请其他同学点评两个护士的做法是否合理，哪些地方体现了人文关怀，哪些地方需要改进。

二、患者刘某，中年女性，因肺源性心脏病呼吸困难急诊入住ICU。

1. 此时患者感觉到焦虑不安，你应该如何与患者沟通，使其放松并积极配合治疗？

2. 此时患者家属被隔离在外，非常担心患者的病情，迫切想见到患者，此时你如何向患者家属解释？

3. 虽然你精心照料，但是患者的病情仍然逐步恶化，你内心很难过，你该如何管理自己的情绪？

4. 患者突然病情严重，需要急救，在这个过程中如何体现团队合作的精神？

5. 患者住院一周后表示想家，但是她还不能出院，此时如何体现出你的人文关怀素养？

（三）人文关怀护理对护士的要求

在护理实践中，护士必须全面整体地认识人、理解人、尊重人、关爱人，护理人文精神集中体现在对病人价值的尊重，即对患者的生命与健康、患者的权利和需求、患者的人格和尊严表示关心和关注，它既可体现为整体护理内外环境所需的人性氛围，也可显现为护士个体的素养和品格；它既是一种对护理真善美追求过程中的认识和情感，也是一种实践人性化、人道化护理服务的行为和规范。人文关怀要求护士做到以下几个方面：

（1）具备关怀与爱的动机，应充分认识到尊重患者、重视患者体验及感受的重要性，营造良好的人文氛围，关注患者，对患者的痛苦表现出同理心。

（2）注重与患者的沟通交流，了解患者的心理状况，给予患者安全感，减轻其痛苦，给患者治疗疾病的信心，得到患者的信任。

（3）不断提高自身业务水平，将高超的护理技术与人文关怀完美结合、充分展现。从文明的专业岗位用语、端庄大方的仪表举止、和蔼可亲的笑容、耐心亲切的话语，到入院后的每天问候、手术前后的细致介绍、出院时的送别等。

（4）设身处地地站在患者的角度，考虑患者在住院期间渴望被满足的各种合理需求。尊重患者的生命与健康、人格和尊严，关注患者的权利与需求，以仁爱之心关爱患者，为患者提供全方位、全过程的护理。

（5）每位护理工作者应从细微之处关心患者，体现人文关怀。善于从患者的眼神、表情、言语、体态中，了解他们的需要、痛苦和渴望，并能不遗余力地满足他们，即使是极其细微的小事。

（6）主动巡视病房，细心观察患者病情变化，及时发现、解决出现的护理问题，确保患者安全、舒适。同时，应主动询问以满足患者生活方面的需求，调节护患关系及患者的精神和心理状态，尽快消除患者的疑虑和恐惧心理，促进患者恢复健康。

小案例

护士小菁，在平凡的工作岗位上，十几年如一日，用真情对待每一位患者，用爱心呵护每一位病人，让患者及其家属时刻感受到了融融春意。小菁自从第一天上班起，就把这句话作为自己的职责和使命。在老年科，病人岁数大，更需要医护人员的关心、关爱。小菁始终把病人当亲人，常常为患者翻身，喂饭，送水。有一次，该科收治了一名养老院的心脏病患者，老人80多岁了，没有家属，身上的衣服又臭又硬，同屋的患者都掩鼻而出。小菁看到后，立刻打来开水，拿来病号服，和科内的护士姐妹，亲手用开水为老人擦洗身上，换上干净的病号服，梳理杂乱的头发。小菁还到食堂为老人买来热腾腾的汤面，送到老人的手中。看到小菁忙前忙后，老人热泪盈眶，紧紧拉着护士小菁的手，哽咽地说着"谢谢，谢谢丫头"。轻柔的动作，耐心的解答，细心的关爱，如一缕缕阳光温暖着患者的心田。她总是说，患者病痛减轻了，健康恢复了，她也就知足了。

小菁这种视患者为亲人的护理理念，赢得了患者和家属的称赞，也得到了社会的肯定。

创意作业

患者王某，老年男性。入院后，为进一步确诊需要做冠状动脉造影检查，检查前一天病人感到紧张焦虑，坐立不安。请你设计一段护士与王某的对话，从中需体现出护士的职业素养。

第六章　护理职业礼仪

不学礼，无以立。

——孔子

【学习目标】 通过本章节的学习，能够做到：

1. 陈述礼仪的基本概念、基本原则及功能。
2. 说明学习护理职业礼仪的意义。
3. 简述护士在临床工作中如何进行仪容仪表、衣着修饰。
4. 描述护士在临床上如何正确进行妆容、仪表的修饰。

　　良好的护理职业礼仪素质与道德修养、文化素养是护士不可或缺的品质。礼仪不像法律那么严格，不像道德那样肃然。礼仪表现在护士端庄大方的衣着中、表现在自信温暖的微笑中、表现在对病人一句真诚的问候中、表现在对别人一次自然亲切的帮助中。礼仪在护士无声的表情中，在严谨的操作中，在推车发药、站、坐、言、行的规范举止中。良好的职业礼仪是护士职业情操与修养的体现，要成为一名优秀的白衣天使，护理职业礼仪的知晓必不可少。

【案例导读】

　　某三甲医院护理部主任正在招聘一名助理，一时间应聘者云集。来应聘的不仅有已经工作好几年的资深职场人士，也有各大高校的毕业生。而最后，护理部主任却在一群优秀的应聘者中，选中了一位毫无经验，学历、长相相对来说也并不出色的年轻人。

　　其他人问："你为何选中那个女孩？她既没有过人的外貌，也不是名牌大学毕业的学生，甚至没有带一封介绍信。"而这位护理部主任回答道："她带来了许多'介绍信'，你没有注意到吗？今天下了大雨，外面路上全是泥水，进门时只有她小心翼翼蹭掉脚上的泥土，并轻轻带上了门，说明她做事认真仔细。进了办公室，她第一件事就是脱下手套、帽子，回答问题干脆果断，说明她既有礼貌，专业素养也不错。而且门口的扫把是我故意放倒在地上，其他所有人都直接迈过，只有她进来时将扫把扶起，并放在了旁边。当我和她交谈时，我发现她衣着得体，头发梳得整整齐齐，化着合适的淡妆，指甲修剪得干干净净，没有涂指甲油，也没有其他繁冗的装饰。难道你不认为，这些都是她的'介绍信'吗？"

☞ **讨论或思考**

  1. 这位年轻人的"介绍信"是什么？

  2. 你如何看待护理部主任的选择？

第一节 礼仪概述

一、礼仪的定义

礼是礼貌、礼节，是一种态度；仪是仪态、仪表，是一种被人们共同认可的秩序。人类最早的礼仪是祭祀礼仪，它主要是表达对天地鬼神的敬畏和祈求。而随着社会发展，礼仪逐渐成为人们在社会交往活动中，为了相互尊重，在仪容、仪表、仪态、仪式、言谈举止等方面共同认可的行为规范。

礼仪是塑造形象的重要手段。在社会活动中，交谈讲究礼仪，则文明；举止讲究礼仪，则高雅；穿着讲究礼仪，则大方；行为讲究礼仪，则美好……只要讲究礼仪，事情都会做得恰到好处。

二、礼仪的核心

尊重，是礼仪的核心。礼仪最基本的原则是尊重自己和他人。当你怀着一颗尊重的心与他人交往，你所表现的就是一种发自内心的礼仪，是真正站在他人的角度思考问题、关心他人的处事方式。

在社会交往中，尊重他人应遵循以下原则：

（1）接受（acceptance）：接受并尊重别人的喜好、价值观、宗教信仰，甚至性取向。在社交场合，我们不应当公开去质疑并挑战他人的私人观点和信念，因为这是每个人的自由，我们应该做的是给予别人充分的自由与尊重。当与他人的价值观、信念发生冲突时，我们应允许别人充分表达自己。

（2）重视（attention）：在和他人交往的过程中，我们应以热情、真诚的态度对待对方，将对方置于更重要的位置，让他感到被尊重与重视。这样，交往才能更顺利。再完美的礼节，若以一种冷冰冰的形式表达出来，对方也无法感受到你的尊重，反而觉得你是在敷衍，并因此而受到心理伤害。

（3）赞美（admiration）：在交往过程中，肯定对方的优点，并经常赞美对方，能让交往双方关系变得更加融洽，使交往变得更加顺利。美国著名学者乔治·梅奥先生曾说过，"尊重别人就是尊重自己，发现别人的优点实际上就是肯定自我，那说明你宽容，说明你谦虚，说明你好学。"当然，肯定或赞美他人要发自内心，并且是恰当的赞美；否则，不仅不能促进关系，反而会带来负面作用。

孟子曰："爱人者，人恒爱之；敬人者，人恒敬之。"在人际交往过程中，展示你对别人的尊重，你也能赢得别人的尊重。

三、礼仪的基本功能

（一）沟通的功能

礼仪行为是一种信息性很强的行为，每一种礼仪行为都表达一种甚至多种信息。在人际交往过程中，交往双方只有按照礼仪的要求，才能更有效地向交往对象表达自己的尊敬、敬佩、善意和友好，人际交往才可以顺利进行和延续。热情的问候、友善的目光、亲切的微笑、文雅的谈吐、得体的举止等，不仅能唤起人们的沟通欲望，彼此建立起好感和信任，而且可以促成交流的成功，进而有助于事业的发展。

（二）协调的功能

在人际交往中，不论体现的是何种关系，维系人际沟通与交往的礼仪，都承担着十分重要的"润滑剂"作用。礼仪的原则和规范，约束着人们的行为动机，指导着人们立身处世的方式原则。如果交往的双方都能够按照礼仪的规范约束自己的言行，不仅可以避免某些不必要的感情对立与矛盾冲突，而且还有助于建立和加强人与人之间相互尊重、友好合作的新型关系，使人际关系更加和谐，社会秩序更加有序。

（三）维护的功能

礼仪是社会文明发展程度的反映和标志，同时也对社会的风尚产生广泛、持久和深刻的影响。礼仪作为社会行为规范，对人们的行为有很强的约束力。在维护社会秩序方面，礼仪起着法律所起不到的作用。社会的发展与稳定、家庭的和谐与安宁、邻里的友好与和睦、同事之间的信任与合作都依赖于人们共同遵守礼仪的规范与要求。社会上讲礼仪的人越多，社会便会更加和谐稳定。

（四）教育的功能

礼仪是人类社会进步的产物，是传统文化的重要组成部分。礼仪蕴涵着丰富的文化内涵，体现着社会的要求与时代精神。讲究礼仪的人同时也起着榜样的作用，潜移默化地影响着周围的人。礼仪通过评价、劝阻、示范等教育形式纠正人们不正确的行为习惯，指导人们按礼仪规范的要求去协调人际关系，维护社会正常生活。

（五）塑造的功能

礼仪讲究和谐，重视内在美和外在美的统一。礼仪在行为美学方面指导着人们不断充实和完善自我。使人的谈吐变得越来越文明，装饰打扮变得越来越个体，举止仪态变得越来越优雅，符合大众的审美原则，体现出时代的特色和精神风貌。

？ 想一想

你是否知道礼仪用语的使用方法？

初次见面用_____，很久不见说_____；认人不清用_____，向人道歉用_____。
请人批评说_____，求人原谅用_____；请人帮忙说_____，请给方便说_____。
麻烦别人说_____，不知适宜用_____；求人解答用_____，请人指点用_____。
赞人见解用_____，自身意见用_____；看望别人用_____，宾客来到用_____。
陪伴朋友用_____，中途先走用_____；等待客人用_____，迎接表歉用_____。
别人离开用_____，请人不送用_____；欢迎顾客称_____，答人问候用_____。
问人年龄用_____，老人年龄用_____；读人文章用_____，请人改文用_____。
对方字画为_____，招待不周说_____；请人收礼用_____，辞谢馈赠用_____。
问人姓氏用_____，回答询问用_____；表演技能用_____，别人赞扬说_____。
向人祝贺道_____，答人道贺用_____。请人担职用_____，暂时充任说_____。

四、日常礼仪

日常礼仪是人类为维系社会正常生活而要求人们共同遵守的最基本的道德规范，它是在人们长期共同生活和相互交往中逐渐形成，并且以风俗、习惯和传统等方式固定下来的一种行为习惯。由于礼仪是社会、道德、习俗、宗教等方面的行为规范，所以它是人们文明程度和道德修养的一种外在表现形式，也是人际交往的通行证。日常礼仪包括以下三个方面：交际礼仪、公共场所礼仪和涉外礼仪。

（一）交际礼仪

在人们日常的人际交往中，礼仪既是行为规范的准则和模式，也是人际关系的润滑剂、桥梁和纽带。礼仪不仅可以展示一个人的风度与魅力，还能体现一个人的气质和修养，展现其内在的道德水准与外在的精神面貌。知礼懂礼，尊礼施礼，是个人在人际交往中树立良好形象，建立信任、融洽的人际关系的重要前提和关键因素，也是我们每个人在进入社会前必须学习的第一课。

（二）公共场所礼仪

公共礼仪是指公共场所礼仪，公共礼仪体现社会公德。因此，我们在社会交往中，良好的公共礼仪可以使人际之间的交往更加和谐，使人们的生活环境更加美好。公共场所礼仪总的原则是：遵守秩序、仪表整洁、讲究卫生、尊老爱幼。

(三) 涉外礼仪

涉外礼仪，是涉外交际礼仪的简称，即在对外交际中，用以维护自身形象、对外交对象表示尊敬与友好的约定俗成的习惯做法。涉外礼仪的基本内容往往是国际交往的惯例，即参加国际交往时必须认真了解并遵守的常规做法。

涉外礼仪的基本原则是维护国家利益，即在参与涉外交往活动时，应时刻意识到在外国人眼里，自己是国家、民族、单位组织的代表，要做到不卑不亢。自己的言行应当端庄得体、堂堂正正，既不应该表现得畏惧自卑、低三下四，也不应该表现得自大狂傲、放肆嚣张。

●●●●●●●●●●● **体 验 活 动** ●●●●●●●●●●

小组讨论：5~8人为一组

1. 目标：找出自己或别人在礼仪方面做得不好或需要改进之处，进而加以注意和改进。

2. 小组内每名成员均需发言。

3. 组长记录、整理，至少列出10种表现。

4. 各组派代表在白板上写出本组成员讨论结果。

第二节　护理职业礼仪

一、护理职业礼仪概述

(一) 护理职业礼仪的内涵

护理职业礼仪是一种专业的文化模式，是一门研究护理交往艺术的学问。长时间的护理实践证明，要成为一名优秀的护士，除了要有精湛的护理技术、系统的专业知识外，还需要具备护理职业礼仪。

护理职业礼仪是指护理人员在自己的工作岗位上向服务对象提供服务时标准、正确的做法。护理职业礼仪除了具有礼仪的基本特征外，还应该具有护理专业的文化特征。护理职业礼仪能协调护理人员在进行护理行为过程中艺术地运用护理程序，解决服务对象生理、心理、社会等方面的问题，是形成良好护患关系的前提。

（二）护理职业礼仪的意义

1. 护理职业礼仪是整个医疗活动中不可缺少的一部分

护士礼仪是一种职业礼仪，是护士素质、道德修养、行为气质的综合反映。护士礼仪始终贯穿于整个临床护理过程，对疾病的康复起着促进作用。一名合格的护理工作者，不仅需要有广博的文化知识、熟练的护理操作技术，而且还要不断提高自身综合素质，具备良好的职业礼仪修养，才能适应现代护理发展的需要。

2. 良好的护理礼仪可以体现出护士的文化修养与知识涵养

在医院竞争日益激烈、医疗服务越来越发达的今天，护理礼仪作为医疗环境的一个元素，越来越被患者所关注，成为人们选择就医场所时的一个重要参照。患者在医院时，与之接触时间最多的就是护士。因此，护理礼仪是关系到患者恢复的一个重要环节及关键因素，护理服务的质量也直接关系到整个医院的精神文明建设。

总之，护理礼仪是提高护理质量的关键因素，护理礼仪应渗透到每个护理人员的日常生活中，以提高护理人员的素质和自我认知，进而协调好医生、患者、护士三者间的关系，从而提高整个医疗服务的质量。

二、护士仪容礼仪

卡耐基曾说过，"良好的仪表犹如一支美丽的乐曲，它不仅能够给自身提供自信，也能给别人带来审美愉悦；既符合自己的心意，又能左右别人的感觉，使你办起事来，一路绿灯"。良好的仪表是人际交往活动中的敲门砖，它不仅体现一个人欣赏美、追求美的情操，也能反映其所在组织的文化内涵与精神风貌。

护理人员的仪容美是自身审美观念、审美标准与其美好心灵的外在体现，它可以充分体现护理人员的精神风貌和气质修养。护理人员的良好仪容是护士与患者开展交往的第一印象，整洁大方、端庄典雅、修饰得体的护士仪容形象是建立良好护患关系的第一步。护士亲切自然、面带微笑的表情，能为初入院的患者营造一个温馨、友善的氛围。因此，护理人员要学会恰当地修饰仪容，这既是一门科学，也是一门艺术。

（一）面部修饰

护士工作时略施淡妆，已经成为护理职业行为规范的一项主要内容。清新淡雅的妆容不但能展示护士的美和风采，还能激发患者对美好生活的渴望，促进患者健康。

由于护士的职业特性，如临床工作繁重压力大、长期值夜班、生活不规律、劳累紧张等，导致许多护士肌肤暗沉、憔悴，如果完全不加修饰，会影响整个护理团队的精神面貌和风采，因此，合适的护肤、恰当的面部修饰，能使护士显得精力充沛，也能给患者带来好心情，促进患者健康。护士的妆容以表现健康的肤色为主，眉形平整开阔，不宜过细；口红以浅粉色或自然红色为主，唇形轮廓清晰，颜色深浅适宜。修饰过的面容应呈现美观、整洁、得体、大方的自然美。

（二）护士的目光

眼睛作为面部表情的核心，在人际交往中，是最能表达感情的信号，被称为"感情的神经"。护士在临床实践过程中，要善于应用眼睛来表达对患者的理解和关切。临床上，护患交流常采用正视和俯视——正视表现护士将患者置于一个平等的位置来对待，以表达尊重、理解；俯视常应用于卧床患者的交流中，以表达护士对患者的爱护、体贴。在护患交流过程中，视线接触对方脸部的时间应占谈话时间的50%～70%，若低于50%，则会被认为对患者及其话题不感兴趣。同时，在目光交流过程中，护士要学会观察对方的眼神，从中感受其真实态度和情绪，从而调整自己的交流方式。

（三）护士的表情

如果说眼睛是人心灵的窗户，那么面部表情就是一张纸，各种各样的情绪通过面部肌肉的运动与各个器官的配合"写"在脸上。在丰富的面部表情中，对于临床护士而言，最重要的就是微笑。在工作中，护士的微笑既能营造一种和谐融洽的氛围，又能让患者倍感温暖，驱散其疾病所带来的抑郁、压抑的悲观情绪。在患者初次入院时，护士的微笑能帮助建立友好、信任的护患关系，同时消除患者的戒备心理，使其更容易接纳医院的环境。护士大方的微笑还是工作中的润滑剂，当出现纷争时，一个微笑往往能缓和紧张的局面。

●●●●●●●●● 体 验 活 动 ●●●●●●●●●

一、微笑训练

微笑是一种风度，可以通过后天训练而成。拿出一面镜子，练习微笑。步骤如下：

1. 收缩额头肌肉，改变眉毛位置，并使眉毛形成弯月形。
2. 双颊肌肉用力向上抬起，嘴发"yi"的声音，用力抬高嘴角，使嘴角稍稍上提。
3. 自觉控制发生系统，一般不笑出声。

二、面对面训练

以2～5人为一组，互相确定微笑主题，按照要求相视笑后定格，互相评价对方的笑容是否是最美的。写下对方的优点与不足，并继续练习。

对方的优点：_____

对方的不足：_____

你的优点：_____

你的不足：_____

注意：

1. 对着镜子，用手遮住鼻子以下部位，只看自己的眼睛，观察是否有笑意。

2. 仿佛只希望眼眸微笑，自然地收紧目光并运动脸部肌肉，这时你会"看到"嘴角自然上扬。

3. 当确认眼睛已有笑意时，记住整个面部肌肉的感觉。

4. 如果感到仍然不到位，可借助想象"最喜欢的人"等方式调节自己的情绪，帮助自己绽放自然的笑容。

（四）护士的肢体修饰

头面固然是修饰的重点，然而肢体的修饰也不能忽视。许多礼仪是通过肢体动作来完成的。因此，必须规范"肢体"修饰。

护理人员进行任何操作都离不开手，因此，手可以说是护理人员的第二个名片，其修饰更加不容忽视。为了防止交叉感染，在进行任何无菌操作或接触病人前后，护理人员均应规范洗手。洗手液、消毒液长时间的侵蚀会造成手部的干燥、脱屑甚至皲裂，因此护理人员需加强对手部的保养，例如涂护手霜以保持手部的湿润。护理人员手部的修饰应以简洁、朴素、符合护士职业形象为主，不应留长指甲、涂有色指甲油。同时，为了防止细菌的滋生及交叉感染，护理人员的手部禁止佩戴任何饰物，如戒指、手链等。

人际交往过程中，腿部在近距离的交往中往往被人所重视。护士工作时需着职业服装，穿白色裤子和白色护士鞋，袜子为白色或肤色，鞋子要保持干净、舒适、美观。

● ● ● ● ● ● ● 体 验 活 动 ● ● ● ● ● ● ●

一、通过下面的小测试，为自己的职业形象打分

1. 您家里来了不认识的拜访者，您在同来访者的初次见面中感受如何？

　　A. 我很高兴见到了一个不认识的人

C. 我感到自己的平静受到了打扰

2. 早上起床以后，您习惯做的第一件事情是

  A. 喜欢穿着浴衣、家居服或慢跑服到处走

  B. 先打扮一番

  C. 有时候穿着整洁、有时候穿着邋遢——依我的情绪而定

3. 有人问："您怎么样?"您一般回答:

  A. 谢谢，和平时一样

  B. 谢谢，不错，您怎么样

  C. 回答您当时的真实感受

4. 您认识一个人并向他讲述您的熟人，一般您会从您的哪位熟人开始讲起呢?

  A. 从富裕、有趣和很重要的人开始讲起

  B. 从单纯、坦诚和快乐的人开始讲起

  C. 从生活中有问题的人开始讲起

5. 您在受到邀请时一般穿着

  A. 经常比别人穿得随便

  B. 和大多数人穿得一样好

  C. 比大多数人穿得要好一些

6. 在与人进行重要的谈话的时候，您会

  A. 始终看着对方的眼睛

  B. 大多数时候越过对方看别处

  C. 有时候这样，有时候那样

7. 如果一次谈话停顿了，您会

  A. 经常是那个先开口说话的人

  B. 经常提出一个问题，或给出一个话题

  C. 不觉得偶尔沉默是什么了不起的事情

8. 您现在穿的鞋子

  A. 很时髦，很时兴

  B. 很舒适

  C. 很正式，但不是最新的款式

9. 您的鞋子首先是

  A. 很时髦，很时兴

  B. 很舒适

  C. 很正式，但不是最新的款式

10. 当您的朋友或亲戚偶尔行为不当时，您会怎样?

A. 很宽宏大量地忽略这件事

B. 当时就指正他们的行为

C. 事后向他们提出这件事

11. 一个令人厌倦的人在讲述一个很没意思的故事，您的反应如何？

A. 假装很感兴趣

B. 尽快打断他

C. 感到很无聊

12. 您是否准时？

A. 总是很准时，除非有什么重要事情耽搁了我

B. 总是很准时，除非我很不喜欢我将要见的人

C. 总是很准时，除非发生了意外

13. 您常对别人做出怎样的表情？

A. 坦率而友好的

B. 感兴趣的

C. 容光焕发的

14. 当别人滔滔不绝时，您表现如何？

A. 总是认真倾听

B. 试图仔细倾听，可有时候做不到

C. 经常走神

15. 对于别人的名字，您会如何表现？

A. 能够很好地记住他们

B. 只能记住喜欢的人的名字

C. 不能记得很清楚，总是需要写下来，以免忘记

结果分析：

1. 选 A 最多：你能给人留下很好的第一印象，有礼貌，很友好。你的举止让人感到舒适，你不喜欢出风头，而是给人以空间，但你仍然总是"情况的主人"。因为你的礼貌，你当然也就能够使他人在你面前具有良好的举止。

2. 选 B 最多：你能给人留下较好的第一印象。尽管你不是很重视礼貌和习俗，但因为你没有其他人那么拘谨，你仍能给他人带来良好的第一印象。你是一个内心很自由的人。其他人在与你相处时会感到很自然，会很快把顾虑放到一旁，并在你面前不用客套与形式来掩饰自己。你给别人的第一个好印象来自于你能引起对方的好感。

3. 选 C 最多：有时你给别人留下真正的好印象存在一些困难。但是别害怕，你总会给人很好的第二印象。开始的时候，你总是有一点拘谨和犹豫，很少字斟句酌地说客套话。你总是更倾向于进行理性、严肃的交谈，而不是闲聊。这时你

能够很快说服别人，人们也会对你产生好印象。

二、自我仪容检查

对比下表内容，检查一下自己的仪容。

职业仪容检查表

男士仪容自我检查表	女士仪容自我检查表
头发是否干净，无头屑？	头发是否干净，无头屑？
头发是否梳理整齐？	头发是否梳理整齐？
头发是否染了夸张的颜色？	头发是否染了夸张的颜色？
头发的长度是否合适？	发型和发饰是否过于特别？
牙齿是否刷过？饭后是否漱口或嚼口香糖？	牙齿是否刷过？饭后是否漱口或嚼口香糖？
口中是否有烟、酒、葱、蒜等异味？	口中是否有烟、酒、葱、蒜等异味？
身上是否有汗味或者其他异味？	身上是否有汗味或者其他异味？
指甲是否整齐、干净？	指甲是否整齐、干净？
胡须是否刮干净？如果蓄须，是否干净？	是否涂了鲜艳或另类夸张的指甲油？
鼻毛是否修整干净？	香水是否喷得过浓？

三、护士服饰礼仪

孔子曰："见人不可以不饰，不饰无帽，无帽不敬，不敬无礼，无礼不立。"人际交往过程中，服饰能传达一个人的精神面貌、社会地位以及价值取向。调查研究表明，第一印象的形成在交往双方接触的前 30 秒就已经决定。因此，有人将这重要的 30 秒称为"生死时刻"。大方得体的服饰会让人如沐春风，有助于人们在人际交往中建立良好的第一印象。在医疗卫生领域，护理人员的着装不仅能反映护士自身的职业形象，同时又代表整个医院的规范化程度。因此，护士应积极主动学习相关服饰礼仪。

（一）服饰礼仪的基本原则

心理学上的第一印象从视觉空间上看，首先就是一个人的外在服饰，它表现了一种无言的文化，体现了一种精湛的艺术。目前，国际上通用的职业着装原则为 TOP 原则。

T（Time，时间）：指穿着要符合一天中的早晚时间，一年中的四季时间，和社会变化时代潮流。尤其是现代社会，服饰潮流千变万化，在着装时应参考主流流行趋势，切不可超前，也不要过于滞后。

O（Objective，目的）：指穿着要适合自己，并符合自己希望给别人留下的印象。一方面，每个人都有不同的社会角色，而不同的角色有各自的社会行为规范和服饰规范，因此也要根据自己的年龄、形象特点、气质以及工作性质来选择服饰，形成与自己身份、个性相协调的形象。

P（Place，地点）：指穿着要符合自己所处的地点和环境，因地制宜。通常可以把人们所处的环境分为公务、社交、休闲三种，在每种环境中，要选择与该环境相符合的服饰。

● 体 验 活 动 ●

一、你的形象定位在哪里？如果你还不确定，不妨做做下面的测试。

1. 你最喜欢的颜色是：
   A. 地球色、民族色调
   B. 灰色、中间色、稳重的颜色
   C. 单色、蓝色、朴素的颜色
   D. 可爱而柔美的颜色
   E. 明亮的、具有对称效果的颜色

2. 你最喜欢的布料是：
   A. 易洗的（牛仔布、棉布休闲装）
   B. 质量好、轻薄的（透明细纱、绸缎、毛料等）
   C. 自然传统的（斜纹软呢、毛质品等）
   D. 柔软、有花边的（蕾丝、透明细纱等）
   E. 由变化不同的质料组合而成的（皮革、沙丁、金属丝质等）

3. 你喜欢的发型是：
   A. 休闲而不太麻烦的发型
   B. 修整妥帖、一丝不苟的发型
   C. 稍微卷曲的正统发型
   D. 有波浪的华美发型
   E. 深刻明显的发型

4. 你喜欢的装扮是：
   A. 自然化妆，不使用太多浮夸的颜色
   B. 略施粉黛，淡抹轻妆
   C. 最低限度的修饰装扮
   D. 可爱美丽的装扮

E. 轮廓明显、具有立体感的装扮

5. 你喜爱的时装款式是：

    A. 轻便、粗糙点，但穿着时不会感到不适

    B. 轻柔中不失高尚

    C. 整体剪裁合身，量身定做型

    D. 富有女人味的设计

    E. 独特且线条感强烈的设计

6. 最搭配你的形象的是：

    A. 非正式、不骄矜的感觉

    B. 轻柔、保守的感觉

    C. 正统且整体一致的感觉

    D. 华丽而富有女人味的感觉

    E. 大胆耀眼的感觉

7. 你最喜欢穿着的时装是：

    A. T恤搭配牛仔裤

    B. 西装套装

    C. 上衣搭配裙子或长裤

    D. 质软的短上衣和宽大的裙子

    E. 直线不对称的组合

8. 你喜欢的装饰品是：

    A. 手工制作、民族风格

    B. 像针织品的小型饰物

    C. 简单、轻巧而正统的

    D. 可爱、稍大而华丽的

    E. 设计大胆、别出心裁的

9. 你喜欢的细节装扮是：

    A. 丝巾、套装

    B. 柔软宽松的裙子、蝴蝶结、柔美的曲线

    C. 合身定做、简单大方的

    D. 宽松的长袖长裤

    E. 对称的、突出线条的

10. 你在朋友心目中的形象是：

    A. 易于亲近、精力充沛

    B. 稳重、文静

    C. 优雅、富有魅力

D. 活泼、现实

E. 独立、有个性

11. 你喜欢的包的种类是：

A. 容量大小和图案设计无关紧要

B. 袖珍型

C. 简单商务型

D. 柔软、皮革制的轻型手包

E. 稍大而有图案设计的

12. 你认为自己属于的类型是：

A. 为所欲为自由型

B. 重视人品气度型

C. 精干型

D. 梦幻型

E. 作秀型

13. 你感到快乐的时候是：

A. 在阳光下运动时

B. 倾听别人说话时

C. 自己的才干、能力受到肯定时

D. 和朋友往来时

E. 在家人面前出尽风头时

14. 你将来的希望是：

A. 自由自在，享受生活乐趣

B. 过着安稳、踏实的生活

C. 当社会领导者

D. 重视和睦，拥有温暖的家庭

E. 像明星般的存在

15. 除了护士外，你还想尝试的职业是：

A. 记者、编辑、作家

B. 秘书、礼仪公关

C. 教师、经纪人

D. 儿童饰品店、花店

E. 服装设计师、美容师

结果分析：

1. 选择 A 较多——自然型：此类型的人喜欢自然形象，不摆架子、亲切、活泼。此类型者最爱穿休闲装，但正式场合，如参加学术会议时还是要搭配得更稳重些，与环境适应。

2. 选择 B 较多——优雅型：此类型的人，套装是最合适的服饰。在选择发型和妆容时都以给人高尚的感觉为目的。

3. 选择 C 较多——高尚型：此类型的人喜欢选择厚重有质感的服装，适合上下装，应尽可能多表现一些女性独特的美。

4. 选择 D 较多——浪漫型：这种类型的人富有女性美，柔美、谦逊、可爱。因此这类型的人打扮时不应过于注重华丽，应尽量走高品位且浪漫的路线。

5. 选择 E 较多——戏剧型：这种类型的人不太温柔且十分倔强，不太喜欢接受别人的忠告。这类型人在人群中非常夸张、耀眼，当然这也是其所标榜的形象。因此，这类型人在平时选择服饰时，应尽量减弱独特性，选择更加大方的服饰，以免引起矛盾。

二、形象改变

上面的测试让我们知道了自己的形象定位，但同时，每个人还需要对危害自己职业前程的形象问题有一个清醒的认识。让我们为自己打分，看看对自己职业形象的哪些方面感到满意、哪些方面需要改进。

职业形象打分

形象要素	较差	一般	较好	一流
衣着及个性				
音质				
举止风度				
社交礼仪				
就餐礼仪				
眼神交流				
握手姿势				
坐立姿势				
交流技巧				
边幅处理（头发、皮肤、手）				
行为方式				
健康状况				

评分标准：从较差到一流分别得分 0、1、2、3 分，总分为所有单项得分总和。

结果分析：

（1）总分低于8分：对你的形象很不利，应该立即采取行动改善。

（2）总分9～12分：你的自我形象处于一般水平，你很少冒犯他人，但你的上司也不会重视你。

（3）总分13～24分：你是有希望的，但你的形象可能缺乏全面性，只是有些地方很好。

（4）总分25～36分：你已经意识到形象的重要性，并一直在改善。

（二）服饰色彩搭配原则

色彩本身没有所谓好与坏，任何色彩都是美丽的，关键在于能否巧妙运用。正确的色彩搭配，能够给人带来眼前一亮的感觉，起到画龙点睛的作用。

色彩搭配原则

原则	作　用	适合范围
统一原则	尽量采用同色系中各种明度不同的色彩，按照颜色深浅程度进行搭配，以便营造出和谐之感。	适用于工作场合或庄重的社交场合
对比原则	配色时运用冷暖、深浅、明暗等相差较大的对比色进行组合，以造成着装色彩上的强烈反差，静中有动，突出个性。	适用于各种场合
呼应原则	配色时，有些相应的部位特意采用同色系，以便与整体形成呼应，产生美感。	适用于各种场合
点缀原则	采用统一配色时，为了有所变化而在某个局部小范围内，选用其他某种不同颜色加以点缀美化。	主要适用于工作场合
时尚原则	即在配色时选择当季流行的色彩。	多用于普通社交场合及休闲场合

（三）护士职业服装

1. 护士服的着装要求

19世纪60年代南丁格尔首创护士服，随着时代的转变，护士服由宽大的白裙逐渐演变为今天的白大褂。护士服是护士的职业标志，能区别护理人员以及其他医务工作者，它代表着护士的职业形象，也是白衣天使的重要象征。护士上班时应统一着护士服，护士服应经常换洗，保持平整、干净，一方面给人良好的印象，另一方面能减少院内感染。在非工作场合不允许穿护士服，以示严谨。

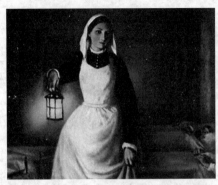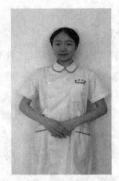

19世纪南丁格尔首创护士服　　　　现代护士着装（夏）

　　工作中，除了护士服，护士还应佩戴胸牌，胸牌上标明其姓名、职务、职称，胸牌佩戴于护士左胸。护士的整体着装应力求简约整洁，护士服要注意与其他服饰搭配协调，不宜过于臃肿，以免影响操作与美观。护士服应保持干净、整洁、庄重，着装大方。

　　2. 护士帽的佩戴要求

　　现代护士帽包括燕尾帽和圆帽，普通科室佩戴燕尾帽，特殊科室如ICU、手术室、感染科护士佩戴圆帽，男护士统一佩戴圆帽。长发佩戴燕尾帽需将长发盘起或带发网，头发前不过眉，侧不过耳，后不过领，无散在的碎发细发；短发不能超过耳下3cm，否则需要盘起或佩戴发网。佩戴圆帽时，需将头发全部包裹于帽内，不露发际，前不遮眉，后不外露，不得佩戴任何头饰；帽缝于后侧正中对齐，边缘平整，帽顶饱满。

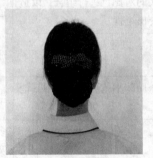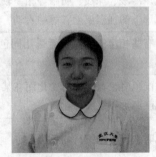

长发佩戴发网　　　　长发佩戴燕尾帽（正面）

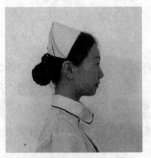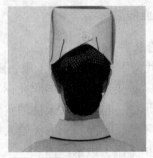

长发佩戴燕尾帽（侧面）　　　长发佩戴燕尾帽（背面）

由于护士帽难以清洗、容易滑脱、容易成为潜在污染源，这些弊端为临床护理工作带来极大的不便，目前已有部分国家及地区如韩国、欧美等国，以及我国香港、台湾地区逐渐取消护士帽。

3. 护士工作鞋的穿着要求

护士工作时应穿白色或乳白色、低跟、软底防滑、大小合适的护士鞋，工作鞋应经常刷洗，保持洁白干净。无论下身配穿工作裤或工作裙，袜子均以浅色、肉色为宜，与白色工作鞋协调一致，美观大方。袜口不宜露在裙摆或裤脚外，夏季护士不可光脚穿护士鞋，需穿肉色丝袜，丝袜一旦破损，需及时更换。

总之，仪表是一种文化和修养，也是一种语言——意同于形体语的副语言。护士因职业需要，对仪表有着特殊的要求，其规范的着装向社会展示着护士严谨自信、优雅庄重、诚信大方的工作作风和职业风采。护士以美好的职业形象、特殊的职业技能和规范具体的服务艺术相结合，赢得病人的信任，得到社会的认可。

● ● ● ● ● ● ● 体 验 活 动 ● ● ● ● ● ● ● ●

下表是某院护士仪表考核标准，根据这个标准，给自己的职业着装打分，看看你的职业仪容仪表是否规范。

护士仪容仪表规范考评标准

项目	护士仪表规范项目及内容	分值	扣分	备注
发型和帽子	按要求佩戴燕尾帽，帽子整洁无污渍，扣好扣子，帽子上无明显装饰	4		
	长发用头花盘起，短发不得过肩，刘海不过眉	4		
	统一佩戴深色头花，不染彩色头发，不留奇异发型	4		
	燕尾帽用黑色发夹固定于帽后	4		
	佩戴圆帽时，将头发全部罩在帽内，前不遮眉，后不露出发梢，不戴头饰，帽子的接缝线放在后面	4		
着装	护士服干净、整洁、合体，衣扣扣齐，上面不应有药液、病人血液、碘酒等污渍	5		
	着护士服时，内衣不得外露，内衣颜色应为浅色，领子不得高出护士服衣领，衬裙长度不得超过护士服底边	5		
	护士服上仅佩戴胸牌、护士表，不得佩戴与工作无关饰品，衣兜内不放过多物品	4		
	不得穿护士服外出进行与工作无关的活动，如就餐。	4		

续表

项目	护士仪表规范项目及内容	分值	扣分	备注
鞋袜	按规定穿白色坡跟软底皮鞋	5		
	保持鞋面清洁无污渍	5		
	穿浅色袜子，如白色或肉色，袜子上面不应有任何图案	5		
	袜子清洁无异味、无脱丝、无破洞	5		
工作时的修饰	淡妆修饰，不得浓妆艳抹或完全素颜	4		
	眉毛不可过粗或过细，颜色为淡黑色或深棕色，不画眼线，不用假睫毛	4		
	口红颜色接近唇色，不得选择过于鲜艳颜色的口红	4		
	不留长指甲，不涂指甲油	4		
	工作时禁止佩戴戒指、手镯，不戴耳环，颈部不可佩戴粗大夸张项链	4		
口罩	进行无菌操作时必须戴口罩	4		
	按照要求佩戴口罩，且方法正确	3		
	口罩不可挂在耳边或颈部	3		
	口罩存放于工作服上衣口袋方法正确	3		
胸牌	工作时必须佩戴胸牌	3		
	胸牌干净整洁、字迹清晰	3		
	胸牌上不得挂其他装饰	3		

注：该考核满分为100分，单项完全不符合则不得分，一处不符合扣1分。

写下你的扣分项：_____

你为什么扣分？_____

将来如何改进？_____

四、护士体态礼仪

体态是一个人精神面貌的外观体现，是人的体与形、静与动的结合，更是人的形象的具体展示，它犹如"身体语言"，具有向外界传递个人的思想、情感和态度的功能。护士的体态作为一种无声语言，能传递一定的信息，是护理活动中的重要沟通方式之一。掌握和运用正确的体态礼仪，对护士的工作有着极大的帮助与促进作用。

（一）身体语言

身体语言指非词语性的身体符号，包括目光表情、身体活动与触摸、姿势与外貌、身体空间等。在与他人沟通时，即使不说话，人们也能凭借身体语言探索到对方的真实想法。护理人员在工作中，应尽量避免使用不符合职业形象的身体语言，以免为患者带来误导信息。

人体部位及相应身体语言

部位	符合职业形象的表现形式	违背职业形象的身体语言的含义
头面部	头正颈直，下颌微收，目光平视前方，面带微笑	头、目光低垂：丧失信心与斗志 头、目光高扬：轻蔑对方 头偏向左右：懒散、不负责任
肩、胸	肩平，略后展	肩一高一低：随意、懒散、无所谓 耸肩：拒人千里、无能为力
腰背	挺胸、立腰	含胸驼背：负重，将责任视为负担
手、肘	站立时自然垂放在身体两侧，拇指指向前方 交谈时拇指指向外侧，以开放的姿态参与 手臂张开时掌心向上	拇指向内（手背向前）：敏感、观望、退缩，需要保护 握拳：紧张、防范 手背向外：拒绝聆听 手心向下：怀疑、拒绝 肘部向下：封闭、无力、不投入 一手搭在另一手上：戒备
髋、膝	保持重心、直立	髋后倾连带上身前倾：没有自信 膝前屈连带髋后倾：失去自信和魅力
足	重心落在双足之间，脚稳而实地踩地	重心偏移：懒散、消极 双足内（外）翻：无聊

（二）护士职业体态

1. 护士站姿

站姿是指人站立时所呈现的基本姿态，也是其他一切姿态的基础，良好的站姿能体现护士的风度以及气质。常见站姿要求挺、直、高、稳，以体现一个人的挺拔、稳重，显示出一种亭亭玉立的静态美。护士在站立时要保持头正颈直，双目平视，面带微笑，表情自然平和不呆板；挺胸收腹，两肩平行于地面，外展放松，立腰提臀；双臂自然下垂，两手相握置于腹前；两腿并拢，两脚呈"V"字形、"丁"字形或平行展开。护士常见站姿包括：基本站姿、正脚位小八字步、侧脚位丁字步。

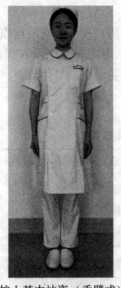
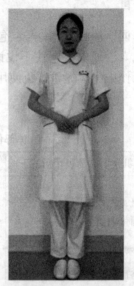

护士基本站姿（垂臂式）　　　　　护士基本站姿（前合手式）

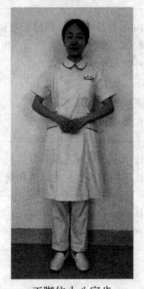
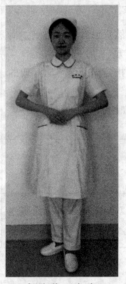

正脚位小八字步　　　　　　　　　侧脚位丁字步

2. 护士的坐姿

护士在工作中不能随意就座，并表现出倦怠、懒散的情绪或姿态。规范的坐姿应该兼顾角度与躯体的姿态。正确的落座方式应该是：取站立姿态，右脚后移半步，单手或双手将平衣裙，轻稳落座于椅面的前2/3处，两眼平视前方，挺胸抬头，躯干与大腿、大腿与小腿均呈90°，双脚平放于地面，足尖向前，掌心向下，两手相叠置于一侧大腿中部。护士常见坐姿包括：正坐位平行步、侧坐位平行步、坐位丁字步。

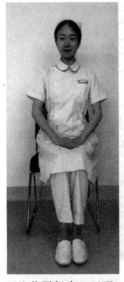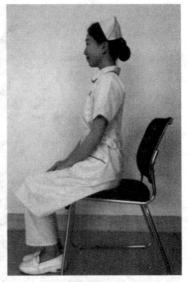

正坐位平行步（正面）　　　　　正坐位平行步（侧面）

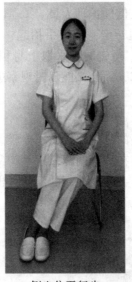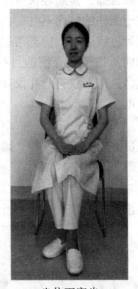

侧坐位平行步　　　　　坐位丁字步

3. 护士的行姿

护士在工作岗位上的行姿应该是优雅、轻盈、敏捷的，如同春风一样，给人以轻巧、美观、和谐的感觉，显示护士的端庄、优雅与朝气。护士的行姿要求精神饱满、步态轻盈、步幅适中。以站姿为基础，脚尖朝前，挺胸收腹，两眼平视前方，双肩平衡略后展，两臂自然摆动，摆幅一般不超过30°。

护士在抢救、处理急诊患者、应答患者时，由于时间紧迫，采取短暂的快步称为"快步行"。这是为了达到以"行"代"跑"的目的。快步行时，应保持上身平稳、步态

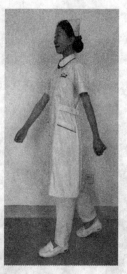

护士行姿

自然、肌肉放松、舒展自如、步履轻快有序、快而不慌，给人一种矫健、轻快、从容的动态美，使患者感到护士工作的忙而不乱，由衷信任护理人员。

　　此外，在引导患者进病区时，护士可以边行走，边将手抬起，五指并拢，掌心向上，以其肘部为中轴，朝向所指引或介绍的目标。行走时，采取上身稍转向患者的侧前行姿势，边走边介绍环境，这样不仅符合礼仪要求，而且又能随时观察患者的病情和患者的情绪，以便及时提供帮助。

　　4. 护士的蹲姿

　　蹲姿也是护理人员常用姿势的一种。蹲姿的运用要优美、典雅。其基本要求是：小腿基本垂直于地面，臀部向下。一脚在前，一脚在后，两腿靠近下蹲，前脚全脚掌着地，后脚脚跟抬起，切忌面对或背对他人下蹲，这样会造成他人的不便，也不够尊重。女士下蹲时注意保护隐私，防止走光，禁止两腿平行叉开、弯背翘臀下蹲。

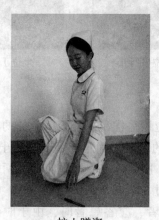

护士蹲姿

5. 护理工作中常见其他体态

（1）持病历夹：病历夹在临床上使用率很高，正确的持病历夹的姿势是：用手掌握住病历夹边缘中部，放在前臂内侧，持物手靠近腰部，病历夹的上边缘略内收。

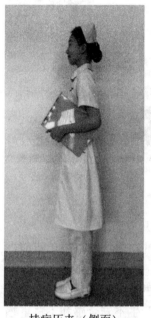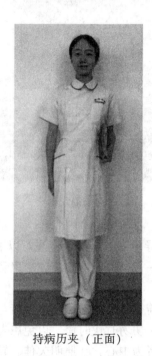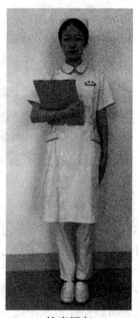

持病历夹（侧面）　　　　　持病历夹（正面）　　　　　持病历夹

（2）端治疗盘：正确的端盘姿势配合轻快矫健的步伐、得体的燕尾帽、整齐的护士服，往往会给患者带来精神慰藉，并让他们从中体会到安全感。正确的端盘姿势是：双手握托治疗盘，呈90°贴近躯干。治疗盘高度平腰，取放平稳，治疗盘不得接触护士服。

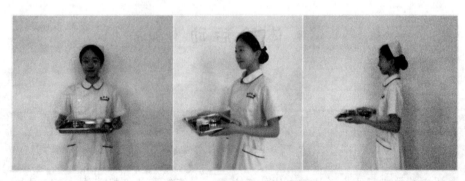

端治疗盘

（3）推治疗车：推治疗车的正确姿势是：护士位于无护栏一侧，双手扶住车缘两侧，双臂均匀用力，把稳方向，重心集中于前臂，抬头，挺胸直背，步伐均匀，匀速行进，停放平稳。

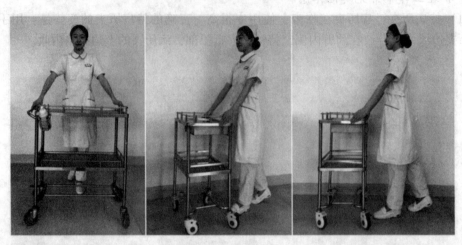

推治疗车

(4) 陪同引导：在陪同引导患者时，护士应注意以下几方面：

自身所处的位置：若双方平行前进，护士应位于患者的左侧；若双方单行前进，护士应位于患者左前方约1米处。

行进的速度：在引导患者前行时，护士速度应保持与患者同步，特别是在引导老年和虚弱患者时更应注意速度问题，切勿时快时慢，以免患者产生不安全感和不尊重感。

要注意关照和提醒，以患者为中心，在照明欠佳、转弯处、上下楼梯等环境时应及时提醒患者，并给予照顾，以防患者跌倒受伤。

在陪同患者时，应根据不同的场景采取不同的姿势和体位，在与患者交谈时应将头部和上身转向患者，以示尊重。

● ● ● ● ● ● ● ● 体 验 活 动 ● ● ● ● ● ● ● ●

一、体态训练

5~8人组成一个小组，按以下步骤进行站姿和坐姿的训练，小组内成员进行互评，指出对方的优点及不足之处：

（一）站姿训练

站姿是护理职业生活最基本的体态之一，训练符合礼仪规范的站姿，是培养仪态美的起点，其动作要领也是培养其他优美体态的基础。

动作要求：

1. 站立时，气要上提，肩要下沉，臀部肌肉要收紧；

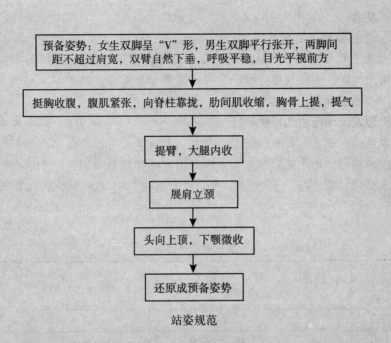

站姿规范

2. 立颈时，颈部要贯力，颈椎略向后收，下颚微收，目光平视前方。

（二）坐姿训练

坐姿与站姿都属于静态造型。古人云"站如松，坐如钟"，即指人坐立时身体像座钟般端直。正确规范的坐姿给人以文雅舒适、稳重大方、舒展自然的美感。

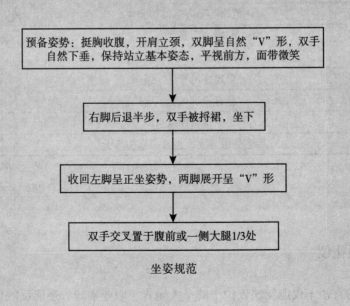

坐姿规范

动作要求：

1. 女生捋裙动作要娴雅得体。

2. 女生坐椅子的 2/3，不可完全坐满椅子，也不可只坐 1/3。坐上椅子后，上半身端正挺直，女生双膝并拢，双手交叉置于腹前或大腿上。

3. 双腿垂直地面，双膝收紧。

二、与护理人员相符合的特质表征

通常包括：正直、善良、坚毅、敏锐、专业等。对于符合职业角色形体要求的举止应当强化，反之则应摒弃。下表列出常见特质表征词，对于符合护理人员形象的表征词，在"宜"下打"✓"；对于不符合护理人员形象的表证词，在"慎"或"忌"下打"✓"。

常见特质表征词

成语	语义	职业行为		
		宜	慎	忌
挨肩搭背	形容极其亲昵			
闭口无言	指无话可说或有话不肯说			
充耳不闻	存心不听别人的话			
唇枪舌剑	言辞犀利尖刻			
嗤之以鼻	用鼻子出声冷笑，表示讥笑、轻蔑、瞧不起			
鹅行鸭步	步履迟缓而摇摆			
脚踏实地	做事踏实，实事求是			
面黄肌瘦	不健康的、有病的脸和体态			
目光炯炯	眼睛明亮而有神			
蓬头垢面	形容头发散乱，满脸污垢			
搔首弄姿	形容作风轻浮，妖媚			
手疾眼快	形容做事机警、敏捷			
竖起脊梁	指精神振奋			
趾高气昂	形容骄傲自大，得意忘形的样子			

五、护士言谈礼仪

护理人员的言谈不仅能反映该护士的个人涵养、职业素养，还能反映医院的标准化程度，同时也是治愈患者的"一剂良药"。如果护士能针对病人的不同心理特点，通过言谈对病人进行启发、开导、劝说、鼓励，解除病人的精神负担和顾虑，这就发挥了语言的治疗作用，可达到医药不能及的效果。

(一) 使用文明礼貌用语

在护患关系交往中，净化语言，使用文明、得体、谦和、礼貌的语言，能够架起护理人员与病人之间思想、情感相互沟通的桥梁。在工作中，称呼病人时使用病人喜欢的称谓，而不是以床号、编号代称。为病人进行护理时，采用商量的口吻，避免命令式的语气；在病人因受疾病折磨而吵闹不配合时，应给予耐心安慰和正面诱导，而不是训斥、顶撞。温良谦逊的态度和文明礼貌的语言，可以转化为巨大的精神力量，增强病人战胜疾病的信心。

在护理实践过程中，一定要注意语言的文明、礼貌、合乎规范。言谈礼仪具有以下几个原则：

1. 语言文明、得体

护理服务对象形形色色，来自全国各地，他们在人格上是平等的，没有高低贵贱之分。不能因为患者的家庭背景、病种不同，而区别对待。一定要给予每一个患者同样的尊重，礼貌待人。文明的态度、温和的语言能给予患者精神上的支持，在一定程度上避免医疗纠纷的发生。

2. 语言准确、规范

护理人员与病人交流时一定要做到言简意赅，准确、规范。说话的目的是让对方听清楚、听明白，迅速理解护士的愿望和意图，从而不影响护理治疗措施的实施和护理效果。避免使用病人不理解的医学术语或其他粗俗不雅的用语，以免引起病人的不安和误解。

3. 适当赞美患者

赞美是门学问，护理人员应掌握运用好这门学问，根据人人都渴望赞美这个心理特点，在临床护理工作中，把握恰当的时机，给予恰如其分的赞美，就能收到事半功倍的效果。例如，给外科病人鼻饲时，一边插胃管，一边说："您配合得真好，胃管插得很顺利，如积极配合治疗护理工作，这将对你的恢复有极大的帮助。"护士在赞美病人的同时，为病人实行礼貌、周到的服务，也同样会得到病人对护士的赞美，甚至会感激倍增，恭敬有加，这样就达到了使护患关系融洽的目的。

4. 注意语言的保密性原则

患者到医院就医，对医务工作者高度信任，愿意向医护人员倾诉心声，因此护士必须注意语言的保密性，特别是患者的疾病、生理缺陷和隐私，切不可在公众场合谈论。

(二) 选择恰当的谈话内容

现代医疗不再是以疾病为中心的护理，而是以人为本，强调整体护理。因此在护士心目中，患者不仅仅是有疾病的躯体，而是有血、有肉、有感情、有思想的人。因此，护理人员在与患者交谈过程中，要选择恰当的谈话内容，从患者的角度思考，了解其疾病和身心需求，满足患者的需要，从而为患者提供更优质的护理服务。从交流的目的来看，交流可分为互通信息交谈和治疗性交谈。

1. 互通信息交谈

护患间互通信息交谈的主要目的是获取或提供信息，其主要内容包括入院交谈、患者评估交谈、出院指导以及健康教育交谈等。

2. 治疗性交谈

治疗性交谈的主要目的是为患者解决健康问题，是护士向患者提供健康服务的重要手段。护士在与患者建立相互信任的专业性护患关系时，在与患者讨论起护理需要和制订可行的护理计划时，以及在实施护理计划和最终进行护理评价时，都必须借助治疗性交谈。在有效的治疗性交谈中，患者受到鼓励，能自如地表达个人的思想和情感，从而能够对以往的经历产生新的认识，找出新的解决健康问题的方法，并以积极的态度和方式对待困难。治疗性交谈有两种基本形式，即指导性交谈和非指导性交谈。指导性交谈是指由护士指出患者发生问题的原因、实质，并针对问题提出解决方案，并让患者执行。非指导性交谈是一种商讨性交谈，其基本观点是承认患者有认识和解决自己健康问题的潜能，并鼓励患者积极参与治疗和护理的过程，主动改变不利于健康的生活方式和行为。

创意作业

请同学们选择电视剧《心术》中有关护理礼仪的片段，并进行演绎，评选出演技最好的同学。

第七章　求职准备

知彼知己，百战不殆；不知彼而知己，一胜一负；不知彼，不知己，每战必殆。

——孙子

【学习目标】通过本章节的学习，能够做到：

1. 陈述搜集就业信息的方法。
2. 说明求职简历制作的要点与注意事项。
3. 结合自身现状，制作一份重点突出、目的明确的求职简历。

大学期间所有积累，在你踏出校门走向社会的那一刻，将全部浓缩到一张纸上，那就是你的求职简历。胡适先生在给大学毕业生的经验赠言中写道："社会需要的是人才、是本事、是学问，而我自己究竟是不是人才，有没有本领？"在现实社会中，不仅要有本领有才华，也要学会适当展示自己。求职过程中，获得就业信息是开始求职的第一步。什么是就业信息？从哪里搜集就业信息？如何分析和利用就业信息？如何撰写一份漂亮的简历，以在求职大军中脱颖而出？机会是留给有准备的人，做好了这些求职准备，你将事半功倍。

【案例导读】

王同学在一所医科院校就读护理专业，她的一个同系师兄找到了一份十分令人羡慕的工作。在师兄的欢送会中，她主动和师兄聊起了她的求职过程，没想到师兄不仅把自己的求职经历和经验一一分享给她，并把自己在求职过程中准备的资料包括曾经收集的就业信息、就业指导书等都送给了王同学。王同学利用空闲时间翻看了这些资料，对求职技巧有了一定的了解，同时细心地把相关用人单位的联系地址、网址和联系方式抄下来。

医学生的各大招聘会大多在每年国庆前后开始。在大四上学期，王同学就开始为就业做打算，她精心准备了一份求职简历和就业推荐信，主动打电话给在自己意向城市工作的师兄师姐，请她们帮忙留意她们单位的招聘信息。同时，请班主任帮忙推荐合适的工作，并留下自己就业材料；到学校就业指导中心询问学校就业工作安排和人才招聘的相关信息。她对之前收集的就业信息分析整理，在招聘会开始之前已经选定目标医院和岗位。在举行招聘会的时候，王同学胸有成竹，将自己的简历投到目标心仪的岗位，对于那些没有时间参加招聘会的医院，她听从了师兄的建议，去医院人事科亲自投递简历。此外，在医院实习的时候，通过师兄的经验介绍，她选择了自己心仪的医院进行实习。所以她并没有像有的同学那样，只是为了应付实习学分从而在实习过程中浑水摸鱼。她刻苦努力，十分认真，在每一个科室轮转时都深得护士长及带教老师喜爱。实习结束时，有好几个科护士长都主动邀请她留在该科室继续工作。

令王同学感到意外的是，在春节前夕，同时有多家单位接受了她的工作申请，最后她选择了上海的一家单位。当别人还在忙着收集就业信息，为就业焦头烂额的时候，王同学已经早早地确定了工作。

☞ **讨论或思考**
1. 搜集就业信息的主要渠道有哪些？如何筛选和甄别就业信息？
2. 处理和应用就业信息时应该注意哪些问题？

第一节　就业信息的搜集与整理

在就业竞争日益激烈的今天，求职者的成功就业不仅取决于个人的能力素质、技能水平及外界的职业环境等因素，还与求职者自身能否及时获取并且有效处理就业信息的能力密切相关。对面临求职择业的大学生来说，广泛搜集与处理就业信息，有利于其做出正确的职业选择与判断。因此，及时获得就业信息，是择业大学生在激烈竞争中占得先机的先决条件，这样做不仅可以降低择业的盲目性，而且还可以提高就业的成功率。尤其在我国现阶段，毕业生就业体制尚不完善、信息沟通渠道尚不健全和经济状况尚未稳固，就业信息的搜集就显得更为重要。

一、就业信息

（一）就业信息的定义

一般来讲，就业信息是指通过各种媒介传递的，与就业有关的消息和情况。求职者可通过某种途径获得，在经过分析、筛选和处理后，对其择业有参考价值的消息。广义的就业信息，是指与毕业生就业有关的政策、规定和具体的用人信息、招聘活动等。狭义的就业信息，是指参加就业的主体或从事就业工作的部门使用多种方法和手段，通过各种渠道收集到的有关用人单位需求或有关供需见面会的时间、地点等多方面的消息、资料和情报。

（二）就业信息的构成

一般来讲就业信息包括就业政策、就业方法和供求信息。

1. 就业政策

就业政策包括国家和地方的就业方针、原则和政策。党的十八大提出，我国当前的就业方针和就业政策是贯彻劳动者自主就业、市场调节就业、政府促进就业和鼓励创业的方针，要实施就业优先战略和更加积极的就业政策。这也是我国第一次将促进就业提升到新的战略高度。党的十八大以来，在以习近平同志为核心的党中央领导下，各项促进就业、助力创业政策纷纷出台。党的十九大中，习近平同志在规划未来五年就业发展的蓝图中提出，就业是最大的民生，鼓励创业带动就业，提供全方位公共就业服务，促进高校毕业生等青年群体的多渠道就业创业。

当前，我国高校毕业生的就业都面临前所未有的压力和挑战。2018年高校毕业生将突破800万人，另外还有500万左右中等职业学校和技校的学生。党中央、国务院高度重视高校毕业生就业工作。2017年1月，中共中央办公厅、国务院办公厅印发了《关于进一步引导和鼓励高校毕业生到基层工作的意见》，指出：高校毕业生是国家宝贵的人才资源，同时把基层作为高校毕业生成长成才的重要平台，对引导和鼓励高校毕业生到基层工作提出了明确规定。各地区各有关部门提出创新政策措施，完善服务保障机制，引导大批高校毕业生进入基层工作，有力推动了基层事业发展。

同时，各地方政府积极响应国家号召，也推出了适应当地特点的就业政策。如，2017年9月，武汉市紧紧抓住在汉大学生和在汉高校校友两大关键群体，创造性地提出"四大资智聚汉工程"（即"百万大学生留汉创业就业工程""百万校友资智回汉工程""高校科研成果转化对接工程""海外科创人才来汉发展工程"）。目前，武汉市以"四大资智聚汉工程"为抓手，着力打通相关政策壁垒，积极营造引才、留才、用才的浓厚氛围，首提在全国开放无门槛大学生落户政策，争取让大学生以低于市场价的20%买房，并率先出台大学生最低年薪标准，为大学生增加工资。在短时间内密集出台了一系列简明、务实、高效、给力的具体措施已初见成效，引发社会各界广泛关注。

2. 就业方法

就业方法一般包括就业渠道的选择、就业信息的搜集和求职材料的准备等。

在就业渠道方面，护理毕业生的就业求职与其他行业有所不同，专业性强，所以就业面相对较窄。但是，学生通过在校学习和自我探索，明确自己的兴趣和特长，在毕业时仍然可有较多选择。大部分护理专业毕业生都会选择直接进入临床岗位，其工作的地点一般为一线城市与发达地区的公立医院，或是民营私立医院、部队医院、县级医院、城市社区医疗服务机构等。此外，还有部分学生会选择为西部地区服务、参军入伍、自主创业、考研、出国留学、考公务员。还有少部分学生会选择医学相关行业，如器械营销、保健康复、产品专员、医药媒体、寿险顾问等非临床岗位就业。

就业信息的搜集一般指就业单位信息的搜集。就业单位信息是指具有就业单位内部特点的信息，主要包括就业单位的性质、地理环境、硬件设施、经济效益及其在行业和地区中的发展前景；就业单位的管理体制、岗位设置、职工培训机会、需求人才的数量和其他具体要求，以及就业单位的福利待遇及联系方式等。

3. 供求信息

供求信息指就业市场上毕业生和用人单位之间总体的供需状况，每年都会随着社会经济发展有所变化。毕业生首先要了解市场上总的供求形势，即与自己同年求职就业的学生大约有多少，用人单位的需求人数为多少，是供过于求，还是供不应求；哪些专业对人才需求量大，哪些专业需求已大致饱和。其次还要了解与自己专业对口的医院或相关的行业、部门和单位的发展历史、现状和趋势。

二、就业信息的搜集

（一）就业信息的搜集方法

1. 搜集方法

一般情况下，搜集就业信息的方法有全面搜集法、定专业搜集法和定区域搜集法，应该根据自己的实际情况综合使用。

（1）全面搜集法：根据自己的专业，把与专业有关的就业信息全部搜集起来，按特定的标准进行分类、整理和筛选。这种方法获取的就业信息范围较广、选择余地大，但精力和时间花费大，无效信息较多。

（2）定专业搜集法：根据自己已选定的职业方向和求职行业范围来搜集相关求职信息。这种方法以毕业生个人的专业方向、能力倾向和兴趣特长为依据，来筛选适合自己特长，更能发挥个人能力的职业和单位。但当选定的职业方向或求职范围过于狭窄时，可能会缩小选择余地，给下一步择业带来困难。

（3）定区域搜集法：有的毕业生在择业时，考虑到父母、家庭等因素，会重点考虑工作单位地点的选择，根据选定的某个或某几个地区来搜集就业信息。这是一种轻专业、重地区的信息搜集方法，按照这种方法搜集信息和选择职业，常常由于所面向地区过于狭小而导致择业困难。

2. 就业信息搜集的基本原则

（1）准确性和真实性。近年来，随着网络的普及，各种各样的求职网站成为不少毕业生求职的首选平台，但是其中不乏以营利为目的的职业介绍机构，个别机构用一些虚假的信息吸引毕业生，使毕业生浪费时间和金钱，徒劳奔波。对此，毕业生应当加以警惕，确保信息来源的准确性和真实性。

（2）实用性和针对性。毕业生要对自己有充分的认识，根据自己的专业、兴趣、特长、能力和性格等各方面的综合因素搜集信息，避免范围过大而导致收集过多无效信息，混淆自己的判断。

（3）连续性和系统性。将各种相关的信息收集起来，然后经过整理、分类、加工和分析，形成一套能客观反映当前就业政策下的有效就业信息，为自己择业提供可靠的依据。

（4）计划性和条理性。毕业生在搜集就业信息时，首先要明确搜集信息的目的，对自己所需要的就业信息了如指掌，做到有的放矢。此外，在搜集就业信息时，内容上要注意广泛性，认真分析影响求职择业的各种影响因素；在处理上要注意去伪存真，去粗取精；时间上要注意动态性，以掌握用人单位过程中的变化和趋势；空间上要讲求全面性，以了解各地区、各部门、各行业人才需求状态。做到以上几点，才能使信息具有准确性、有效性、时效性和实用性，打好求职的第一仗。

3. 就业信息的搜集途径

（1）政府教育主管部门与毕业生就业指导部门。全国的毕业生就业主管部门主要是国家教育部和省教育厅、人事厅及各市的教育局、人事局等，这些单位和部门发布用人单位的信息，为毕业生就业提供咨询与服务。如中华人民共和国人力资源和社会保障部就业促进司网站上的高校毕业生就业服务板块，其网页几乎涵盖了各地区各行业的需求信息。

（2）学校就业部门。学校就业部门与毕业生就业工作所涉及的各级主管部门之间有着密切联系，是用人单位选录毕业生所依赖的一个主要窗口，该部门拥有大量准确性和权威性的就业信息。其主要职责是对毕业生进行就业政策咨询与就业指导，毕业生基本情况的收集、整理，发布招聘单位的就业信息，以及向用人单位推荐毕业生等。学校就业部门与各省市人才交流中心、科研合作单位和用人单位多年合作，已建立了良好的、相对稳定的就业关系。经过学校就业部门的筛选和分类的就业信息，可信度高、信息量大，有一定的指导性。可以说，学校就业部门公布的信息是毕业生获取就业信息最直接和最有效的工具/手段，同时也是毕业生搜集就业信息的主要渠道。

（3）大型校园供需见面会。为了满足应届毕业生的求职需求，各大高校每学年均会组织一到两次大型校园供需见面会。一般来讲，参与校园供需见面会的各招聘单位所提供的岗位对本校学生所在专业有很强的针对性，有利于提高就业成功率，同时还可以省去毕业生在各求职单位之间来回奔波，节省了金钱与精力。毕业生可以与各用人单位在一个熟知的环境里面对面地交谈，这也可以减轻了毕业生面试的心理压力。此外，各地的人才市场也越来越重视高校毕业生这一极具潜力的市场资源，纷纷主动进入校园举办的毕业生专场招聘会，挑选优秀人才。

（4）实习单位。2008年起，国家就业部门要求各级就业部门与高校之间要建立对应的实习基地，要求毕业生积极参与实习。一般来讲，实习单位都是与毕业生专业对口的单位，是对毕业生正式就业前的工作预演和岗前培训。护理专业的教学实习单位高水平、实力强，在同类医疗单位级别较高。因此，毕业生应结合自己的就业意向选择实习单位，在实习后期，很多单位会通过实习表现直接选聘毕业生。

（5）院系教师和校友。各院系教师包括就业指导教师、学院辅导员和专业课教师等，因在各种研究机构、医疗卫生机构参加会议、培训或教学活动，长期与本专业用人单位互动和沟通，对其工作环境、人才需求和职业发展空间比一般人更为熟悉。他们会主动作为推荐人，推荐优秀的毕业生到用人单位。因此，毕业生可以通过院系的教师获取就业信息，充实自己的就业信息数据库。

校友提供就业信息的最大特点就是适合本校本专业的毕业生。近几年毕业的校友，对本行业中的实际工作情况、发展状况较为熟悉，对市场上的人才需求更为了解，对就业信息的获取、筛选、比较和处理有着切身体会，因此校友提供的就业信息比一般的就业信息更具有参考价值。此外，校友和毕业生曾经有共同熟悉的师长、母校，这种学缘关系也会促使校友不遗余力地为师弟师妹们提供帮助，提高其就业成功率。

（6）亲朋好友等社会关系。在日本，不少名企在录用人才时采用"人才混合战略，三分之一主义"，即三分之一录用所确定的几所名牌大学毕业生；三分之一留给那些与学历、成绩无关，而具有鲜明个性与创造性的学生；还有三分之一录用通过"关系户"介绍来的求职者。毕业生的家长、亲戚、朋友和同学等通常对毕业生的能力、学历、兴趣爱好比较了解，在提供就业信息方面与毕业生契合度较高，而且亲朋好友有广泛的社会经验和阅历，可以帮助毕业生筛选有效、真实、可靠的就业信息。

（7）传统新闻媒体。报刊、广播、电视等传统媒体所播报的就业信息具有传播广、竞争强、时效快等特点。一些用人单位的简介、需求信息、招聘启事等都会在当地主要媒体登出、播报，或在报纸登出专栏登载招聘信息。一些专门针对毕业生就业的期刊汇集了就业政策、就业指导和就业需求信息，这类期刊由当地就业主管部门创办，具有一定的权威性。例如，《人民日报》主办的"大江南人才"专页，就刊登了大量就业信息。但通过这种大众媒体播报的就业信息内容往往比较笼统，成功率较低。

（8）新媒体。新媒体是相对于传统媒体而言的，是利用数字技术、网络技术、移动技术，通过互联网、无线通信网、有线网络等渠道以及电脑、手机、数字电视机等终端，向用户提供信息和娱乐的传播形态和媒体形态。网络传播求职信息具有速度快、涉及面广、内容及时、经济价廉等优点，因此，不少单位乐于通过这些途径发布招聘信息。通过网络获取就业信息是毕业生在信息时代搜集信息的一种高效、便利的途径。已有不少省、市和高校都建立了毕业生电子信息网络，毕业生既可以从中查阅到就业信息，又可以将个人信息输入网络系统，供用人单位在招聘时参考选择。医学生可借助各大医疗卫生机构官网、中国卫生人才网、医学人才网、医药人才中心-中国医药网、天津市卫生人才网等来获取相关信息。

此外，随着新媒体微信、微博的运用，各医疗卫生单位为扩大知名度，也会注册自己的官方微信公众号或微博，通常也会在此平台发布招聘信息，毕业生可以关注目标单位的微信公众号或微博，以便在发其布招聘信息时及时获得取了解。同时，也有专门收集医疗卫生类招聘信息的微信公众号，如"丁香人才""天使驿站"等。

三、就业信息的整理

（一）信息处理流程

1. 信息筛选
搜集到大量就业信息后，首先要做的是对信息进行鉴别筛选。学会全面、客观、公正地自我评价，看信息能否为己所用，剔除那些虚假、重复、过时的信息。对筛选出的信息再次进行必要的核实，可通过电话、网站查询、实地考察等途径进一步了解信息真伪。

2. 信息分类
第一，按性质分类，根据就业形势、就业政策、招聘信息、求职经验等分类。第二，按地域分布分类，根据政策法规的适用地区范围或招聘单位所在的省市地区进行分类。第三，按要求分类，根据用人单位提出的专业要求、学历程度、性别要求等分类。第四，按个人兴趣分类，根据个人的兴趣所在，将不同单位行业的信息进行分类。

（二）信息的分析和利用

获取就业信息之后，要善于读懂就业信息，挖掘就业信息的内涵，同时，也要挖掘出其中的隐性就业信息。一般情况下，一则招聘启事上通常会说明准确的单位全称、经济性质、隶属关系、地理位置和交通状况、职位名称和人数、职责范围、职位要求、薪酬福利体系和组织结构等。但各单位的用人理念、文化氛围、发展前景等隐性信息则需要毕业生自己通过询问他人或查阅相关网站等方式去了解确认。就业信息分析完毕之后，毕业生需要对自己有一个正确认知，客观分析自身状况，明确自身与招聘单位所空缺职位的要求之间的差距。

（三）信息处理的注意事项

第一，对有用信息进行记录。可用记事本备忘，也可用个人电脑做一个文件夹记录，并对这些材料进行编目和索引，这样既方便查找，又有利于及时更新。第二，参照信息完善提高自己。搜集求职信息之后，根据信息中对人才的要求，再对照自己目前的学业水平及能力，从中发现不足，并努力缩小差距，完善自己，弥补自己在知识技能或综合素质方面的欠缺。同时，通过了解求职经验和技巧方面的知识，提高自己的求职水平。第三，注意信息反馈。信息具有很强的时效性，有时因为招聘有时间限制，有时因为岗位人数指标有限，所以大学生对于经过筛选整理的有效信息，应尽早向用人单位反馈意向，不要贻误时机。

●●●●●●●●●　体 验 活 动 ●●●●●●●●●

根据下面提供的格式，运用所学的就业信息搜集方法，挑选三种自己未来想做的工作进行研究。确定自己感兴趣的工作名称之后，对每一种工作按照下面的要求收集相关信息。

职业名称：＿＿＿＿＿＿＿＿＿＿＿＿＿＿＿＿＿＿＿＿＿＿＿

工资：＿＿＿＿＿＿＿＿＿＿＿＿＿＿＿＿＿＿＿＿＿＿＿＿＿

工作时间：＿＿＿＿＿＿＿＿＿＿＿＿＿＿＿＿＿＿＿＿＿＿＿

福利：＿＿＿＿＿＿＿＿＿＿＿＿＿＿＿＿＿＿＿＿＿＿＿＿＿

职业发展（职业未来的上升空间）：＿＿＿＿＿＿＿＿＿＿＿＿

学历要求或培训最低要求：＿＿＿＿＿＿＿＿＿＿＿＿＿＿＿＿

个人要求：＿＿＿＿＿＿＿＿＿＿＿＿＿＿＿＿＿＿＿＿＿＿＿

身体要求：＿＿＿＿＿＿＿＿＿＿＿＿＿＿＿＿＿＿＿＿＿＿＿

```
    工作描述：_____
    办公条件：_____
    工作地点：_____
    晋升机会：_____
    信息来源：_____
        对具体的细节进行研究之后，你对自己的职业选择依然有兴趣吗？这个职业
    与你对未来生活方式的想象有多大差距？
    _____
    _____
```

第二节　求职材料的准备

高校毕业生求职材料一般包括个人简历、求职信和《普通高等学校毕业生就业推荐表》（以下简称《就业推荐表》）等。求职材料是反映毕业生总体情况和综合素质的书面材料，是用人单位了解毕业生的窗口和进行初步决策的重要依据。准备求职材料是为了引起用人单位对自己的兴趣，使自己最终能够被用人单位录用。求职者向招聘单位投递求职材料是为了有效推销自己，用人单位看求职材料也是为了了解求职者的水平以及所具备的能力。一份格式完美、内容翔实、重点突出、制作精良的求职材料，对于大学生求职择业的重要性不言而喻。

一、求职材料的类型

根据目前就业市场上毕业生求职材料的具体情况，可把求职材料分成两大基本类型：一种是由教育管理部门统一编制的普通高等学校毕业生就业推荐表；另一种是毕业生自己编写的求职材料，包括个人简历和求职信。

（一）教育管理部门编制的推荐表

毕业生就业推荐表是由每位毕业生填写，并附有学院及学校就业工作部门意见的书面推荐表格。我国现行的是由教育部编制的《普通高等学校毕业生就业推荐表》，该表由三部分组成：一是毕业生本人及家庭基本情况、在校期间学习成绩和奖惩情况，以及自我鉴定；二是毕业生所在院系的推荐意见；三是毕业生所在学校就业工作部门的意见。这个表格是学校向用人单位推荐毕业生的正式书面材料，具有如下特点：

（1）统一规范。因由官方统一编制，所以栏目的设置、名称的使用都要按照固定的规范来处理，栏目不能增减，名称不能简化，全省统一编号，一生一表，对号使用。

（2）权威性高。由于该表加盖了学校公章，因此具有较高的权威性，不仅可以要求高校和学生照章办事，而且用人单位对此也有较高的信任。

（3）使用方便。只需按表格内容填写即可，无需考虑内容结构和形式的编排。但这种类型的推荐表并不能满足大多数毕业生的要求，因为内容难以全面展示每个毕业生的才能，更不能展示毕业生独特的个性特色，所以通常要和其他求职材料同时使用。

（二）毕业生编制的求职材料

毕业生编制的求职材料可充分展现才华、表现个性。这种自行编的求职材料主要有如下特点：

（1）全面翔实、灵活多样。自编的求职材料不受结构和篇幅的限制，求职者可根据需要，全面地向用人单位介绍自己，让用人单位对自己有更为深刻和系统的了解。

（2）个性突出、富于创新。自编的求职材料最能显示求职者的个性特征，具有其他材料不可取代的独特性，可体现出每个人的知识修养、品格气质特点。一般来说，这种求职材料主要包括以下3个方面：

1. 求职信

求职信又称自荐信或自我推荐书，是指求职者以书信的方式进行自我推荐，表达求职意向，阐述求职理由，提出求职要求的一种应用性文本。

2. 简历

简历反映求职者个人的简要经历，它是个人生活、学习、工作的经历与业绩的概括和总结。它提供给阅读者的信息量比求职信的信息量会更大、更全面，它可以证明求职者是否能胜任所应聘的职位。通常情况下，用人单位都是先通过简历了解求职者在业绩、能力、性格、经验等方面的综合素质，然后再决定是否让求职者参加下一轮的面试或笔试。

3. 附件

毕业生可根据招聘单位的要求决定是否附上一些能够证明求职者求职材料真实性的原始证明材料。附件一般使用复印件，用人单位确定录用后，通常还要审查原件。附件主要包括：学校教学工作部门出具的成绩单；外语、计算机考级证书、各类奖学金及其他获奖证书、各种技能证书的复印件或证明；学生证、身份证等辅助材料。

二、求职材料准备

（一）求职材料准备的原则

求职择业的书面资料能够充分显示自己对求职的态度，也能反映自己所具备的能力，体现所在的学校对自己在校期间综合表现的认可。在准备求职材料的时候要遵循以下基本原则：

1. 真实性原则

求职材料是对自己大学生活的全面反映和总结，在内容上必须真实，切忌为赢得用人单位的好感而弄虚作假。有的学生伪造成绩单，虚构自己在校期间的社会实践经历和获奖情况，希望以此来赢得用人单位的青睐，使自己在众多求职者中脱颖而出。殊不知，一旦被发现，用人单位会因求职造假行为而对该求职者产生人格上的否定。

2. 规范性原则

规范性是对毕业生准备的所有文字材料的基本要求。求职材料既要全面反映自身的基本情况，如姓名、性别、出生日期、政治面貌、生源地、学习成绩等，又要展示自身优势、特长以及爱好；不仅要说明自己对职位感兴趣的原因，还要表达自己将努力工作的决心。同时，还可以适当发挥自己的个性，根据不同的专业、不同单位的性质，制作对应的求职材料。

3. 全面展示原则

一份好的求职材料应该把求职者基本方面的情况及所有闪光点都展示给用人单位，避免遗漏。一份全面的材料至少应包括求职信、简历、毕业生就业推荐表、成绩单、等级证书、获奖证书、发表的论文、主要作品等内容。

4. 突出重点原则

求职材料在面面俱到的同时，还应突出重点，要着重强调自己的特长，展示自己的特色，以显示自己的确符合用人单位的要求。例如，医院较为重视毕业生的实习实践经历以及科研能力，那么在制作求职简历时可重点描述自己的科研经历和在校实习情况。外企看重毕业生的外语水平，求职者则可制作中英文对照材料展示自己的能力。

5. 设计美观原则

准备求职材料的目的是吸引用人单位的注意，或者让用人单位对自己产生兴趣。因此，求职择业材料的整体设计很重要。一般来讲，求职材料的版面设计应讲究自然、朴实、理性、洁净，切忌过分花哨。

6. 自信原则

撰写简历时，首先要对自己的学历、能力、技能有自信，要学会挖掘自己在经历、经验中符合岗位要求的要素，招聘单位看中的不仅仅是你的经历，还有你今后的潜力。因此，经历少的求职应聘者应着重介绍自己的性格、能力，同时，不要忘记挖掘小事情背后的大潜力，比如很多求职者都不会将"寝室长"等小的任职经历写进简历中，但是担任寝室长所需要的细致、耐心、坚持等，也许就是招聘单位所需要的应聘者的能力。

7. 真诚原则

不管是简历还是面试，应聘者都需要坚持真诚原则，一个不真诚的人，无论走到哪里都不会受欢迎。

(二) 简历制作

1. 撰写简历前的准备工作

首先要了解工作单位和应聘岗位的情况，做到知彼。其次，要对自身情况有清晰的认知，做到知己。最后，将工作职位、医院和自身情况联系起来综合考虑，做到人职匹配。

2. 简历的主要内容

个人简历应突出一些"关键词"。招聘单位在快速筛选简历时通常快速浏览学历、资历、薪资要求、职位意向等。所以求职者在填写简历时要将自己的特长、亮点放入一一对应的关键词标签下，用直观的数字和实例介绍自己。个人简历无固定的格式，但要反映出自己的基本情况，主要包括以下几个方面的内容：

（1）个人资料，一般包括姓名、年龄、籍贯、政治面貌、生源地、所学专业及择业意向等。医疗卫生行业招聘护理人员时，有时有身高等信息，必要时在简历的右上角贴上一张免冠正面照片，以增强直观性。

（2）教育背景，主要指大学期间的教育经历，包括在大学期间各层次的学习，应依次写明。一般是倒序排列，由高到低，即高学位、高学历先写，目的是突出最高学历。此部分还要包括主修课、辅修课、选修课、专业实习、学习成绩（GPA）等内容。如护理专业大学生，主要课程按"护理学基础""内科护理学""外科护理学""儿科护理学""妇科护理学"等几大类来组合排列，只要清晰准确、排列有序即可。

（3）求职目标，是指个人对择业的期望目标。这个目标应是明确的、具体的，要写清楚行业、部门以及职位，对护理专业的求职者来说，一般为护士。

（4）专业技能，包括外语水平、计算机水平、普通话水平以及其他的职业能力等。

（5）社会工作或社会实践情况，特别是与应聘工作相关的工作或实践，应重点突出。如应聘护士一职，可写明在大学期间的各种志愿服务活动、医院实习小组等活动等。同时，在表达时应着重两个方面：一个是工作能力，另一个是工作成果。

（6）获奖情况，应突出重点，用数据说话。可按时间顺序或按奖项颁发的级别列出奖项，注明各种奖励和荣誉的名称、颁发单位、获得时间等内容。

（7）兴趣与特长，在填写兴趣与特长时应慎重，如果特长不是很明确、很突出，则不妨与爱好一起列举。尽管特长不等于爱好，但爱好完全有可能发展为特长。

（8）联系方式，主要包括手机号码、e-mail 地址等。其主要目的就是保证招聘单位能第一时间与毕业生取得联系，一般提供给招聘单位的联系方式不宜随意更换，在招聘单位需要和求职者联系的关键时刻，如果无法迅速找到求职者，将直接影响到应聘的结果。

● ● ● ● ● ● ● 体 验 活 动 ● ● ● ● ● ● ●

巧用动词展示能力

作为一名护理专业的学生，根据自己在大学期间的校内外实践活动，请运用下列动词描述概括：

实现	建造	演示	影响	扩展	贯彻	鼓舞	管理	熟悉	证明	研究
撰写	完成	控制	设计	鼓励	进步	促进	解释	激发	计划	提供
销售	分析	调和	发展	成立	指导	增长	发明	协调	处理	提升
监督	编排	创造	领导	评估	识别	发起	指引	整理	编写	支持
建立										

3. 撰写简历的技巧和方法

在求职过程中，毕业生都希望亮出一份出类拔萃的个人简历。在撰写简历时应注意以下几点：

(1) 内容突出。内容就是一切，所以简历一定要突出能力、成就及经验。仅有漂亮的形式而毫无内容的简历是无法吸引人的。不同的医院有不同的要求，毕业生应当进行必要的分析，有针对性地设计、准备简历。

(2) 外表醒目。简历的外表既要强调美观，也要醒目。审视一下简历的空白处，用这些空白处和边框，或使用各种字体及符号、格式，如字体、下画线、首字突出、首行缩进等来强调你的正文。

(3) 目标明确。简历的求职目标应明确，如有多个目标，最好写多个不同的简历，每一份简历侧重点不同，这将使你的简历更有机会脱颖而出。

(4) 强调成功经验。用人单位希望你有证据来证明你的实力，因此，要写明你已有的成就，内容包括你可为单位带来的贡献，也可说明你的创新想法等。

(5) 力求精确。用人单位招聘人员每天要面对大量的求职信，浏览一份简历的时间仅十几秒，因此，尽可能准确地阐述你的技巧、能力、经验，不夸大，也不要误导。

4. 普通简历与优秀简历的对比

求职者在撰写简历时，应注意检查：是否一页纸；有无联系方式；有无应聘职位；优势是否明显；重点是否突出；重点顺序是否得当；"关键词"使用是否恰当；有无数据和实例证明；有无与求职无关的内容。

普通简历与优秀简历的对比

	普通简历	优秀简历
校徽	大部分有	通常没有
标题	"简历"或"个人简历"	有自己的名字、应聘的职位等
相片	形式花哨、姿势太怪	真实可靠
个人信息	极为全面，甚至像人口普查表，有的则像征婚启事	简单，三行搞定最主要的信息，包括联系地址、电话、e-mail 等
求职目标	大部分无	有
教育背景	加上很多课程名和奖励情况	由近及远写毕业院校，奖励单独一项进行介绍
工作经验	较多，是一堆事情的堆积，而没有轻重之分，也不对其进行详细描述	有主次之分，最多不会超过3~4项，每份工作都能详细描述
获奖情况	一部分有，一部分没有。以罗列较多，没有归纳、没有分析	基本都有。除了描述以外还有对该奖项的归纳、分析和交代
个人特长	罗列较多，没有突出自己的独特之处，或者为突出能力而罗列自己的非特长	选择性很强，不随意写，且一定写自己非常擅长的事情

	普通简历	优秀简历
页数	2 页甚至更多，最后 1 页不足一半	整页，通常为 1 页
性格特点或爱好	描述具体，而且数量繁多	选择性地添加、描述
低级错误	很多，包括拼写、语法、时态、字体不一致、大小不统一等	几乎没有
真实度	一般不造假，只是艺术性地放大	不造假，但有表达的技巧
精确度	较低	较高
纸张	纸张过轻、不统一；五颜六色	纸张为白色、80 克以上重，比较讲究
文字	不规范、大小、字体不统一	规范、统一大小、统一字体
排版	很差，不讲究	一丝不苟，十分讲究
打印	不整齐；彩色、喷墨打印	整齐，黑色、激光打印
文字风格	平铺直叙、大段描述	言简意赅、分点交代
主观印象	杂乱无章、无主次之分	精美舒畅、有重有轻

5. 简历的投递

（1）招聘会的简历投递。利用招聘会现场的有利条件，与招聘人员积极沟通，全面了解企业的情况、某个岗位的具体职责、招聘要求等。在投递简历前，可向招聘人员询问招聘条件，然后对照自身条件考虑有无成功的可能性。

（2）网络招聘的简历投递。

有针对性地挑选网站。知名招聘网站的"校园招聘"板块、各地的高校毕业生就业服务网站、高校网站的"招生就业"板块、企业网站的"人才招聘"板块等，招聘信息相对集中，更适合毕业生。

仔细筛选信息，深入了解对方。网上的职位信息十分庞杂，要学会利用职位搜索器等工具过滤、筛选信息。留心考察每条招聘信息的真实性和有效性。求职者必须仔细浏览招聘单位简介、招聘职位介绍、信息发布时间、截止日期等，必要时，还可登录该公司的官方网站以了解更多相关信息。留意对方的用人计划及招聘要求，在全面详细地了解招聘职位的信息后，再根据自己的实际情况投递简历。

选择合适的方式，第一时间投递简历。找到合适职位后，按照招聘方要求的方式进行投递。有些单位会在网上公布格式统一的职位申请表，要求填写后发送；还有单位不希望应聘者用附件形式投递简历等。应按照招聘方要求，在第一时间投递简历，才会较为顺利地进入筛选程序，并抢占先机。

（3）平面媒体招聘的简历投递。

投递简历要本着越快越好的原则，在见到招聘信息后尽快投递。尤其需要注意的是，若是邮寄简历，一定别忘了在信封的显著位置标明应聘职位，以方便招聘人员处理。尽可能了解招聘方的联系方式、联系人姓名，在简历投递后，通过电话、信件、电子邮件等方式积极主动与招聘方联系，询问应聘结果。

简历模板 ▶▶▶

王某某

××××ne027@hotmail.com   130-××××-5467

2015.09 至今   ××大学   ××学院   护理学   护理学士
主修课程：护理学基础、内科护理学、外科护理学、儿科护理学、妇科护理学等
专业 GPA：3.7/4.0（前 10%）

2017—至今   武汉××大学生创新课题（校级）   科研组长
负责分配科研任务，监督工作进度；与指导老师沟通，与干预对象沟通。
撰写了结题报告中数据分析和讨论两部分；本课题已于 2018 年 3 月底顺利结题获得优秀。
2016.10—2017.8   武汉××大学生创新课题（院级）   成员
负责收集样本，提前 10 天完成。
制作健康教育 PPT，撰写健康教育手册及文章，促进参与者的配合，样本流失率降低到 3%。
2016 至今   医院实习

2017—2018   ××大学××学院社会活动积极分子（全班仅 2 人获奖；2/35）
2016—2017   ××大学新生奖学金二等奖（2015 级护理系仅 2 人获奖；2/9）
2015—2016   ××市大学生创新奖学金（全校仅 2 人获奖）
2015—2016   ××大学连续三年获一等奖学金（综合成绩 1/233，专业成绩：4/233）
2017 年度"感动××"校园人物提名奖（年度人物 10 人，提名奖 10 人）

2016.07—2016.08
参加由××大学举办的暑期海外班，在美国学习生活的过程中提高了口语表达能力，了解了美国文化，更深刻体会到美国的护理教育模式。
2016.09 至今
担任××护理学院青年志愿者协会副部长。先后 5 次组织青年志愿者协会志愿者走进老人院为老人们实施健康教育和指导，得到老人院的老师们和老人们的一致好评，本人也被评委优秀志愿者。

(三) 求职信书写

求职信是一种介绍性、自我推荐的信件,它通过表述求职意向和对自身能力的概述,引起对方的重视和兴趣。

1. 求职信的格式

求职信属于书信范畴,所以其基本格式应当符合书信的一般要求,主要包括称呼、正文、结尾、署名、日期、附件六方面内容。

求职信一般都要求附着一些有效证件,如外语等级证书、计算机等级证书、获奖证书的复印件以及简历、近期照片等。最好有附件目录,这样既方便招聘单位的审核,同时也给对方留下一个"有条不紊、认真负责、办事周到"的好印象。

2. 求职信的内容

(1) 说明本人基本情况和求职信息的来源。

(2) 说明应聘岗位和能胜任本岗位工作的各种能力。

(3) 介绍自己的优势。

(4) 表示希望得到答复或面试的机会,并标明联系方式。

3. 求职信的写作技巧

(1) 了解对方、有的放矢。求职信是交际的一种形式,它可以反映一个人的专业水平,从用人单位的角度考虑问题是使求职信产生积极效果的重要方法。求职者应该采取换位思考的方法,对于某一单位的某一职位,可通过分析用人单位所提出的要求,从而了解用人单位的需要,然后有针对性地向其提供自己的背景资料,表明自己独到的才干,使他们从求职者的身上看到希望,并做出对求职者有利的决定。

(2) 条理清楚、个性鲜明。从阅信人的角度出发,根据求职的目的来布局谋篇,把重要的内容放在篇首,对相同或相似的内容进行归类组合,段与段之间按逻辑顺序进行衔接。信件要具有个人特色且能体现出专业水平,表达直接简洁、书写清晰、内容积极,充分显示出求职者是一个乐观、有责任心和有创造力的人。

(3) 实事求是、恰如其分。用成就和事实代替华而不实的修饰语,恰如其分地介绍自己。求职信是用人单位对求职人的一次非正式的考核,用人单位可以通过信件了解求职者的语言修辞和文字表达能力,可以说,求职信是用人单位对求职者第一印象的凭证。

(4) 求职信不能多于一页。切忌错字、别字、病句及文理欠通顺。不宜是履历的翻版,应与履历分开,自成一体。自存副本档案,用 A4 纸打印。

(5) 求职信格式规范:

标题:求职书或自荐信。

称谓:尊称礼貌。

正文:信息来源、应聘原因、个人情况、求职愿望和联系方式等。

落款:署名及日期。

求职信实例 ▶▶▶

尊敬的×××：

　　您好！

　　我从××××获知贵单位正在招聘×××专业人才。贵单位在国内外享有盛誉，如能到贵单位从事×××工作，我将感到非常荣幸。

　　我的简要情况如下：

　　贵单位如考虑接受我，请与我联系，我的联系方式为×××。

　　无论接受与否，我都衷心祝愿贵单位事业发达，蒸蒸日上！

　　此致

敬礼！

自荐人：王××

××××年×月×日

●●●●●●● 体 验 活 动 ●●●●●●●

请同学们撰写一份简历，并按照下列清单检查并提出改进计划。

	强	中	弱	改进计划
1. 简历格式：它是一个自述文档吗？				
2. 外观：它简洁吗？是否使用清晰，有吸引力的布局？打印清楚吗？格式正确吗？				
3. 长度：一页纸？				
4. 重要性：是否选择了最相关的经历？				
5. 交流：语言是否达到了"视觉"效果？是否明确地表明了工作目标？				
6. 简明："关键词"是否突出？				
7. 完整：是否包含所有的重要信息？是否在申请的岗位和你的经历之间建立了联系？				
8. 准确：该简历能否让你得到面试机会？				
9. 技能：简历是否反映出你拥有申请的岗位所必需的技能？				

创意作业

1. 结合你的职业定位，搜集相关的就业信息。

2. 整理并使用你的就业信息，尝试直接联系或通过各种关系获取到用人单位实地参观考察的机会，验证信息的准确性，判断自己的求职成功率。

3. 填写下表，建立你的职业信息库。

岗位			
信息来源			
单位名称			
性质			
工作地点			
工作环境			
医院文化			
发展前景			
用人制度			
工作职责			
专业要求			
学历要求			
生源地要求			
性别要求			
外语水平要求			
计算机能力要求			
专业知识要求			
专业技能要求			
其他要求			
待遇			
应聘方式			
应聘截止日期			
应聘联络方式			
备注			

第八章　求职笔试与面试

> 每个人都有他隐藏的精华，和任何别人的精华不同，它使人具有自己的气味。
>
> ——罗曼·罗兰

【学习目标】通过本章节的学习，能够做到：

1. 列出笔试的内容，说明笔试的应对策略。

2. 描述面试的类型、内容和面试的礼仪。

3. 陈述常见的求职心理，学会在求职过程中进行自我心理调节。

　　笔试是一种最常用的考核办法，它通常用于一些专业技术要求很强和对录用人员素质要求很高的单位，目的是考核应聘人员的专业知识水平、文字能力和综合分析事物的能力。而面试则更为重要，用人单位越来越看重应聘人员的综合素质，诸如自信心、合作能力、交往时的敏感力、分析解决问题的能力等，能否在面试过程中展现良好的素质，将会左右面试官对求职者的印象。如何在求职过程中根据自身发展及环境的需要对心理进行控制调节，从而最大限度地发挥个人的潜力，显得尤为重要。

【案例导读】

　　作为一位护理专业应届毕业生，假如你收到面试通知，去某儿童医院应聘护士一职，试着回答下面这位面试官的问题，你觉得这需要多长时间回答？用适当的语速大声地念出下面的对话，计算你所用掉的时间。

　　问：你做过照顾小孩子的工作吗？

　　答：我最相关的工作经验是在学生时期曾担任三个小学生的家教。这些小孩都非常需要照顾，因此我培养了一些看护技巧，例如：我努力与他们建立起亲密的关系，注意一些非语言的讯息，也非常留意他们的感受。我要让自己准备好以他们的步调来做事，我也要考虑到学校老师以及其他人的要求。我觉得自己和那些孩子，还有他们的老师都建立了非常良好的关系；我也和每个学生的老师共同沟通工作的进度。老师说，这些孩子的确有了很大的进步。而我也感觉很棒，很有成就感，所以我的工作进行得很顺利。我相信，这个工作经验对目前的这份工作是一个很好的基础，而我也非常期盼能和孩子及家长们一起工作。

☞ **讨论或思考**

1. 你认为这个回答的重点是什么？
2. 面试过程中，面试官对面试者的关注点有哪些？
3. 这位应试者的经历对你求职有什么启发？

第一节 笔 试

对护理专业的学生来说，在应聘过程中，用人单位筛选完简历后，接下来的考核方式就是笔试，主要考核毕业生的专业知识水平。其内容与国家护士执业资格考试大致相似，考查范围通常为护理学基础、内科护理学、外科护理学、妇产科护理学、儿科护理学和护理学导论。此外，有些单位也会对毕业生的心理健康和综合素质进行评估考查。

一、笔试的内容

（一）知识性笔试

知识性笔试包括两个方面的内容，即专业知识和通用性的基础知识。主要是考查毕业生对知识的运用能力能否达到应聘岗位的要求。因此，毕业生一定要注意对知识进行举一反三，活学活用，理论与实践相结合。

（二）智商性笔试

智商性笔试内容主要考核毕业生的综合能力，包括测试求职者学习新知识的能力、观察能力、反应能力、记忆能力、分析能力、归纳能力等，这对毕业生所学的专业知识没有特别要求，但对其综合素质要求较高。

（三）性格和情商测试

运用心理测试问卷或标准化量表，或者是提出一些开放式的问题，根据毕业生完成的情况，考查毕业生的心理健康水平和个性是否适合所应聘的岗位。

（四）公务员录用考试

一般由国家中央机关或各级地方机关组织开展，科目分为"行政能力测试"和"申论"。行政能力测试是专门用于测查与行政职业有关的一系列心理潜能的标准化考试，是对从事行政工作的国家机关工作人员是否具备行政工作能力的一种可能性的测验和验证，主要包括数量关系、判断推理、常识判断、言语理解与表达、资料分析五方面。申论考试主要考查应考人员对给定材料的分析、概括、提炼、加工，测查应考人员的阅读理解能力、综合分析能力、提出问题和解决问题能力、文字表达能力等。

二、笔试的应对策略

笔试是对通过简历筛选后的毕业生所进行的第一轮考核，是一种能力测试。毕业生可事先通过查询了解目标单位的笔试内容，早做准备。不同单位的笔试内容虽略有不同，但主要都是考核毕业生对专业知识的掌握以及分析问题的能力和英语书面表达的能力，这些都是需要毕业生长期学习、不断实践而积累知识和技能，并非一蹴而就，毕业生可从以下几点开始准备：

（一）笔试前准备

1. 专业知识

毕业生在校期间，应认真对待专业课的学习，夯实基础。在准备用人单位的笔试前，可以通过用人单位人事处或护理部了解笔试的考核范围、题型，结合所应聘岗位的要求，全面进行分析，做到有针对性地准备笔试考核。对护理专业的毕业生来说，多数用人单位的笔试考核重点是"护理学基础"，如无菌技术、压疮、疼痛、静脉输液反应、注射给药等。毕业生在准备时，如果能找到用人单位历年笔试真题，则应重点复习；如果用人单位没有推荐参考资料，则可以结合历年国家护士执业资格考试的试题进行准备。

2. 英语阅读和写作的准备

在准备英语考核时，首先要明确用人单位对毕业生英语能力进行考核的目的。第一，毕业生是否具有英语日常交流沟通的能力；第二，毕业生是否具有英语文献阅读和写作的能力。对护理专业的学生来说，可以培养阅读护理英文文献的习惯。在校期间，要充分利用学校图书馆的数据资源，如 CINAHL Complete（http：//search. ebscohost. com/login. aspx？－authtype＝ip，uid&profile＝ehost&defaultdb＝ccm），这是世界上著名的最全面的护理医疗全文期刊数据库，其中收录 5400 多种护理专业相关的期刊、论文和会议的索引摘要，480 多万笔记记录，此外还有 Pubmed、Web of Science 等外文数据库。

3. 其他笔试的准备

除了专业知识考核和英语阅读写作笔试之外，用人单位还特别注重对毕业生团队合作能力、临床决策能力和沟通交流以及关怀共情能力等方面的考查。毕业生在平时的学业和社团活动中，应注意大胆锻炼和拓展自己的综合能力。

（二）具体的应对策略

1. 选择题

选择题是客观题，容易得分，灵活性不强，因此，在答题时不宜留有空白。试题一般由一个题干和 5 个选项组成，5 个选项中只有一个为正确答案，其余均为干扰答案。选择题型一般分为：

（1）单句型最佳选择题，以简明扼要地提出问题为特点，考查毕业生对单个知识点的掌握情况。

（2）病历摘要型最佳选择题，以叙述一段简要病历为特点，考查毕业生的分析判断能力。

（3）病历组型最佳选择题，以叙述一个以患者为中心的临床情景为特点，针对相关情境提出测试要点不同的 2~3 个相互独立的问题。

（4）病历串型最佳选择题，以叙述一个以单一患者或家庭为中心的临床情景为特点，拟出 4~6 个相互独立的问题，问题可随病情的发展逐步增加相关新信息，以考查学生临床思维能力。

2. 填空题

填空题是对毕业生知识点掌握度的直接考查，内容比较多，且易混淆，答案唯一。此时，毕业生答题时需看清题目要求，是填写数字、词语还是句子。

3. 判断题

判断题的解题关键在于能否正确地找出试题的错误之处。其错误的形式主要包括隶属错、事实错、逻辑错、前提错以及概念错等。在做判断题时，一定要仔细，以免忽略试题中个别迷惑性的内容。在自己不能做出判断时，也要大胆猜测，给出答案，不留空白。但对倒扣分的题目则应慎重考虑后再做决定。

4. 简答题

简答题，顾名思义，就是要简练地回答，考生只需答出要点即可。答题时，要注意观点鲜明，知识点全面，语言简练，如：患者发生误吸时的应急程序是什么？测量血压时的注意事项有哪些？不宜在此类题花费过多的时间上进行大段的论述。需要注意的是，还有一种题型是简述题，它与简答题的答题要求并不完全相同。考生在做简述题时，不仅要回答出主要的观点，还要用一些材料对观点进行简单的论述，必要时可加入自己的见解。

5. 案例分析题

案例分析题是一种综合性较强的题目类型，它重点考查毕业生的知识运用和分析能力。典型的案例分析题：给出患者相关的临床表现、症状体征、辅助检查等评估要点，要求考生对患者做出医疗诊断，并就此疾病提出护理问题/护理诊断，最后给出对应的护理措施。做答时应注意：正确的医疗诊断是正确答题的第一步；医疗诊断，要注意掌握每一个疾病的特征性的、具有鉴别意义的信息；护理诊断，目前国际上通用 128 个护理诊断，毕业生准备笔试时，应注意掌握不同疾病的护理诊断；对于一个疾病的护理措施，在书写时应注意条理和逻辑性。

第二节 面 试

面试是一种由组织者精心设计，在特定场景下，以面试官对应聘者的面对面交谈与观察为主要手段，由表及里测评考生的知识、能力、经验等有关素质的一种考试活动。一般来说，经过一轮笔试，已经淘汰掉相当一部分应聘者，此时能够进入面试的，都是其中的佼佼者。要想在面试中脱颖而出，拿到目标单位的录用函，需要毕业生们熟知面试考察的内容、面试的类型及应对策略，做到知己知彼、胸有成竹。

一、面试的类型

（一）结构化面试与非结构化面试

结构化面试，是指面谈前进行了系统设计的面谈式面试，即对面谈程序、测评项目、话题、测评标准、时间等均做了详细的设计安排。考官小组的面谈，大多是结构化面试。此外，还有半结构化面试和非结构化面试，半结构化面试是指只对部分因素有统一要求的面试，如规定有统一的程序和评价标准，但面试题目可以根据面试对象而随意变化。非结构化面试是对与面试有关的因素不作任何限定的面试，也就是通常没有任何规范的随意性面试。

（二）单独面试与无领导小组讨论法

单独面试是指面试官与应聘者单独面谈。其优点是能提供一个面对面的机会，让面试双方进行较深入的交流。集体面试又称无领导小组讨论法。无领导小组讨论法通常将5~10名应试者编为一组，应试者地位平等，就某一指定问题进行讨论，面试官在一旁观察，无领导小组讨论面试是近些年医院招聘护士时面试最经常使用的一种方法。

在无领导小组讨论中，面试官评价的依据标准一般为受测者参与有效发言的次数；是否敢于发表不同的意见，支持或肯定别人的意见，是否能在坚持自己意见的基础上再根据别人的意见来发表自己的看法；是否善于提出新的见解和方案；是否善于消除紧张气氛，说服别人，调解争议，创造一个活跃的气氛，把众人的意见引向一致；能否倾听别人意见，是否尊重别人，是否侵犯他人发言权。此外，也会把应聘者的语言表达能力、分析能力、总结和归纳能力以及发言的主动性、反应的灵敏性等纳入考察范围。

（三）情景模拟测验与非压力性面试

情景模拟测验又称压力性面试，其主要实施方法是给考生设置某种实际问题情景，让考生以任职者的身份处理实际问题，进行适应性的测试。这主要评价考生的实际工作能力，判断其是否能适应或胜任工作。如：假如你在值班的时候，在你面前一个急症病号突然晕倒，你应该如何处理？而非压力性面试则是指在没有压力的情景下，考查应聘者有相关方面的素质。

（四）一次性面试与分阶段面试

一次性面试是指用人单位对应聘者的面试集中于一次进行，应聘者能否面试过关，甚至是否被最终录用，取决于这一次面试的表现。分阶段面试一般是由面试小组，按照小组成员的层次，由低到高，依次对应聘者进行面试。面试的内容依层次各有侧重，低层一般以考察专业知识为主，中层以考察能力为主，高层则实施全面考察，实行逐层淘汰筛选。有的面试则是要求应聘者分别到该职位所涉及的各平行部门接受面试，汇总后决定再对应聘者进行取舍。

二、面试的内容

作为一名护理工作者，需要有良好的敬业、奉献精神和团队协作能力。因此，在面试中，面试官通常也会通过一些问题或活动来考察应聘者是否具有应变能力、独立处理问题的能力、良好的沟通能力等。面试的内容一般包括面试者的仪表、仪态、工作动机和护理职业发展规划以及面试者的护理专业知识和护理技能等。

（一）仪表、仪态

仪表、仪态是指面试者的体型、外貌、气色、言行举止、精神状态等。良好的仪表，意味着做事有规律，注意自我约束且责任心强。对护理人员来说，仪表端庄、衣着整洁可以让患者信赖，适当的淡妆可以唤起患者对美的追求，树立战胜疾病的信心。

（二）专业知识

了解面试者掌握专业知识的深度和广度，考察其专业知识是否符合所要录取职位的要求。作为对专业知识笔试的补充，面试对专业知识的考察更具灵活性和深度，所提问题也更接近空缺岗位对专业知识的需求。因此，虽有之前笔试奠基，但应聘者对专业知识的准备仍不能懈怠。

（三）工作动机

了解应聘者为何来本单位应聘，对护理工作的追求是什么，判断本单位所能提供的工作条件是否能满足其工作要求和期望。如：你是怎么得到我们医院的招聘信息的？你对我们医院了解多少？

（四）口头表达能力

考察面试中应聘者是否能够将自己的思想、观点、意见或建议顺畅地用语言表达出来。考察的具体内容包括表达的逻辑性、准确性、感染力、音质、音色、音量、音调等。

（五）综合分析能力

面试中，应聘者是否能对面试官所提出的问题，通过分析问题抓住本质，并且说理透彻、分析全面、条理清晰。如：你是应届毕业生，缺少工作经验，如何能胜任这一工作呢？

（六）反应能力和应变能力

主要考察看应聘者对面试官所提的问题理解是否准确，以及回答的迅速性、准确性；

对于突发问题的反应是否机智敏捷、回答恰当；对于意外事情的处理是否得当等。如：你觉得该如何解决现在医患关系紧张的问题？

三、面试的特点

（一）综合性

通过面对面进行交谈对，可对面试者的应变能力、实际操作能力、公关协调能力、解决问题能力、创新思维能力以及为人处世、举止仪态、气质风度、兴趣爱好、脾气秉性、道德品质等，都能做出全方位的考察评定。

（二）实效性

通过面试，可以克服笔试"高分低能"的不足，通过面试，用人单位可以对应试者的个性、爱好、特长、动机、愿望、能力、谈吐、仪表等做出综合判断，客观分析与公正评价，直接考察面试者的技术能力和专业水平，提高人才选拔的质量和效果。

（三）针对性

面试可以根据不同的应试对象有针对性地提出各种不同的问题，以便使考察更科学合理，避免人才选聘的盲目性。

四、面试的应对策略

（一）面试的准备

1. 心理准备

做好面试前的心理准备就是要正视自身，肯定自己的优点，认清自身存在的不足。如果自卑自弃，过低估计自己，会使用人单位感到应聘者没有才能；但如果过高评定自己，趾高气扬，会使用人单位反感。命运不是只掌握在对方手里，也在自己手里。求职是双向选择，从用人单位的角度看，毕业生是在接受审视，看求职者是否符合聘用要求。反过来，用人单位也在接受求职者的考察，看其条件能否吸引求职者。因此，面试时要以自然、平等的态度应答交谈，不论双方身份、地位如何，人格都是平等的。不论面对的是何人，都应落落大方，表现出思想上的成熟、气度上的稳重。求职者只有做到既有热情诚意，又保持不卑不亢的从容态度，才会给用人单位形成一种良好印象，从而促使面试成功。

2. 信息资料准备

俗话说"知己知彼，百战不殆"应聘者在面试前要广泛地收集有关用人单位的信息资料，如单位的性质、隶属关系、机构设置、经营或事务范围、管理体制和管理状况、人员组成情况、工作内容、单位的背景资料、业务发展前景、用人机制和策略等。此外，这个职位要求毕业生拥有何等学历和工作经验，其基本任务和职能是什么，应该向谁负责等，这些都是需要在面试前深入了解，应做到心中有数，胸有成竹，沉着应对。掌握的资料越充分可靠，对自己的面试越有利。同时，还要准备好个人的必要材料，带好简历和有关资料，有备无患。记住随身携带笔和笔记本，准确记录用人单位的相关信息，如对方的姓名、联系方式，或者对方介绍单位情况的内容，把面试官所说的话记录下来，也是对其的一种尊重。

3. 自我介绍准备

自我介绍时建议采用"URBAN"法则，即 Unique, Relevance, Bonding, Arousing, Neat。

（1）Unique（独特）：能在众多应聘者中迅速凸显出来。在自我介绍中可重点展示自己独特、与众不同的经历或特长。

（2）Relevance（相关）：记住面试官只是希望知道你的个人经历及特点能否为未来的工作奠基。

（3）Bonding（联结）：可根据面试前对用人单位的调查及了解，把自己的特点和这个公司的相关文化特点相结合。

（4）Arousing（富有激情）：富有激情的自我介绍能给面试官留下深刻印象，因此在准备时，除了要熟练，在语音语调上也要勤加练习。

（5）Neat（简洁）：自我介绍的内容以及用词、叙述方式等方面都要简洁干脆。内容不用涉及过多的细节；多用实义动词而少用虚词；说话要干脆，避免拖拉。

4. 面试问题的准备

（1）常见的面试问题：

①考查应聘动机与对工作的愿景。例如：作为一名护士，你最大的优势是什么？为什么选择我们医院？你对未来在职业发展上有何规划？面对此类问题时，需要应聘者有条理地表明过去和现在对工作的态度，求职原因，对未来的追求与抱负。

②考查应聘者的知识水平，专业特长。例如：如果你进入我院工作，如何快速进入工作角色？在执行抽血、给药、输液输血等治疗时，要求至少使用几种查对方法？新版心肺复苏基本生命支持实施评估顺序是什么？在面对此类考查专业技能和知识的问题时，切忌紧张，应快速搜索自己的知识积累，从容回答。

③思维能力，分析能力和语言表达能力。例如：对于医疗职业风险，你有何认识？对于老百姓"看病难，看病贵"，你有何认识？如果两个护士长同时让你做事情，你该怎么办？手术后清理时你发现少了一块纱布，医生却否认，谈谈你对此的看法。此时，要求应聘者对面试官所提问题能够通过分析判断抓住事物本质，并且说理透彻，分析全面，条理清晰，简洁明了地将自己的思想、观点、意见用语言表达出来。

（2）回答问题技巧：

①确认问题，巧妙应答。面试时，如果对用人单位提出的问题一时不能领会以致不知从何答起，则可将问题复述一遍，并先谈自己对这一问题的理解，再请教对方以确认问题。需注意的是，在面对不太明确的问题难以进行回答时，不能沉默以对或直接回答"不知道"，应巧妙地引入自己熟悉的与问题相关的领域，避免"冷场"。

②把握重点，条理清楚。面试时，回答问题一般情况下要结论在先、议论在后，先将自己的中心意思表达清晰，然后再做叙述和论证；否则，长篇大论，会让人不得要领。面试时间有限，大多面试者会精神紧张、说话赘余、拖泥带水，反倒会将主题冲淡或漏掉。

③讲清原委，避免抽象。面试过程中，对于面试官的提问，求职者应作具体回答，避免抽象回答，以免给面试官留下不好的印象。但也应该注意不同的场合、对象、内容和表达需要，视具体情况而定。

④个人见解，个人特色。用人单位在短时间内需接待若干名求职者，相同的问题问若干遍，类似的回答也要听若干遍。因此，面试官会往往会疲倦困乏，只有具有独到个人见解和个人特色的回答，才会引起面试官的兴趣和注意。

⑤实事求是，诚恳坦率。面试遇到自己不知、不懂、不会的问题时，应诚恳坦率地承认自己的不足，以赢得面试官的信任和好感。

5. 面试妆容

护理工作者的职业特点要求护理人员要稳重、朴实、大方，以增加患者的信任感。因此，在妆容上，发型长短适中，男士前发不覆额，侧发不掩耳，后发不及领；女士长发不过肩，有长发需将长发盘起或束起；注意保持头发的清洁，不要用过多的定型产品，不染个性发色，发色应该保持健康自然状态为宜。男士应该养成每日剃须修面的好习惯，同时需要检查细节，如不要露出鼻毛，避免尴尬；女士妆容以淡妆为宜，用薄而透明的粉底营造健康的肤色，用浅色的口红增加自然美感，用自然色眉笔调整眉形，用睫毛膏让眼睛更为有神，以示尊重。

6. 面试服装准备

男士服装衬衫以白色和蓝色为主，属百搭款，也可以选择浅粉色、浅紫色等颜色以显活力和亲和；西装颜色以黑色和藏青色为佳，剪裁合体；选择款式简洁的领带，不可选择颜色明亮艳俗的，同时，廉价蹩脚的领带夹也会使得第一印象大大减分。注意使鞋面保持锃亮，鞋跟要结实，有带的皮鞋一定要检查鞋带是否干净且系紧。

女士服装选择剪裁合适、简单大方的套装，颜色以中性为主，避免夸张、刺眼的颜色。避免无袖、露背、迷你裙等性感装束，套装裙长应至少盖住大腿的 2/3。面试时，中跟鞋是最佳选择，避免长而尖的高跟鞋。此外，配饰宜求简洁高雅，首饰尽量少戴。此外，在面试时，建议只带一个手提包或公文包，将文件、笔及一些贴身物品有条理地收拾好置于包内。

（二）面试的礼仪

面试前应做好上述妆容及服装等方面的准备：

进入面试场地，应保持诚恳态度，始终面带微笑，不过分紧张，对碰到的每个工作人员都应彬彬有礼。进入面试房间之前，要注意进房先敲门。要保持抬头挺胸的姿态和饱满的精神。面试时，面试官允许坐下时再坐，坐姿要大方得体，坐在椅子的 2/3 处，双腿并拢，挺胸直腰，双手轻微交叉放在膝前。与面试官 15 秒左右的目光接触，以表示对主考官的尊重。面试过程中待人态度从容，有礼貌，眼睛平视，面带微笑；说话清晰，音量适中，回答简练，神情专注。手势不宜过多，需要时适度配合，切忌边说话边整理头发。进入面谈办公室前，可以嚼一片口香糖，消除口气，还可缓和紧张情绪。

面试结束后，要礼貌地与面试官握手并致谢，轻声起立，并将座椅轻手推至原位置。在出单位大门时，对接待人员表示感谢，于 24 小时之内发出书面感谢信。

● ● ● ● ● ● ● ● **体 验 活 动** ● ● ● ● ● ● ● ●

请同学们认真思考，哪些原因可以导致面试失败，然后将所有可能的原因列出来。哪些原因可能会让雇主认为你的准备不周，或者不适合这份工作？可以从下列几点来考虑：穿着，时间观念，对用人单位缺乏了解，对面试官发问不当。

（1）你会给面试失败的人哪些建议？如果你自己也不确定哪些是应该遵守的原则，可以向学校就业服务中心的老师求助。

（2）准备一张备忘录，让你自己可以从容地应对面试。

第三节 求职过程中的心理调适

一个人能否成功，关键在于他的心态。良好的心理素质不仅可以使高校毕业生在求职期间保持良好的心态，适时调整自身的行为，促进其顺利就业，而且可以使其在求职后能顺利地适应职场环境，尽快发挥自己的才能，以求职业能力得到更快的发展。因此，良好的求职心理，是打开就业成功之门的钥匙。

一、常见的求职心理

（一）功利心理

在当前社会经济状况下，功利心理是一种普遍的求职心理特征，表现为一部分大学毕业生在选择职业的同时希望得到更高的报酬与更高的职位。近些年来，尽管国家号召大学生参与西部大开发，但是大部分大学毕业生还是愿意在一线城市和发达地区发展，不愿意响应国家的号召，去西部建功立业。毕业生往往在这种心理的驱动下选择高起点、高薪水的职位。

（二）求闲求便心理

选择闲适便利的工作环境与工作条件也是毕业生在求职时的一种心理，求闲求便心理就是指那些为了离家近或追求生活便利、追求舒适、清闲的心态。在各大高校举办的招聘会现场，很多毕业生挑挑拣拣，选择的工作要求离家近一些，管理松一些，工作轻一些，这种现象对毕业生以及单位都会造成负面的影响，这种求闲求便心理的长期存在，对整个就业市场极为不利。

(三) 依赖犹豫心理

依赖心理在当代大学生的择业心理中占有很大比重。部分毕业生因缺乏社会经验，在很多事情上缺乏应有的分析和解决问题的能力。在择业过程中，缺乏参与意识和竞争意识，主动性较差，他们把找工作寄希望于父母等社会关系和学校的帮助，使自己在就业过程中处于被动和劣势地位。部分大学生不愿意自己思考决断，而是依靠父母师长之意、师兄师姐之言进行取舍，缺乏自我选择和决断能力，表现出较强的依赖心理。还有部分大学生虽有竞争意识，但欠缺竞争的勇气，认为学校、社会甚至家长理所应当给自己安排一份满意的工作，一旦要自己亲自找工作，就怨天尤人、牢骚满腹。

(四) 焦虑与偏执心理

部分大学生由于心理承受能力和自我调节能力较差，在面临个人的期望值与社会现实不符时，很多人都会产生焦虑的心理，担心自己不能找到一个可以发挥自身能力的工作环境，一旦在自身的前途和发展问题上出现偏差，就会抱憾终身。但是在社会的大环境中，每位大学生都会遇到这样或者那样的问题，用人单位对职位和岗位的要求和条件越来越高，录用程序越来越复杂，笔试、面试、口试接踵而至，不少毕业生害怕自己的求职愿望落空，对求职的结果忐忑不安，焦虑紧张，部分学生由于焦虑时间持续较长，对学习和生活都产生了很多负面的影响。部分有焦虑心理的大学生往往还伴随着偏执心理。大学生在求职过程中，对求职公平的要求非常高，一旦遇到了不公平的求职环境，就会感到不满，但是如果将这种不满表现得过为激烈，则会给整个求职过程带来很多不利因素，是非常不可取的。

(五) 自卑心理

自卑心理是一种由于过多的自我否定而导致自惭形秽的主观情绪体验。表现在一些毕业生自我评价偏低，过低估计自己的知识和能力水平，因为自身所读并非名牌学校，表现为性格内向，或是因为在求职过程中屡次受挫而在择业中悲观失望，缺乏自信，表现为不会向用人单位恰当地推销自己，不敢主动参与就业竞争，再或是因自己专业知识和专业技能及综合测评不如其他同学而产生自卑感，进而转化为自卑心理。这种心理对大学生的思维活动有明显的抑制作用，存在这种心理的大学生往往没有信心和勇气面对就业单位，不能合理地向用人单位展示自身的优点，从而严重影响到求职效果。

(六) 自负心理

自负是指目前大学生对自己的评价高于自己的实际水平，具有不切实际的期望值。很多大学毕业生往往以"天之骄子"自居，不能客观评价自己，自我评价过高，择业期望值也高，不能对自己进行准确的社会定位，在择业过程中单向考虑自己的择业就业理想，对用人单位的要求极尽苛刻，一旦受挫，也不愿承认是自己的不足。这种自负心理，使很多毕业生迟迟不与用人单位签约，这在一定程度上导致当前很多大学毕业生择业时出现"高不成，低不就"现象。

（七）盲目急躁心理

部分大学生因为求职过程中盲目急躁无目标，所以感到心里不踏实、浮躁和苦恼。这部分大学生在择业时，表现为情绪的极端性，心境易受到多种求职因素的困扰，缺乏应有的冷静和自控力，对各种信息经常做出不加思考的反应，一味强调自我意愿，不能客观分析自身情况。由于不考虑自己的能力，不给自己合理定位，最终导致求职失败。

（八）攀比心理

在求职的思维认识过程中，部分大学生对就业形势、就业环境、就业政策等缺乏深刻全面的了解，无法确定自己的求职方向，这部分大学生往往不考虑自身的能力、专业和条件，只追求时髦职业，向往大城市，往往用周围同学的求职标准来定位自己的求职标准。在这种攀比心理作用下，即使某单位非常适合自身及其发展，但因某些方面比不上其他同学所选择的就业单位，就立刻放弃，事后却又后悔不已。

（九）从众心理

从众心理就是在就业前，不能够对自己的专业及自身的各方面特点进行客观全面的分析而随从大流。大学生就业时，由于对社会现状的模糊认识，择业时往往是到处投简历，一有招聘会就参加，认为参与越多，成功的几率就越大，结果往往因专业不对口或者个人能力不适合而无功而返，不仅浪费了人力、物力、财力，而且常常会使自信心受到打击，导致自己疲惫不堪，事半功倍。

（十）逃避失落心理

由于种种原因，部分大学生对于毕业后融入社会存在畏惧感，往往不敢把自己推向就业市场；或者在找工作碰壁，就后便产生了畏惧心理，进而采取消极退缩的逃避情绪，导致有一小部分大学生毕业后在家待业，无所事事。

二、求职过程中的心理调适

（一）健康求职心态三要素

1. 准确认识自己，合理定位

在进行职场定位前，毕业生可以做一些职业生涯测评或给自己设计一个问卷，比如回答"我的优势是什么""我的弱势是什么""我的理想是什么""职业生涯中可能遇到哪些威胁""什么样的工作让我有成就感"等问题，让自己一个客观的评价。

2. 认清形势，脚踏实地

毕业生对就业普遍抱有较高的期望。尽管择业是双向选择，但面对工作经验几乎为零的大学生，用人单位的选择自由更多。因此毕业生要转变观念，克服一步到位的思想，"一切从零开始""先生存后发展""先就业再择业"。况且，早期的人生磨砺也是不可多得的财富。

3. 审时度势，沉着应对

学成就业，服务社会，实现自身价值，是每个毕业生的美好愿望。但是切忌急于求成，因为不论是生理还是心理的成长，都需要一个循序渐进的过程。尽量在第一份工作中多积累一些经验，获得更多的成长经验，让成长的喜悦超越对职业的"不适应"。只有这样，才能有一个从容的心态，静下心来思考自己适合做什么，适合在什么样的单位工作，应该有怎样的调整，等等。

（二）积极求职心态三要素

1. 乐观向上

现在是一个竞争的时代，大到国与国之间的对抗，小到人与人之间的竞争，无不剧烈。竞争冲击着人们的事业和生活，冲击着人们的意识和思想，在求职择业上亦是如此。如果在激烈的竞争中，没有乐观向上的拼搏精神以及强烈的进取欲望，是很难获得成功的。

2. 坦然面对

无论成功还是失败，只要自己付出了努力，就肯定会有收获，哪怕是"拿钱买教训，吃亏长见识"也是值得的，拥有这种心态的求职者，在面试时就会不怕挫折和失败，还会大大增强面试时的自信心，在应对面试官的提问时，也会回答自如、理直气壮。即便遇到比自己各方面能力都强的竞争者，也不要自惭形秽。有了积极的求职心态，求职者一定会表现出极大的勇气和耐力，努力去寻找理想的工作岗位。

3. 不卑不亢

有这种心态的求职者会更加自信，他们知道现在的应聘是双向选择，用人单位有权利去选择毕业生，而毕业生同样也有资格和权利去挑选一个适合自己专业和特长的用人单位。有了这种想法后，求职者就会自然而然地产生不卑不亢的态度，这样求职面试时可能产生的恐惧、紧张心理就会消失了，从而能够更好地发挥出自己的应有水平。

（三）心理调适方法

1. 主动宣泄法

一个人在职业生涯中可能会遇到各种拒绝和失败，也会有很多的不如意和困难，面对挫折和逆境，面对重大压力，大学生要学会化解压力，这是一个人在职业成功道路上必备的心理品质。大学生要采用适当的方法，合理宣泄，消除压抑感，才能轻松、愉快地工作和学习。释放压力的方法有以下几种：

（1）倾诉。可以向知心朋友或信任的老师、家长倾诉内心的烦恼和忧虑，也可以用写信的方式来倾吐心中的不快，但写过后并不一定要寄出，把它撕毁或付之一炬均可；记日记、写博客也是简便易行的方法。

（2）哭泣。悲伤、委屈的时候尽情地痛哭一场，让不良情绪状态下身体产生的毒素随着眼泪及时排出，之后会感到一种特别的轻松、平静。

（3）运动。运动是针对抑郁和焦虑的一剂良药，因为运动能促使大脑产生更多让人兴奋和快乐的物质——内啡肽。运动还可以使人转移注意力，让愤怒等不良情绪找到一个合理的发泄渠道。无论求职多么紧张，也应抽出时间多加运动。运动是一种既锻炼身体，又能宣泄情绪的两全其美的方法。

（4）听音乐。音乐对人的情绪会产生意想不到的作用，任何时候，音乐都会影响一个人的感受。柔和的音乐对疾病的康复十分有益，还能平静人的心灵，而节奏感强烈的音乐能使人更有活力。在忙碌的求职之余，听音乐可以让人迅速放松。

2. 情绪放松法

（1）调息放松法，也称深呼吸放松法。此法的关键是将胸式呼吸（由于紧张，使吸入的新鲜空气最多只到达胸部便被呼出）变成腹式慢呼吸（尽量向内更多地吸入空气，再轻轻地、慢慢地将气呼出）。此法可促使血液循环维持正常，让紧张心理得以缓解，降低个体对焦虑的易感度。

（2）冥想，是一种改变意识的形式，它通过获得深度的宁静状态从而增强自我认知，达到良好心态。在冥想期间，人们将注意力集中在自己的呼吸上并调节呼吸，采取某些身体姿势（如瑜伽姿势），使外部刺激减至最小，从而产生特定的心理表象，或心平气和、放空自我。

3. 肌肉放松法

是一种深度放松的方法。此法的要点是先紧张后放松，在感受紧张之后再充分地体验放松的效果。从操作上来说，肌肉放松法一般是从头到脚，依次分别进行。如做面部整体放松：把眉毛往上拉，眼睛尽量睁大，嘴角尽力后托，牙齿尽量咬紧，保持 10 秒钟，然后放松。对每一部分的肌肉，都要充分体会紧张之后再放松的舒适感觉。

4. 注意转移法

所谓注意转移法，就是采取迂回的办法使自己的注意力、情感和精力转移到其他活动上去，让消极的情绪在蔓延之前就被一些因素所干扰，而不再恶化，朝着良性方向发展。过于强烈的消极刺激都与当时所处的情境密切相关，只要善于脱离不利的情境，对于情绪的控制就会变得相对容易。比如当大学毕业生产生心理问题时，自己首先应该冷静下来，转移注意力，做一些自己感兴趣或是让人开心的事情，等平静之后再考虑就业问题。

5. 自我暗示法

自我暗示是一个心理学概念。它是运用内部语言或书面语言的形式来进行自我情绪的调节。积极的自我暗示有一种神奇的力量，可以启动和控制潜意识能量，调动非智力因素，以此来调整心态、补充精神动力、坚定成功信念，进而自觉地努力，以达到主体追求的效果。而消极的自我暗示则会使人陷入低落的情绪之中，久而久之，潜意识的东西就会逐渐上升到意识层面，将个体引入消极的生活状态中，不能自拔。大学毕业生要注意调整自己，合理运用自我暗示。

6. 自我安慰法

自我安慰即通常所说的文饰的方法。文饰是一种援引合理的理由和事实来解释所遭受的挫折，以减轻或消除心理困扰的方式，它的表现形式可概括为"找借口""阿Q精神胜利法""酸葡萄效应"等。当一个人无法达到自己所追求的目标时，或想得到的东西得不到时，就会表现为像伊索寓言里那只聪明的狐狸一样，吃不到葡萄就说葡萄是酸的，来冲淡内心的欲望，减少懊恼的情绪，减轻内心求而未果的痛苦。自我安慰法对于帮助人们在大的挫折面前接受现实、保护自己、避免精神崩溃是很有益处的。

7. 积极认知法

所谓认知就是我们看待事物的方式，它包括一个人的思想观点、阐述事物的思维方式、评价是非的标准、对人对事的基本信念等。积极健康的认知是指个体的认识与客观事实相符，不歪曲事实。一般来说，消极情绪是由消极的思想决定的，当大学毕业生用否定的、悲观的思想看问题时，就会感到非常沮丧、失意与消沉。

生活中我们发现，拥有积极健康认知的人总是在看到事物不利方面的同时，更能看到事物有利的方面，从而精神饱满、信心十足。而持消极认知的人只能看到问题的不利面，强调困难。如果毕业生把这种不良情绪带到择业中，势必会影响就业的效果。

🔲 创意作业

不同岗位对员工的任职要求不同，单位需要的是最合适而非最优秀的员工，请各位同学思考并讨论；如果你是某医院的招聘人员，你会怎样利用笔试环节来选拔合适的人才？以小组为单位，完成讨论任务后如实填写下面这个任务书。

任务	任务要求	小组成员姓名	职责
思考适合于甄选医院合适人才的招聘方式	通过小组讨论，提出最佳方案，并派代表发言	组长：	统筹全组工作
		发言代表：	代表小组发言
		小组其他成员：	出谋划策，提供意见
1. 学历要求			
2. 技能要求			
3. 性格要求			
4. 形象要求			

任务	任务要求	小组成员姓名	职责
5. 其他要求			
师生总结			

第九章　创新与护理创新

> 做出重大发明创造的年轻人，大多是敢于向千年
> 不变的戒规、定律挑战的人，他们做出了大师们认为
> 不可能的事情来，让世人大吃一惊。
>
> ——费尔马

【学习目标】通过本章节的学习，能够做到：

1. 陈述创新和创新能力的定义，说明创新的意义和过程。
2. 描述创新能力的来源和创新方法的种类。
3. 陈述护理创新的概念，比较护理创新与一般创新的区别与联系。
4. 陈述护理创新的来源和护理创新的特点。

21世纪既是一个新经济时代，也是一个创新的时代。创新是创造新东西的一种能力，它与我们的生活息息相关。对于个人来说，创新是我们取得成功的重要途径；对于企业和行业来说，创新是保证生存的核心竞争力；对于国家和社会来说，创新是社会进步、国家富强、民族振兴的核心驱动力。创新不是天赋，而是一种能力，一种可以被习得的能力。要习得创新能力，就必须要了解什么是创新，创新有哪些方法可循。同时，创新也是21世纪护理事业发展的主旋律和根本动力。护理创新对于护理专业发展具有重要的意义，护理工作者应积极开展护理创新实践，用创新引领护理专业不断发展与进步。

第一节　创新与创新方法

【案例导读】

ICQ 与腾讯 QQ

1996年，3个以色列年轻人维斯格、瓦迪、高德芬格聚会时突发奇想：能不能开发一种使人与人在互联网上快速交流的软件？后来，经过研究一款名为ICQ，即"I

SEEK YOU（我找你）"的全球第一款即时聊天软件就诞生了。ICQ 的诞生让互联网再次缩短了人与人之间的距离，同时它也宣告了即时通讯领域市场的兴起。软件一经推出，即刻全球响应，其用户也快速增长，即使是在当时互联网不怎么发达的亚洲地区，市场用户量也占到了 70%。6 个月后，ICQ 成为了当时世界上用户量最大的即时通讯软件。在第 7 个月的时候，ICQ 正式用户达到 100 万。无数人看到了即时通讯美好的发展前景，迅速跟进。很快，几乎每个国家都推出了本土的即时通讯软件，抢夺市场。

QQ 的前身 OICQ，是 1999 年 2 月由腾讯公司自主开发的即时通信网络工具，是 ICQ 的模仿者之一，并且模仿得还相当出色——ICQ 虽然强大，但并非无懈可击。早期的 ICQ 虽然很流行，但其实还是有很多缺陷的。例如：它把好友列表等资料保存在本地，换部电脑登录你的好友就统统不见了。在家庭尚未普及 PC 的那个年代，网吧才是网民上网冲浪的主要场所。在网吧这样的公用电脑环境，ICQ 简直是灾难一样的存在。而模仿者 OICQ，则没有这种问题，在任意网吧任意电脑使用 OICQ，好友列表都是线上保存的，不会丢失。因此，OICQ 迅速占领了网吧，2000 年时 OICQ 已经基本占领了中国市场。ICQ 曾一度用法律武器发起对 OICQ 的反攻，但也只让对手把名字改成了 QQ。

圆　周　率

阿基米德是第一个用科学方法寻求圆周率数值的人，公元前 3 世纪，他在《圆的度量》中用圆内接和外切正多边形的周长确定圆周长的上下界，从正六边形开始，逐次加倍计算到正 96 边形，得到 $3+\frac{10}{71}<\pi<3+\frac{1}{7}$，开创了圆周率计算的几何方法（亦称古典方法，或阿基米德方法），得出精确到小数点后两位的 π 值。而公元 263 年，中国数学家刘徽在注释《九章算术》时只用圆内接正多边形就求得 π 的近似值，也得出精确到两位小数的 π 值，他的方法被后人称为割圆术，他用割圆术一直算到圆内接正 192 边形，得出 $\pi\approx\sqrt{10}$（约为 3.14）。

☞ **讨论或思考**

腾讯 QQ 和刘徽求出圆周率都属于创新。腾讯 QQ 的创新与 ICQ 的创新有何区别？刘徽的创新和阿基米德的创新又有什么分别？

一、创新

（一）创新的定义和内涵

"创新"一词，英文是"innovation"，起源于拉丁语，原意有更新、创造新东西和改变三层含义。创新是指人类提供前所未有的事物的一种活动。创新是一个过程，而不是一个状态。"新"可以分为相对于"无"的新和相对于"旧"的新两层含义。前者是指创造出的东西是前所未有的，属于"首创"；而后者指的是创造的东西是在从前存在的东西的基础上改进或改良后而得到的，属于"仿创"。但是两者都属于创新，"首创"相对于"仿创"更难，属于高级的创新，而"仿创"则相对容易，属于低级的创新，但"仿创"并不是简单的模仿，而是在模仿的基础上进行改良和完善，腾讯 QQ 就是在 ICQ 的基础上改良完善而来的。

从另外一个角度思考，"新"还可以分为"相对于自己"的新和"相对于其他所有人"的新，例如刘徽和阿基米德都求得了圆周率，阿基米德的成果是"相对于全世界人的创新"，而刘徽的发现对于阿基米德所在时代之后的希腊人来说并不是什么新的东西，但对于刘徽自己和当时的中国人来说确实是"首创"。但即使是"相对于自己的创新"也是属于创新，它包括的范畴比"相对全世界的创新"更加广泛，属于广义的创新；而"相对于全世界人的创新"则是狭义的创新，对"新"的要求更高。广义的创新相对简单，但真正改变世界的是"狭义的创新"，所以，狭义的创新才是我们创新的最终目标。

创新的内容包含我们生活的方方面面，无所不在。创新可以分为理论创新、文化创新、科技创新、管理创新、技术创新等。

（二）创新的意义

1. 创新是实现人生价值的必由之路

创新精神和创新能力是人才的核心竞争力。当今的时代发展日新月异，产品服务的更替速度越来越快，人工智能时代即将来临，大量的职业将被人工智能取代，人类面临着巨大的挑战，而创新才是人类最大的资本和最重要的核心竞争力。一个有所作为的人，只有通过创新，才能充分展示自己独特的个性。

2. 创新是企业最重要的核心竞争力

在当今的时代背景下，企业不创新就会被淘汰，雅虎和诺基亚就是很好的例证。企业创新依赖于个人创新，一个创新型的企业是企业内所有人都有创新精神的企业，企业只有不断创新才能跟上潮流，甚至引领潮流，这样才能在时代的浪潮中长久地繁荣。创新是企业快速、持续发展的根本动力。

3. 人类社会的发展需要创新

纵观人类社会的发展历程，从初期的原始社会、奴隶社会、封建社会，发展到今天的资本主义社会和社会主义社会，在这个过程中，"创新"同样扮演着重要的角色。例如工具的制作、冶金技术的出现、文艺复兴和工业革命、互联网革命和物联网革命等创新的出现推动着人类社会的车轮越来越快地向前飞驰。社会的创新是个人创新的总集合，个人创新是社会创新的基础，是最重要的创新。

总之，不创新就等于被淘汰。个人不创新，会被企业淘汰；企业不创新，会被行业淘汰；行业不创新，会被社会淘汰；社会不创新，会被历史淘汰。

（三）创新的驱动力

人类对食物的需求让人类创造了巧克力、雪糕、方便面等各种非自然形式的食物；人类对文化的需求让人类创造了各种戏剧、音乐、文学等文化作品；人类对自由和远方的需求让人类创造了车、船、飞机等工具。

有人存在的地方就有需求。按照马斯洛的需求理论，人的需求分为：生理需要、安全需要、爱与归属感需要、尊重需要和自我实现需要五类，依次由较低层次到较高层次排列。在自我实现需求之后，还有自我超越的需求。人生就是一个不断满足自己各种需求的过程，而社会的发展过程就是一个不断满足所有人需求的过程。满足需求的这种愿望不断刺激着人类去创新，去创造更多更好的东西。个人的需求促使个人创新，企业或行业的需求促使企业和行业不断创新，而社会的需求则促使社会创新。其中，个人的需求是基础，无数的个人需求构成了企业需求和社会需求。因此，想要创新，必须要了解人的各种需求，只要人类还有未满足的需求，那就还有创新的余地。

（四）创新的过程

创新的产生分为两步："想"和"做"；具体分为四个阶段：准备阶段、思考阶段、顿悟阶段和验证阶段。准备阶段是发现问题、收集资料、分析问题和寻找问题的关键点；思考阶段则是根据问题的关键点寻找解决问题的方法；顿悟阶段是在尝试解决问题的过程中产生顿悟，找到可行的方法；验证阶段是验证方法是否可行，只有通过验证才是可信的。

"想"是创新的前提，想都不敢去想或不愿意去想，是不可能创新的。有了想法，还要去"做"，去把想法实现出来，只想而不做就是空想，"做"是创新成功的必要条件。但只有想和做不一定能保证创新的成功，还需要锲而不舍和坚忍不拔的精神，没有这样的精神，遇到困难便半途而废，那样就会前功尽弃。

创新的四个阶段之间的关系并不是时序性的，而是相互交融循环的。在准备阶段分析问题时其实也是在思考，而在思考阶段也包含了对问题的进一步分析，在分析和思考的过程中才能产生顿悟，经过验证后如果不可行，还要再次分析、思考并产生新的顿悟。

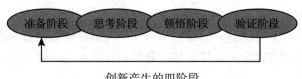

创新产生的四阶段

（五）创新能力

1. 创新能力的概念

创新能力简称创造力，指创造新思想、新理论、新方法和新发明的一种能力。创新能力包括创新意识、智力（学习能力、观察能力和注意力等）、创新思维和创新方法等几个部分。

（1）创新意识，是人们对创新与创新的价值性、重要性的一种认识水平、认识程度以及由此形成的对待创新的态度，并以这种态度来规范和调整自己的活动方向的一种稳定的精神态势。创新意识是个体进行创新活动的前提,只有具有创新意识,个体才会主动参与并寻求创新,它也是创新能力的前提和重要部分。

(2)智力,是创新能力的基础,包括观察能力、学习能力和注意力。

观察能力是用来发现问题的,这是创新的第一步。"观察"分为"观"和"察","观"是指看,而"察"是指在看的基础上加以思考,发现事物的本质。"观"很容易,人人都可以做到,但是"察"却很难,必须要加以练习才能做到。

学习能力是分析问题、思考解决问题方法的必要能力,也是创新不可或缺的能力。学习能力分为"学习"和"思考"两个部分,《论语》中"学而不思则罔,思而不学则殆"表明,只学习而不思考就不能深刻理解所学知识的意义,不能合理有效地利用知识,甚至会陷入迷茫;而只思考而不学习则终究是沙上建塔,一无所得。只有学习大量的资料和信息并加以勤奋的思考,才能将问题分析得更加透彻,从而找到更多的解决问题的方法。

注意力是观察和学习的必要能力和基础能力,同时也是创新能力的重要基础。

(3)创新思维和创新方法,有了创新能力的基础和创新的意识,还需要有好的创新方法和思路,才能保证创新的成功,创新思维和创新方法也是创新能力的重要构成部分。

2. 护理本科生的创新能力

护理本科生创新能力是由创新基础知识、创新思维、创新个性和创新实践四部分组成。其中,创新思维是创新的核心。

(六)创新能力的来源

美国心理生物学家"诺贝尔生理学或医学奖"获得者斯佩里博士(R. W. Sperry,1913—1994)通过著名的割裂脑实验,证实了大脑不对称性的"左右脑分工理论"。他证明人的左脑主要从事逻辑思维,右脑主要从事形象思维,而右脑的存储量是左脑的100万倍。右脑是创造脑,拥有巨大的存储量,以高速、高效的方式处理信息,它具备了卓越的创造天性,是人类创造力的源泉。

虽然右脑是人类创造力的源泉,但是创新的过程却必须同时运用到左右脑的能力,右脑提出创造性的设想,而左脑用逻辑的形式将设想表达出来。

因此,每一个人都拥有创造力的器官,每一个人都存在着创新的潜能。但是这种潜能必须要经过开发才能够表现出来,只要经过合理的开发,人人都有创造力,人人都可以创新。

二、创新方法

创新方法是指创新活动中带有普遍规律性的方法和技巧。它是通过研究一个个具体的创新过程而揭示出的创新的一般规律和方法。常用的创新方法如下:

(一)联想类创新法

联想类技法包括:类比法、移植法和模仿法。

1. 类比法

类比法是根据两个或两类对象之间在某些方面的相同或相似点，推断出它们在其他方面也可能相同的一种思维形式和逻辑方法。对事物间相同点的联想是类比的基础，推断是类比的表现。根据类比的对象、方式等的不同，类比创新法大致可以分为以下几种类型：

（1）直接类比法，是指根据原型启发，直接将一类事物的现象或规律搬到另一类事物上而创造出新事物的类比方法。例如，美国一位制瓶子的工人，偶然看见女友穿了一条漂亮的裙子，裙子的膝盖以上部分较窄，显得腰部线条更优美。这位工人联想到玻璃瓶子，而设计出别具一格的"可口可乐"瓶。

（2）拟人类比法，是指将创造对象"拟人化"，赋予其人格、人的行为和人的功能，以获得创意和创造成果的方法。例如，挖土机就是模拟人体手臂的动作来进行设计的，它的主臂如同人的手臂，可以上下左右弯曲，挖斗则如同人的手掌，可以插入土中，将土挖起。

（3）象征类比，是一种通过具体事物的形象或象征符号来表达某种抽象的概念或情感的类比方法。例如，北京 2008 年奥运会吉祥物"福娃"的创作便是如此。"贝贝""晶晶""欢欢""迎迎""妮妮"五个形态欢快喜人的形象，象征着"北京欢迎你"，使抽象的欢迎语形象化，让海内外参加奥运会和关注奥运会的人感到格外的亲切。

（4）因果类比，两个事物的各个属性之间，可能存在着某种因果关系，因此，人们可以根据一个事物的因果关系推出另一事物的因果关系，通过因果类比创造出新的事物。例如，在面粉中加入发酵粉，产生气泡，可做出松软的馒头；在橡胶中加入泡沫，可以做成海绵橡胶；在塑料中加入泡沫，可以做成泡沫塑料；在水泥中加入泡沫，可以做成泡沫水泥；在金属铝中加入泡沫，可以做成泡沫铝。

（5）对称类比，许多事物相互间具有对称性，人们可以通过对称类比，创造出新的东西。例如，英国物理学家狄拉克从描述自由电子运动的方程中，得出正负对称的两种能量解。一个能量解对应着电子，那么另一个能量解对应着什么呢？通过对称类比，他提出了存在"正电子"的大胆假设。1931 年，由美国的安德逊在宇宙射线实验中终于得到证实，这是人类首次发现反粒子。

（6）综合类比，是指在事物属性之间的关系比较复杂的情况下，根据一个对象与另一个对象综合相似而进行类比推理的一种类比方法。例如，许多新药的研制都是先在动物身上进行试验，了解动物在服药后产生的各种生化反应，在确定药物有效且基本没有副作用的情况下，才进行人体试验。这里所采用的就是综合类比法。

2. 移植法

移植创新法是指将某一领域中的原理、方法、结构、材料、用途等移植到另一个领域中去，从而产生新思想、新观念的方法。移植法是创新方法中最简单、有效的方法之一，也是应用研究中使用最多的方法之一。移植多以类比为前提。移植法可以分为：

（1）方法移植，即将一个学科的研究方法移植到另一个学科中去，创造出新的交叉学科或新的解决问题的方法，或将已有的某产品或事物的原理移植到别的产品或事物上。例如将人工养殖珍珠的方法移植到人工培育牛黄。

（2）原理移植，将已有的某产品或事物的原理移植到别的产品或事物上。

（3）材料移植，将某种产品使用的材料移植到别的产品制作上，以达到更新产品、改变性能、节约材料、降低成本的目的。

（4）结构移植，把动物、植物或物品的良好形状或结构移植于其他事物中（仿生法）。例如根据荷叶的疏水结构研制出仿生疏水材料。

3. 模仿法

模仿创新法就是一种人们通过模仿旧事物而创造出与其相类似的事物的创造方法。从模仿的创造性程度而言，可分为机械式模仿、启发式模仿和突破式模仿三种。

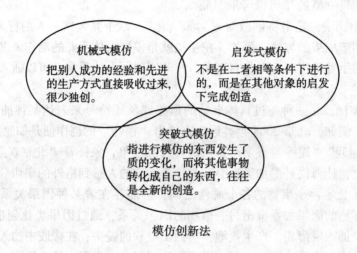

机械式模仿
把别人成功的经验和先进的生产方式直接吸收过来，很少独创。

启发式模仿
不是在二者相等条件下进行的，而是在其他对象的启发下完成创造。

突破式模仿
指进行模仿的东西发生了质的变化，而将其他事物转化成自己的东西，往往是全新的创造。

模仿创新法

小案例 ≫≫≫

"康师傅"的问世

生产"康师傅"方便面的是坐落在天津经济开发区内的一家台资企业。投资者大多数是台湾彰化县人，他们起初在台生产经营工业用蓖麻油，并不熟悉食品业，是一批所谓"名不见经传"的小业主。

开始，这些台商并不清楚该搞什么行当最能走红。经过大陆之行的实地调查后，他们发现改革开放后的大陆，经济建设发展很快，"时间就是金钱"的口号遍地作响，人们的生活节奏日趋加快，对方便快速的饮食需求开始产生。于是，一个新创意涌上台商脑海：为了适应大陆新出现的快节奏生活，可以在快餐业上寻求发展机遇。

经过分析，他们列举了人们传统饮食方式的缺点和对新的饮食方式的希望，最后决定以开发新口味方便面来满足大陆消费者的需要。开发什么品牌的方便面呢？他们列举了多个品名，淘汰了不少想法。后来，他们想到了"康师傅"的品牌，因为"师傅"是大陆人对专业人员的尊称，此外，"康师傅"中的"康"字，也容易满足人们对健康、安康的愿望。

这些台商在调查了大陆人的饮食习惯和口味需求后，决定在"大陆风味"上下功夫。

他们还采用了"最笨""最原始"的办法——"试吃",来研究"康师傅"的配料和制作工艺。直到有一千人吃过,他们才将"康师傅"的"大陆风味"确定下来。

(二) 列举创新法

列举法是人为地按某种规律列举出创造对象的要素,然后分别加以分析研究,以探求创造的落脚点和方案。作为一种最基本的创造方法,列举法应用广泛,它运用了分解和分析的方法,常应用于简单设想的形成与发明目标的确定。

列举法的特点是:

(1) 采用了系统分析的方法,重视需求的分析,使创造过程系统化和程序化。

(2) 运用了分解和分析的方法,在详尽分析的基础上进行列举。

(3) 简单实用,是一种较为直接的创造技法,特别适用于新产品开发、旧产品改造的创造性发明。

(4) 不仅是创造性发明的主要技法,而且为创造性的解决问题提供了方向和思路。

列举法的要点是将研究对象的特点、缺点、希望点罗列出来,提出改进措施,形成有独创性的设想。按照所列举对象的不同,列举法可以分为属性列举法、缺点列举法、希望点列举法、成对列举法和综合列举法。

1. 属性列举法

属性列举法是列举法的典型方法,其要点是首先针对某一事物列举出其重要部分或零件及属性等,然后就所列各项逐一思索是否有改进的必要性或可能性,促使创新产生。

美国内布拉斯加大学教授克劳福德的做法是:先把所研究的对象分解成细小的组成部分,再把各部分具有的功能、特征、属性、与整体的关系、连接等尽量全部列举出来,并做详细记录。

而日本学者上野阳一为找到研究对象的特性提出了区分研究对象特性的三种方式:

(1) 根据名词特性——全体、部分、材料、制法等来区分;

(2) 根据形容词特性——性质等来区分;

(3) 根据动词特性——功能等来区分。

上野阳一列举法的操作步骤是:

第一步,确定一个目标明确的研究对象。

第二步,了解事物现状,熟悉其基本结构、工作原理及使用场合,应用分析、分解及分类的方法对研究对象进行一些必要的结构分解。

①名词属性(采用名词来表达的特征):主要指事物的结构、材料、整体等。

②形容词属性(采用形容词来表达的特征):如视觉、色泽、大小、形状等。

③动词属性(采用动词来表达的特征):主要指事物的功能方面的特性。

④量词属性(采用数量词来表达的特征):主要指数量、使用寿命、保质期等。

第三步,从需要出发,对列出的属性进行分析,并与其他物品对比,通过提问方式来诱发创新思想,采用替代的方法对原属性进行改造。

第四步,应用综合的方法将原属性与新属性进行综合,寻求功能与属性的替代与更新完善,提出新设想。

例如：需要改良一把椅子，乍一看椅子没有能够改进的地方。使用属性列举法可把椅子的构造和性能按要求列出，再——检查后进行改良，使人豁然开朗，引出新的构思。

名词属性：

整体：椅子。

部分：椅背、椅座、椅推、扶手、椅脚。

材料：木头、石头、铁、合金、塑料、组合材料。

制作方法：浇铸、硬模、拼接、雕刻等。

形容词属性：椅子的颜色有白、绿、红等；形状有圆、方或特殊形状。图案各种各样。椅子的高低、大小均可不同。

动词属性：功能方面的特性包括可折叠椅、躺椅、摇椅、座椅等。

2. 缺点列举法

缺点列举法就是将事物的缺点——列举出来，然后针对发现的缺点，有的放矢地进行改革，从而获得创造发明的成果。它分为改良型缺点列举法和再创型缺点列举法。

改良型缺点列举，是针对已有一定完善程度的事物的某些特征缺陷或不足之处进行列举，在保持其原有基本状态的前提下，着手进行改进和完善，使其实现满意的创作目标和思维方法。例如，日本狮王牙刷公司的职员加藤信三，每天清早起床刷牙时牙龈就出血，他想了许多种解决牙龈出血的方法：牙刷改为较柔软的毛；使用前，先把牙刷泡在水里，让它变得柔软一些；多用一些牙膏；慢慢刷牙。这些方法均不管用。后来，加藤信三又想：牙刷毛的顶端是不是像针一样尖呢？他用放大镜观察一番，发现与他的估计居然相反，毛的顶端是四角形的。于是，加藤进一步动脑筋：如果把毛的顶端磨成圆形，那么用起来一定不会再出血了吧。加藤信三把"不满意"变成一项相当有价值的创意，试验结果相当理想。于是，他就把新创意向公司提出来，公司欣然采用。改善后的狮王牌牙刷销路极佳，而且经久不衰。

再创型缺点列举，是指从工作和生活需要的角度出发，发现现有事物具有较大的缺陷，使用极不方便或极不安全，从而彻底改变事物原有的结构或重新构想，创造一种与原有事物具有本质性差异的事物的思维方法。例如，一个名叫休斯的美国记者发明的电炉子。一天休斯应邀到一个新婚的朋友家吃饭。当他吃菜时，感到菜里有一股很浓的煤油味，想吐，又碍于情面和礼貌，只好把口中的菜咽下去。主人也发现了菜中的怪味。休斯边吃边想：做饭是家庭主妇最基本的一项工作，如能发明出一种用电的炉子，岂不是既省事，又能避免煤油炉的缺点吗？休斯回家后，立即从事电炉子的研究工作。经过坚持不懈的努力，终于在1904年获得了成功。一种新型的家用电器——电炉子，被创造出来了。后来，休斯又研究出了电锅、电壶等家用电器，成了一名"家用电器大王"。

3. 希望点列举法

希望点列举法，就是根据人们提出来的种种希望，经过归纳后沿着所提出的希望达到目的，再进行创造发明的方法。例如，人们希望夜间上下楼梯时，灯能自动亮、自动灭，于是就发明了声光控开关；人们希望打电话时能看到对方的形象，就发明了可视电话；人们希望洗手后不用毛巾擦也能干手，于是发明了电热干手机；等等。

希望点列举法提出的希望有些是从缺点直接转化而来的，是从对事物某方面的不满，转变为对此改进的希望。但与缺点列举法相比，它能从正面、积极的因素出发考虑问题，不受现有事物的约束，可以把旧事物整个看成缺点，易产生大的突破，能够在更大程度上开阔思考问题的空间。希望点列举法可分为功能型希望点列举和原理型希望点列举。

功能型希望点列举是在不改变原事物基本作用原理的前提下，针对事物不具备而又有所希望的方面，将希望点一一罗列，进行变换和创新的一种方法。例如，美国有个叫派克的人，最初只开了一个自来水笔的小铺子，有一天，他忽然想到：为什么不把作为一个整体的自来水笔分成若干零散的部分来考虑呢？于是，他将自来水笔划分成笔尖、笔帽、笔杆等部分，再对各个部分逐一加以思考。这样一来，果然许多以往想不到的好想法如泉水般地从脑海里涌了出来。例如，设想制成可画粗线和细线的不同笔尖；设想用 14K 金、18K 金、白金等不同材料做成的不同笔尖；设想制作螺纹式笔帽、插入式笔帽；设想制作流线型笔杆、彩色笔杆，如此等等。派克首先选用流线型笔杆和插入式笔帽这两个设想加以深入研究，终于制成了誉满全球的派克钢笔，并由此获得了大量财富。后来派克钢笔又经过许多改进，可以称得上是"笔中之王"了。

原理型希望点列举是针对现有事物的某些不足列举出希望点，并根据希望或理想，打破原事物概念的束缚，从全新的角度进行再创造的一种创新方法。例如，美国拍立得公司经理埃德蒙·兰德有一次给他的爱女拍照，小姑娘不耐烦地问："爸爸，我什么时候才能看到照片？"这句话触动了兰德，引起了他的深思：是啊，为什么照一次相需要几个小时甚至几天才能看到照片呢？如果照相机也像电视机等产品一样，通上电，一按开关就能产生效果，那将会进一步扩大市场。兰德决心生产一种一两分钟之内就能看到照片的新型相机。目标确立后，兰德夜以继日地发奋工作，不到半年时间，就研制出了瞬时显像照相机，取名为"拍立得"相机，它能在 60 秒内洗出照片，所以又称"60 秒相机"。这种相机投入市场后，受到了人们的热烈欢迎。使"拍立得"公司的销售额从 1984 年的 150 万美元猛涨到 1995 年的 6500 万美元。

4. 成对列举法

成对列举法是通过列举两种不同事物的属性，并在这些属性间进行组合，通过相互启发而发现发明目标的方法。操作过程如下：

（1）确定两个事物为研究对象；

（2）分别列出两个事物的属性；

（3）将两事物的属性一一进行强制组合；

（4）分析、筛选可行的组合，形成新的设想。

例如，应用成对列举法来设计一种新型的灯，步骤如下：

（1）确定灯为 A 事物，为了设计新颖，选择与其差别较大的猫为 B 事物。

（2）分别列出灯和猫的属性：

灯　灯泡　灯罩　灯座　开关

猫　猫头　尾巴　耳朵　爪子

（3）将灯和猫的属性强制组合。

灯和猫的属性强制组合表

猫头形状的灯泡	猫头图案的灯罩	猫头形状的灯座	猫头形状的开关
可以随意变换角度的细灯管	长筒型灯罩	可以随意弯曲、调节长短的灯座	尾巴形状的开关
双灯泡	灯罩上面有两个耳型透光孔	耳朵形状的灯座	声控开关
多个小灯管	可以收缩调整的灯罩	爪子形状的灯座	触摸式开关

（4）提出新型灯的设想。将上表的各种设想进行分析 综合，提出新型灯的方案如下：

①灯泡。多个小灯管，上下串行排列。

②灯罩。长筒型猫头图案灯罩，可以收缩调整筒的直径，上面有两个耳形透光孔。

③灯座。爪子形状的灯座，可以随意弯曲，调节长短。

④开关。触摸式开关。

5. 综合列举法

综合列举法是针对所确定的研究对象，从属性、缺点、希望点或其他任意创造思路出发，列举出尽可能多的思路方向，对每一思路方向开展充分的发散，最后进行分析筛选，寻找最佳的创新思路的创新方法。操作步骤如下：

（1）确定研究对象；

（2）对研究对象应用属性列举法进行分析和分解，列举各项属性；

（3）运用缺点列举法和希望点列举法的方法对逐项属性进行分析；

（4）综合缺点与希望点对事物原特征进行替换，综合事物的新老特征，提出创造性设想。

举例：美国有位名叫海曼的画家，每天要画很多画稿，画了很多年都没有出名，也没有赚到钱，始终是个穷画家。海曼有一天在作画时，发现需要修改后，便放下笔，在凌乱的工作室中好不容易找到橡皮擦后，却又找不到铅笔了，十分恼火的海曼便用丝线将橡皮系在铅笔上继续作画，这样用起橡皮来就方便了。可没用几下，橡皮就掉了下来，这样掉了几次后，他索性连画也不画了，专门来想办法固定铅笔上的橡皮。终于想出了用薄铁皮将橡皮固定在铅笔尾部的办法，并申请了专利。最后该专利被著名的铅笔公司以 55 万美元买走了。海曼也由一个穷画家变成了大富翁。而买了这个专利的铅笔厂，每年也因此为自己创造了上千万的利润。

（三）组合法

组合法，是指把多项貌似不相关的事物通过想象加以连接，从而使之变成彼此不可分割的新的整体的一种创新方法。创新性的组合必须同时满足三个条件：组合需要多个要素的参与；所有要素必须为同一目标服务；组合可以产生 1+1>2 的功效，否则组合就是无效的组合甚至是失败的组合。

组合也是一种创新，它占各种发明的60%~70%，而且组合具有广泛性，它是宇宙间的普遍现象，可广泛适用各个领域。此外，组合的形式多样。例如：

（1）近亲结合：纸+纸→书本；裤子+袜子→连裤袜；

（2）远缘杂交：空气+煤炭→尼龙；X射线照相+电子计算机→CT扫描仪；

（3）跨越时空"联姻"：古为今用。

另外，组合的方式非常灵活，有二元组合、多元组合、附加式组合、辐射式组合、综合性组合等，它们可据不同需要灵活选用。

组合法可以运用已有技术实现技术突破，还有利于为新技术、新工艺、新材料的推广应用寻找途径，并且在开展群体创新活动过程中发挥独特作用，容易获取群体创新成果。

组合的效应分三种：

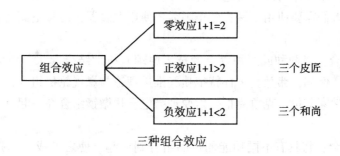

三种组合效应

组合的方式也主要分三种：

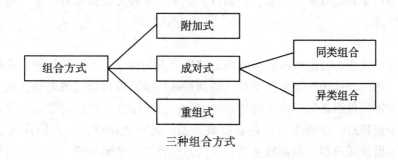

三种组合方式

组合法常分为：主体附加法、同类组合法、异类组合法、重组组合法、信息交合法和焦点法。

1. 主体附加法

主体附加法是指以某一特定的对象为主体，在本体上，以某种方式附加与本体相适应的附属物，从而增添本体功能和价值的创新方法。例如：北京某公司生产的网球添加了一根长牛皮筋，牛皮筋的另一端连在已装满重物放在地上的小包上，这样把网球打出后，球自动弹回来，一个人打网球时就不用捡球了。

2. 同类组合法

同类组合法是将同一种功能或结构在一种产品上重复组合，满足人们更高的要求，这也是一种常用的创新方法。由相同的事物（要素）进行组合并产生新的效果。例如，有多个 CPU 的计算机，可以在一定的计算机制造水平下获得较高的运算速度。再例如，有多个发动机的飞机，不但可以获得更大的动力，而且具有更高的可靠度。

3. 异类组合法

异类组合法即两种或两种以上不同领域技术思想的组合或不同功能物质产品的组合的创新方法。人们在从事某些活动时经常同时有多种需要，如果将能够满足这些需要的功能组合在一起，就能形成一种新的商品，供人们方便使用。这种方法的特点是：组合对象（技术思想或产品）来自不同的方面，一般无主次关系。异类组合是异类求同的创新，创新性很强。包括原理组合、功能组合和方法组合。例如沙发床，白天人们需要用沙发，晚上睡觉需要用床，沙发床的设计将这两种功能合二为一，节省了对室内空间的占用。又如冷暖空调，夏季人们需要使用空调，冬季则需要使用取暖器，冷暖空调将这两种功能组合在一起。

（1）原理组合：将两种或两种以上的技术原理有机地结合起来，组成一种新的复合技术或技术系统。例如，弗兰克·怀特把喷气推进理论与燃气轮机组合，发明了喷气式发动机；英国生物学家艾伦·克鲁克把衍射原理与电子显微镜组合在一起，发明了晶体电子显微镜。

（2）功能组合：将具有不同功能的产品组合到一起，使之形成一个技术性能更优或具有多功能的技术实体的方法。例如收音机和录音机组合，制成收录机。

（3）方法组合：在生产工艺和加工处理，以及组织管理中，把两种以上的方法组合起来使用，会产生新的效果。例如，公司或企业采用多种方法实现对资金、物流、人力等资源的有效管理。

4. 重组组合法

重组组合法是指有目的地改变事物内部结构要素的次序，并按照新的方式进行重新组合，以促使事物的功能和性能发生变革，达到特殊要求，取得较佳效果的技法。例如，减速器是由许多零部件组成的，为了使传动比增大，必须增加齿轮的对数。能否不增加齿轮对，而是减少齿轮对，重新组合一种新的减速器？通过重新组合，人们发明了少齿减速器，又发明了谐波减速器、差动减速器、多轴减速器等，达到节能、省料、增加效益的目的。

5. 信息交合法

信息交合法是通过某种方式，把不同信息联系起来的方法。信息交合法的实施一般分为四步：

（1）确定一个中心，即零坐标（原点）；

（2）给出若干标线（信息标），即串起来的信息序列；

（3）在信息标上注明有关信息点；

（4）若干信息标形成信息反应场，信息在信息反应场中交合，引出新信息。

例如，提出新式家具的新设想时，先列举有关家具的信息：床、沙发、桌子、衣柜、镜子、电视、电灯、书架、录音机等。然后，用一根标线将它们串起来，形成一根信息标。为了形成信息反应场，从每一个信息处引出两条信息射线，这些信息射线两两相交时会得到许多交点。

新式家具的新设想

	床	沙发	桌子	衣柜	镜子	电视
床						
沙发	沙发床					
桌子	床头桌	沙发桌				
衣柜	床头柜	沙发柜	组合柜			
镜子	床头镜	沙发镜	镜桌	穿衣镜		
电视	电视床	电视沙发	电视桌	电视柜	反画面电视	
灯	床头灯	沙发灯	台灯	带灯衣柜	镜灯	电视灯

最后，分析这些交点，列出可能的组合信息：沙发床、沙发桌、桌柜、穿衣镜、电视镜、电视灯、书架灯、录音机架、床头桌、沙发柜、镜桌、电视柜，等等。

再例如回形针，如下图坐标系看出，回形针的不同属性与人类实践要素进行信息交合后，可以得到如下用途：铁画、音符、导线、指南针……

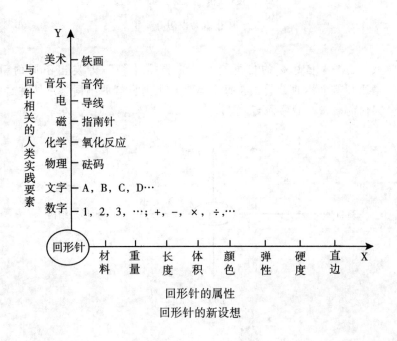

回形针的属性
回形针的新设想

● ● ● ● ● ● ● ● 体 验 活 动 ● ● ● ● ● ● ● ●

请你在下图坐标系中尽可能多地列出报纸的用途。你也可以在现有的 X 轴和 Y 轴上任意增加或减少各种属性和实践要素，写出废报纸尽可能多的用途，写完后对每种用途进行思考，怎么实现这种用途。

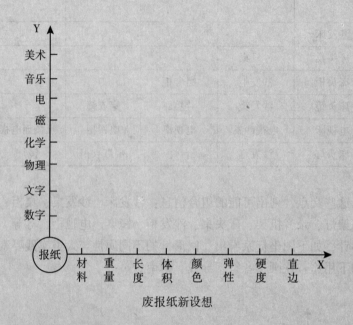

废报纸新设想

请尝试使用多条信息标的信息交合法，根据"灯"开发出不同的新产品，你可以任意添加信息标的数量，在每个信息标上列出灯的不同信息，并进行任意的交合，列出的新产品越多越好。

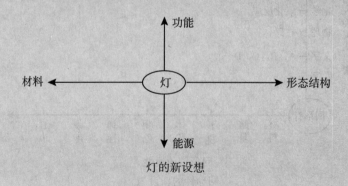

灯的新设想

6. 焦点法

焦点法是组合创新方法的典型代表。它以一个事物为出发点（即焦点），联想其他事物并与之组合，形成新创意。如玻璃纤维和塑料结合，可以制成耐高温、高强度的玻璃钢，很多复合材料，都是利用这种技法制成的。焦点法可分为聚焦组合法和辐射组合法。

（1）聚焦组合法：以待解决的问题为中心，在已有的技术手段中广泛地寻求与待解决问题相关的各种技术手段，最终形成一个或多个解决这一问题的综合方案。应用这种方法时，需特别注意的是：寻求技术手段的广泛性，要尽量将所有可能与所求解问题有关的技术手段包含在考察的范围内。

例如，西班牙建成当今世界最新式的发电厂——门泽乃斯气流发电厂，以"如何提高太阳能利用技术"为研究课题，把温室技术、风力发电技术、排烟技术、建筑技术等多种技术组合起来形成一种综合技术。其中，每一项技术都是人们早已熟悉的，却构成了一种最新式的利用太阳能发电技术。

（2）辐射组合法：是指从某种新技术、新工艺、新的自然效应出发，广泛地寻求各种可能的应用领域，将新的技术手段与这些领域内的现有技术相组合，可以形成很多新的应用技术。应用这种方法，可以在一种新技术出现以后迅速地扩大它的应用范围，世界发明历史上有很多重大的技术发明都经历过这样的组合过程。例如，爆炸技术本来是破坏性的技术，若和平利用，与其他已有技术组合，可产生新技术，如爆炸成形、爆炸焊接、爆炸熔解。这些技术现已广泛应用于各行业中，如微爆破应用于人体治疗膀胱结石，将炸药放入体内用定向爆破技术治疗胃结石等。

（四）设问法

设问法适用于各种类型与场合的创造活动，它能够帮助人们突破思维与心理上的障碍，从多方面多角度引导创新思路，从而产生大量的创造性设想。设问检查法被誉为"创新方法之母"。发明、创造、创新的关键是能够发现问题、提出问题。设问法就是对任何事物都多问几个为什么。常见的设问创新方法包括：

1. 奥斯本检核表法

奥斯本检核表法以该技法的发明者奥斯本命名，是指引导主体在创新过程中对照9个方面的问题进行思考，以便启迪思路、开拓思维想象的空间、促进人们产生新设想、新方案的方法。在众多的创造技法中，这种方法是一种效果比较理想的技法。由于它突出的效果，被誉为创新方法之母。人们运用这种方法，产生了很多杰出的创意，以及大量的发明创造。

奥斯本核检表法9大问题

核检项目	说　　　明
1. 能否他用	现有的事物有无他用？保持不变能否扩大用途？稍加改变有无其他用途？
2. 能否借用	现有的事物能否借用别的经验？能否模仿别的东西？过去有无类似的发明创造创新？现有成果能否引入其他创新性设想？

核检项目	说　明
3. 能否改变	现有事物能否做些改变？如：意义、颜色、声音、味道、式样、花色、品种改变后效果如何？
4. 能否扩大	现有事物可否扩大应用范围？能否增加使用功能？能否添加另外部件？能否扩大或增加高度、强度、寿命、价值？
5. 能否缩小	现有事物能否减少、缩小或省略？某些部分能否浓缩化？能否微型化？能否短点、轻点、压缩、分割、简略？
6. 能否代用	现有事物能否用其他材料、元件？能否用其他原理、方法、工艺？能否用其他结构、动力、设备？
7. 能否调整	能否改变排列顺序、位置、时间、速度、计划、型号？内部元件是否可换？
8. 能否颠倒	作用能否颠倒？位置（上下、正反）能否颠倒？
9. 能否组合	现有事物能否组合？原理能否组合？方案能否组合？功能能否组合？形状、部件能否组合？

奥斯本检核表法的核心是改进，或者说其关键词是"改进"，通过变化来改进。其基本做法是：首先，选定一个要改进的产品或方案；然后，面对一个需要改进的产品或方案，或者面对一个问题，从9个不同角度提出一系列的问题，并由此产生大量的思路；最后，根据第二步提出的思路，进行筛选和进一步思考完善。

下面是应用奥斯本核检表法进行手电筒创新案例：

序号	检核项目	引出的发明
1	能否他用	其他用途：信号灯、装饰灯、生火、武器
2	能否借用	增加功能：加大反光罩，增加灯泡亮度，增加材料硬度
3	能否改变	改一改：改灯罩、改小电珠和改能源类型等
4	能否扩大	延长使用寿命：使用节电、降压开关
5	能否缩小	缩小体积：1号电池→2号电池→5号电池→7号电池→8号电池→纽扣电池
6	能否替代	代用：用发光两极管代小电珠
7	能否调整	换型号：两节电池直排、横排、改变式样
8	能否颠倒	反过来想：不用干电池的手电筒，用磁电机发电
9	能否组合	与其他组合：带手电的收音机、带手电的钟等

以下是应用奥斯本核检表进行自行车创新设计：

序号	设问项目	新概念名称	创意简要说明
1	有无其他用途	多功能保健自行车	将自行车改进设计，使之成为组合式多功能家用健身器
2	能否借用	自助自行车	借用机动车传动原理，使之成为自助车
3	能否改变	太空自行车	改变自行车的形态（如采用椭圆形链轮传动），设计出形态特殊的"太空自行车"
4	能否扩大	新型鞍座	扩大自行车鞍座，使之舒适，必要时还可存储物品
5	能否缩小	儿童自行车	设计各种儿童玩耍的微型自行车
6	能否代用	新材料自行车	采用新型材料（如复合材料、工程塑料）代替钢材，制作轻便型高强度自行车
7	能否重新调整	长度可调自行车	设计前后轮距离可调的自行车，缩小占地空间
8	能否颠倒	可后退自行车	传统自行车只能前进，开发设计可后退的自行车，方便使用
9	能否组合	自行车水泵	将小型离心泵与自行车组合成自行车水泵，方便农村使用
		三轮自行车	设计三轮自行车，供两人同乘

2.6W2H 及 5W1H 法

5W1H 法由美国陆军部提出，实施程序是：

（1）对某种现行方法或现有产品，从 6 个角度检查提问。

（2）将发现的疑点、难点列出。

（3）讨论分析，寻找改进措施。

如果现行的方法或产品经此检查基本满意，则认为该方法或产品可取；若其中某些点的答复有问题，则就在这些方面加以改进，要是某方面有独到的优点，则应借此扩大产品的效用。

我国著名教育家陶行知先生在 5W1H 法基础上提出 6W2H 法。他把这种提问模式叫做教人聪明的"八大贤人"。为此他写了一首小诗："我有几位好朋友，曾把万事指导我，你若想问真姓名，名字不同都姓何：何事、何故、何人、何如、何时、何地、何去，还有一个西洋名，姓名颠倒叫几何。若向八贤常请教，虽是笨人不会错。"

6W2H（5W1H）法具体如下：

①Why：为什么需要创新？为什么发光？为什么漆成红色？为什么要做成这个形状？为什么不用机械代替人力？为什么产品制造的环节这么多？为什么要这么做？

②What：创新的对象是什么？条件是什么？目的是什么？重点是什么？功能是什么？规范是什么？要素是什么？

③Where：从什么地方着手？何地最适宜种植？何处做才最经济？从何处去买？卖到什么地方？安装在哪里最恰当？何地有资源？

④Who：谁来承担创新任务？谁来办合适？谁能做？谁不宜加入？谁是顾客？谁支持？谁来决策？忽略了谁？

⑤When：什么时候完成？何时完成？何时安装？何时销售？何时产量最高？何时最

切时宜？需要几天最为合适？

⑥How：怎样实施？怎样做最省力？怎样做最快？怎样效率最高？怎样改进？怎样避免失败？怎样求发展？怎样扩大销路？怎样改善外观？怎样方便使用？

⑦How Much：达到怎样的水平？成本多少？

⑧Which：功能如何？效果如何？利弊如何？安全性如何？销售额如何？

下面是某商店用 6W2H 法改变生意清单案例：

序号	提问项目	提问内容	情况原因	改进措施
1	何如	此处设这个店行不行？	有需求	应保留
2	何事	批发零售？百货专营？做不做维修服务？	本处适合零售	零售为主增加服务项目
3	何地	店设何处？离车站近？离居民区也近？	为旅客服务	增加旅客上车前后所需商品
4	何时	何时购物？旅客寄存行李后？	无处寄存	办理托运，特别是晚上
5	何人	谁是顾客？旅客？居民？	未把旅客当作主要顾客	增加为旅客服务项目
6	怎样	怎样招揽更多旅客？	此店不醒目	增设路标、购物指示牌
7	多少	改进需多少投入？能得多少效益？	本店有投资能力	装修扩大需 1.5 万元，预计增长 20%

3. 和田 12 问

和田 12 问又称"聪明十二法""创意十二诀"，是我国创造学者许立言、张福奎在奥斯本检核表法的基础上，借用其基本原理加以创造而提出的一种创新技法。由于该方法只涉及 12 个动词，又是在上海市闸北区和田路小学首先使用的，所以称为和田 12 动词法，又称为和田检核表法、聪明 12 法。该法既是对奥斯本检核表法的一种继承，又是一种大胆的创新。而且这种技法更通俗易懂，简便易行，便于推广。

（1）加一加。在这件东西上添加些什么或把这件东西与其他东西组合在一起，会有什么结果？把这件东西加大、加长、加高、加宽会怎样？如美国商人用 0.2 美元从我国购买一种工艺草帽，添加一条花边帽带，再加上定型，不仅价格翻了近百倍，而且在市场上十分畅销。

（2）减一减。将原来物品减少、减短、减窄、减轻、减薄后，设想能变成什么新东西？将原来的操作减慢、减时、减次、减序后，又会有什么效果？人们用"减一减"的方法发明创造了许多新的东西。例如，将上衣减去袖子，就成了马夹；一封信件通常由信纸、信封和邮票三件物品组成，用"减一减"的创新思维方法，使三件变成了一件——明信片；普通眼镜将镜片减薄、减小镜架，就变成了隐形眼镜，等等。

（3）扩一扩。将原有物品放大、扩展后，会有什么变化？例如"投影"放大，即为扩一扩得到的效果。有一个中学生雨天与人合用一把雨伞，结果两人都淋湿了一个肩膀。

于是他想到了"扩一扩"，就设计出了一把"情侣伞"——将伞面积扩大，呈椭圆形，两个人都能顾到，这种伞在市场上很畅销。

（4）缩一缩。把原有物品的体积缩小、缩短，变成新的东西。例如，生活中常见的折叠伞、微型照相机、浓缩洗衣粉、折叠沙发和折叠桌椅等，都是"缩一缩"的结果。

（5）变一变。改变原有事物的形状、尺寸、颜色、滋味、浓度、密度、顺序、场合、时间、对象、方式等，产生新创意，形成新物品。例如，美国牙医杜尔斯发现患龋齿的儿童不爱刷牙的原因是讨厌牙膏中的薄荷味。她运用"变一变"原理进行创意，在牙膏中减少薄荷，加上糖浆和果汁，改变了牙膏的口味。

（6）改一改。从现有事物入手，发现该事物的不足之处，然后针对这些不足寻找有效的改进措施，从而引发创新。"改"与"变"的含义差不多，但"变一变"是主动地对某一事物进行变动，使这一事物保持常新。"改一改"则带有被动性，常常是在事物缺点暴露出来后，为了消除这种缺点的方式来进行创造。"改一改"技巧的应用范围很广，如对酒瓶进行改造：透明的改为磨砂的，玻璃的改为瓷罐的；原有的注射器改为一次性注射器……"改一改"就是不断发现缺点、克服缺点，精益求精，永不满足。

（7）学一学。学习模仿别的物品的原理、形状、结构、颜色、性能、规格、方法等，以求创新。科学家研究蝙蝠飞行原理，发明了雷达；研究鱼在水中的行动方式，发明了潜水艇；研究大鲸在海中游行的情形，把船体改进成流线型，大大提高了轮船航行的速度。"学一学"不是照搬，而是从现象中寻找规律性的东西，在学习中改进，学习中创造。所以，模仿学习有时能得到更新的技术，使其得以"跳过"创新者，开发出更为卓越的产品。

（8）联一联。把某一事物和另一事物联系起来，看看能产生什么新事物？用手机可以发短信，一直以来都是通过按键输入的，将其与手写、说话联系起来，通过"联一联"，人们开发出了可以手写、语音输入的手机，大大方便了手机用户。

（9）代一代。用其他事物或方法来代替现有的事物，从而引发创新的发明思路。许多事物尽管使用领域不一样，使用方式各不相同，但都能完成同一种功能，因此，可以试着互相替代。既可以直接寻找现有事物的代用品，也可以从材料、零部件、方法、形状、颜色和声音等方面进行局部替代。曹冲称象可以说是"代一代"的典型事例。

（10）搬一搬。把某事物、设想、技术搬到别处，会产生什么新的事物、设想和技术？"搬一搬"往往是某项发明创造推广应用的基本方法。如激光技术"搬"到了各个领域，出现激光切削、激光手术；又如，原本用来照明的电灯，经"搬一搬"后，出现了紫外线灭菌灯、红外线加热灯、装饰彩灯、信号灯……同一样东西"搬"了一个场合就会产生新的功能。

（11）反一反。将某一事物的形态、性质、功能以及正反、里外、前后、左右、上下、横竖等加以颠倒，从而产生新的事物。"反一反"在生活中运用很普遍，如森林动物园一反普通动物园将猛兽关在笼子里供游人观赏的模式，改为将游人关在笼式汽车里，在森林中观赏行动自由的猛兽，这种新的方式受到游人的欢迎。"反一反"是一种逆向思维，它一般是指从已有事物或现象的相反方向进行思考，来寻找解决问题的新途径。

（12）定一定。对新产品或事物定出新的标准、型号、顺序，或者为改进某种东西以及提高工作效率和防止不良后果做出的一些新规定，从而引发创新。古代由于没有规定统一的温度起点，市场上有 27 种不同刻度的温度计出售，给人们带来了不少麻烦。1740年，大家协商后，同意以水的冰点和沸点作为温度计计算标准刻度的依据。瑞典的摄尔西斯以此为依据制造出一种温度计，就是今天大家最熟悉的摄氏温度计。

4. 六顶思考帽法

六顶思考帽法是德·波诺博士在创新思维领域的研究成果，受到学术界和社会各界的广泛认同。所谓六顶思考帽，是指使用六种不同颜色的帽子代表六种不同的思维模式的创新方法。六顶思考帽操作简单并且经过了反复验证，它给人以热情，勇气和创造力，让每一次会议、每一次讨论、每一份报告、每一个决策都充满新意和生命力。这个工具能够帮助人们提出建设性的观点，聆听别人的观点，从不同角度思考同一个问题，从而创造出高效能的解决方案，还能提高团队成员的集思广益能力。

六顶思考帽法含义、功能和特点

帽子	含义、功能、特点	承担创新工作任务
白色思考帽	白色代表中立与客观。戴上白色思考帽，人们就只是关注事实和数据	陈述问题事实
红色思考帽	红色代表感性和直觉，使用时不需要给出证明和依据。戴上红色思考帽，人们可以表现自己的情绪，还可以表达直觉、感受、预感等方面的看法	对方案进行直觉判断
黄色思考帽	黄色代表价值与肯定。戴上黄色思考帽，人们从正面考虑问题，表达乐观的、满怀希望的、建设性的观点	评估该方案的优点
黑色思考帽	黑色代表谨慎消极。戴上黑色思考帽，人们可以运用否定、怀疑、谨慎、质疑的看法，合乎逻辑的进行批判，尽情发表负面的意见，找出逻辑上的错误，进行逻辑判断和评估	列举该方案的缺点
绿色思考帽	绿色代表跳跃与创造，寓意创造力和想象力，具有创造性思考、头脑风暴、求异思维等功能。戴上绿色思考帽，人们不需要以逻辑性为基础，可以帮助人们寻求新方案和备选方案，做出多种假设，并为创造力的尝试提供时间和空间	提出如何解决问题的建议
蓝色思考帽	蓝色代表冷静逻辑，负责控制各种思考帽的使用顺序，规划和管理整个思考过程，并负责做出结论。戴上蓝色思考帽，人们可以集中思考和再次集中思考，指出不合适的意见等	总结陈述，做出决策

（五）头脑风暴法与智力激励法

1. 头脑风暴法

这是世界上最早付诸实用的创新方法，由美国学者、创造工程的奠基人奥斯本在 20世纪 30 年代创立，后经过一些科学技术学家的丰富和发展，形成了一种具有一定规则的方法。以后各国创新学家又在此基础上作了发展，先后提出了默写式智力激励法、卡片智力激励法、三菱式智力激励法等。

人们要创造和创新，首先要能想到较多较好的设想、方案、"点子"。而为了产生这些新设想、新方案，就要通过一定的会议形式，营造能够相互启发，引起联想，激发发生"共振"的条件与机会，以帮助开发人们的智慧和创造力。头脑风暴法就是通过这种会议形式以激励人们创造力的一种方法。它能在较短的时间里发挥集体的创造力，从而获得较多的创造设想，激发组内其他成员的联想能力，当人们进行"头脑风暴"时，就会引起一系列的设想，这就像放一串鞭炮一样，点燃一个爆竹，就会引爆一连串的爆竹。

(1) 头脑风暴法四大原则：

第一，自由思考。要求与会者尽可能解放思想，无拘无束地思考问题并畅所欲言，不必顾虑自己的想法或说法是否"离经叛道"或"荒唐可笑"；禁止参加者私下交流，以免打断别人的思维活动。

第二，延迟评判。禁止与会者在会上对他人的设想评头论足，排除评论性的判断。对设想的评判留在会后进行。

第三，以量求质。鼓励与会者尽可能多地提出设想，以大量的设想来保证质量较高的设想的存在，设想多多益善。

第四，组合改善。鼓励与会者积极进行智力互补，善于利用别人的思想开拓自己的思路，在增加设想的同时，注意思考如何把两个或更多的设想组合成另一个更完善的设想。

(2) 头脑风暴法具体操作阶段：

第一，准备阶段：

①选定基本议题；

②选定参加者（一般不超过 10 名），并挑选记录员 1 名，会议主持人 1 名；

③确定会议时间和场所；

④准备好海报纸、记录笔等工具；

⑤布置场所：将海报纸（大白纸）贴于黑板上；座位的安排以"凹"字形为佳。

⑥会议主持人应掌握智力激励法的一切细节问题，应彻底了解本法的四大原则、实施要点等。

第二，头脑风暴阶段：

①召开智力激励会议，主持人首先必须向参加者简介该方法大意、应注意的问题，如四大原则；

②让与会人员畅所欲言；

③记录员记录参加者激发出的灵感；记录员应依照发言顺序标好记录点子，在发言内容含糊不清时，应向发言者确认，发言内容过长时，仅记录要点即可。

④结束会议。

第三，评价选择阶段：

①将会议记录整理分类后展示给参加者；

②从效果和可行性两个方面评价各点子；

③选择最合适的点子，尽可能采用会议中激发出来的点子。

盖莫里公司是法国一家拥有 300 人的中小型私人企业，该企业生产电器，有许多厂家和它竞争市场。该企业的销售负责人参加了一个关于发挥员工创造力的会议后大有启发，开始在自己公司谋划成立了一个创造小组。

在冲破了来自公司内部的阻挠后，他把整个小组（约 10 人）安排到了农村一家小旅馆里，在以后的三天中，每人都采取措施避免外部的电话或其他干扰。

第一天全部用来训练，通过各种训练，组内人员开始相互认识，相互之间的关系逐渐融洽，开始还有人感到惊讶，但很快他们都进入了角色。

第二天，他们开始创造技能训练，开始涉及智力激励法。他们要解决的问题有：发明一种拥有其他产品没有的新功能的电器；为此新产品命名。在两个问题的解决过程中，都用到了智力激励法。在为新产品命名这一问题的解决过程中，经过两个多小时的热烈讨论后，共为它取了 300 多个名字，主管则暂时将这些名字保存起来。

第三天一开始，主管便让大家根据记忆，默写出昨天大家提出的名字。在 300 多个名字中，大家记住 20 多个。然后，主管又在这 20 多个名字中筛选出 3 个大家认为比较可行的名字。再拿这些名字征求顾客意见，最终确定了一个。

结果，新产品一上市，便因为其新颖的功能和朗朗上口、让人回味的名字，受到了顾客热烈的欢迎，迅速占领了大部分市场，在竞争中击败了对手。

2. 默写式智力激励法（635 法模式）

默写式智力激励法规定：每次会议由 6 个人参加，每人在 5 分钟内提出 3 个设想，所以它又称"635 法"。默写式智力激励法可以避免出现由于数人争着发言而使设想遗漏的情况。

635 法模式和步骤：每次会议请 6 人参加，每人在卡片上默写 3 个设想，每轮历时 5 分钟。

（1）会议的准备。选择会议主持者，确定会议的议题，并邀请 6 名与会者参加。

（2）进行轮番性默写激智。主持人宣布议题（创造目标），并对与会者提出的疑问解释后，便可开始默写激智。组织者给每人发几张卡片，每张卡片上标上 1、2、3 号，在每两个设想之间留出一定空隙，好让其他人再填写新设想。

在第一个 5 分钟内，要求每个人针对议题在卡片上填写 3 个设想，然后将设想卡传递给右邻的与会者。在第二个 5 分钟内，要求每个人参考他人的设想后，再在卡片上填写 3 个新的设想，这些设想可以是对自己原设想的修正和补充，也可以对他人设想的完善，还允许将几种设想进行取长补短式的综合，填写好后再向右传递给他人。这样，半小时内传递 5 次，可产生 108 条设想。

（3）筛选有价值的新设想。将各种设想进行分类整理，根据一定的评判标准筛选出有价值的设想。

3. 卡片式智力激励法

这种技法又可分为 CBS 法和 NBS 法两种。CBS 法由日本创造开发研究所所长高桥诚根据奥斯本的智力激励法改良而成；NBS 法是日本光播电台开发的一种智力激励法。

CBS 法的具体做法是：会前明确会议主题，每次会议由 3~8 人参加，每人持 50 张名片大小的卡片，桌上另放 200 张卡片备用。会议大约举行 1 个小时。最初 10 分钟，由到会者各自在卡片上填写设想，每张卡片写一个设想。接下来的 30 分钟，由到会者按座位次序轮流发表自己的设想，每次只能宣读一张卡片，宣读时，将卡片放在桌子中间，让到会者都能看清楚。在宣读后，其他人可以提出质询，也可以将启发出来的新设想填入备用的卡片中，余下的 20 分钟，让到会者相互交流和探讨各自提出的设想，从中再诱发出新的设想。

NBS 法的具体做法是：会前必须明确主题，每次会议由 5~8 人参加，每人必须提出 5个以上的设想，每个设想填写在一张卡片上。会议开始后，个人出示自己的卡片，并依次说明。在别人宣读设想时，如果自己发生了"思维共振"，产生新的设想，应立即填写在备用卡片上，待到会者发言完毕后，将所有卡片集中起来，按内容进行分类，横排在桌上，在每类卡片上加一个标题，然后再进行讨论，挑选出可供实施的设想。

4. MBS 法（三菱式智力激励法）

奥斯本的智力激励法虽然能产生大量的设想，但由于它严禁批评，这样就难以对设想进行评价和集中，日本三菱树脂公司对此进行改革，创造出一种新的智力激励法——MBS法，又称三菱式智力激励法。

MBS 法的具体做法是：第一步，提出主题；第二步，由参加会议的人各自在纸上填写设想，时间为 10 分钟；第三步，个人轮流发表自己的设想，每人限 1~5 个，由会议主持者记下每人发表的设想，别人也可根据宣读者提出的设想，填写新的设想；第四步，将设想写成提案，并进行详细说明；第五步，相互质询，进一步修订提案；第六步，由会议主持者将个人的提案用图解的方式写在黑板上，让到会者进一步讨论，以便获得最佳方案。

以上介绍的几种智力激励法的共同点是：时间上都有限制，在紧张的气氛下，使参加者的大脑处于高度兴奋状态，有利于激励出新的设想。

第二节　护理创新

一、护理创新的概述

（一）护理创新的含义

护理创新，是指在护理领域，运用创新思维和方法，创造出新的护理思想、护理理论、护理技术和护理管理及护理人才培养的过程。

护理创新的主体既包括临床护士、护理教育者、在校护生，也包括其他参与护理活动中的人，比如患者的照顾者、护理产品的开发人员等。当前，随着学科之间的交叉越来越频繁，如护理学与心理学，临床医学，公共卫生和计算机科学等均交叉，越来越多其他学科和行业的人员也慢慢参与到护理创新的过程中。

护理创新的内容十分广泛，包括：护理思想创新、护理理论创新、护理服务创新、护理技术创新、护理产品创新、护理管理创新和护理教学创新，等等。

小案例 ▶▶▶

张静，是四川省人民医院外科一片区科护士长，她有着20多年的护理经验，同时她也是四川省护理界的"发明达人"。2008年至今，张静已累计申报了80多项国家实用新型专利和4项国家级发明专利，其中53项已获得专利证书，成功转让10余项新型实用专利技术。

1991年，张静毕业于四川省人民医院护士学校，并留在该院内科从事临床一线护理工作，一干就是26年。2016年，她担任医院外科的科护士长，负责骨科、胃肠外科等19个外科疾病病区近400名护士的管理工作。

除了做好本职护理管理工作，张静花费了大量心血致力于开拓专业领域、不断发明创新，在医院片区成立了科研与创新工作小组，带领片区内的护理姐妹，产出并申报了10多项实用新型护理专利技术。

"我发明创造的灵感，来源于患者以及多年临床护理中的经验和心得"，张静说。

2007年，一位病人出院后，需要24小时不间断按压气囊辅助呼吸。否则病人就无法呼吸。了解到患者的不便，张静反复实验，完成了"简易气囊按压器"的发明，每次设置按多少次，就可以自动按。这一发明帮助病人解决了棘手问题。从此开启了张静的"发明之路"。

多年的临床工作中，张静还发现，将胃管用胶布固定在患者鼻子上的传统方法，容易造成胃管移动，让人感觉不舒服。病人出汗或感到烦躁时，容易用手去扯掉，这样就要重新安置一个新的胃管，病人不仅要再次承受痛苦，也要支付额外的费用。张静设计了"一次性新型胃管"，有鼻部防扯脱夹，能抵住鼻端，不易滑脱。在胃管入胃的那端，有五六个孔，使引流更充分。同时，管子上设计了两个接头，能与空针"无缝对接"，降低被污染的几率。而且上面印有刻度，入胃长短一目了然。

2016年，由她自主研制的"一次性负压引流装置项目"，在第七届中国医学领域护理用品产学研一体化发展高峰论坛上荣获了"中国医学领域护理用品产学研项目创新奖"。

（二）创新推动护理学科发展

创新是一个民族的灵魂，是一个国家兴旺发达的不竭动力。创新，不仅体现在我国经济社会方面的发展，对于护理学，同样有着举足轻重的作用。护理学从最初的临床医学基础护理，经过几十年的不断创新，已经形成了比较完备且独立的知识体系。同时，随着护理学教育体系的不断发展，已经建立了从护理学专科、本科教育到护理学博士的完整的人才培养模式，这些发展进步都离不开创新的推动作用。

当今，在全球化浪潮席卷的背景下，护理领域的国际化交流与合作日益扩大。而传统护理工作与互联网、大数据、物联网结合，使智能护理、远程护理、移动护理、精准护理等"互联网+护理"的崭新模式纷纷涌现。护理服务的对象、内容和形式更为丰富，这为护理工作带来了前所未有的机遇和挑战。

目前，护理学属于一级学科，其自身定位问题已经得到良好的解决，学术地位也得到了社会的广泛认同。因此，只有继续加强创新护理理论体系和创新护理工作管理体系建设，不断创新护理专业人才培养模式，才能够让护理学科持续向前发展，才能够为实现护理工作者的"中国梦"注入强大的力量。

二、护理创新的来源

护理工作最主要的对象是临床患者，所以临床工作的过程是护理创新最主要的来源，而广大的护士工作者应该是护理创新的主力军。临床护理工作中常常存在着各种问题，而这些问题就是创新的来源，只要还有没有解决的问题，那就还有创新的空间。

某医院的一位年轻护士发现给病人输液时，药瓶内的药液最后总是会留下一点点，这样会造成药物的浪费，于是她就思考怎样才能让药瓶内的药液全部滴完呢？她试过增加挂药瓶的高度来增加重力作用，也想过各种其他方法，但是都不可行。直到有一天早上，她刚刚配好药准备插好输液器为病人打针时，发现输液器插头的开孔位于输液器的尖端，而当输液器插入药瓶，倒挂起药瓶后，输液器尖端明显高于药瓶的顶部，难怪药液总是流不完。于是她想，那么如果把输液器插头的开孔放在插头的侧边中下部，不就可以让药液滴完了吗！她经过仔细研究设计后，成功将这一想法申请了专利。

需求是创新的原动力，也是创新的主要来源，在临床工作中，我们不妨多思考，患者、患者家属和我们护士本身还有哪些需求是没有满足的，从中我们会发现这样的需求其实是无处不在，无穷无尽的。

某医院神经内科 ICU 的护士发现，中枢性高热和其他发热的病人常常要物理降温治疗，但是 ICU 的病人大多意识不清，将降温的冰袋放在患者的腋下很难固定，很快就会滑落移位，她想要是有什么办法让冰袋不滑落就好了。她尝试了各种方法，比如冰袋下和旁边放衬垫，用夹子夹住等方法，但是效果都不好。直到有一天，科室另一位年轻的护士上厕所时将手机掉进了厕所里，大家说要是放口袋里不就掉不了了吗？是啊，如果将冰袋放在口袋里那不就也掉不出来了吗？经过初步的设想和不断地改进，她终于设计出了一套降温衣，并成功申请了专利。这套衣服在人体常用的物理降温部位加上了粘扣形式的口袋，衣服参考了吊带式的设计，只在降温部位用的布料较多，其他部位用背带和背带扣固定，既节省成本，又起到了固定的作用。

三、护理创新的过程

护理创新的过程和一般创新的过程大致一样，也分为"想"和"做"两步，并分为四个阶段：准备阶段、思考阶段、顿悟阶段和验证阶段。

但是护理创新和一般创新的过程也有一点不一样的地方。首先，就是要更多地考虑安全性和伦理性的问题，特别是在验证阶段。因为护理的对象是患者，创新的成果大多是应用在患者的身上，所以安全性非常重要。在验证阶段，在没有确保创新成果绝对安全的情况下，不能在患者身上进行验证，否则就可能违反伦理原则，并且会对患者造成伤害。

此外，护理创新比一般创新过程在准备阶段花的时间要更多，因为人体的结构复杂，影响因素极多，所以准备阶段必须要考虑更多，并考虑可能引起的后果，尽量保证安全。比如上例提到的降温衣，虽然它起到了固定冰袋、增强降温效果的作用，但是同时也很容易引起冻伤，而且患者的舒适度如何、是否会影响其他的护理操作、是否会影响其他的治疗活动等也都需要考虑进去，所以还有很大的改进空间。

另外，在护理创新过程中，有时可能会遇到一些其他专业的问题而无法解决，比如力学结构问题、材料问题、信息化问题等。当遇到这些困难时，千万不要被吓倒，可以自己去学习、去克服。在当今时代，更高效的方法是进行跨学科的合作。创新的过程不应该是一个单打独斗的过程，而应该是一个团体性合作的过程。

？想一想

请列举一下你所在的科室或曾实习过的科室目前存在哪些问题。用所学的创新方法列出有哪些可能的解决办法，并分析哪些方法是可行的。

四、护理创新的方法

最常用到的创新方法是：列举法（缺点列举和希望点列举）和组合法。下面给出这两种方法在护理创新中的应用：

缺点列举法护理创新案例　▶▶▶

三亚市中医院脊柱骨科护士长张秋彦在工作中发现，脊柱骨科的高龄、长期卧床患者尤其多，身体的痛苦和活动的受限，让患者极易陷入抑郁、易怒的情绪中，甚至拒绝配合治疗。比如颈椎损伤的患者，在佩戴传统颈托时的意见就不少。

张秋彦通过仔细观察和询问患者的感受，发现很多时候患者不愿意戴颈托，是因为戴着不舒服。她注意到颈托是硬质塑料制成，又没有留出耳朵和后脑勺放置的空间，患者长时间佩戴会感觉很不舒服。

为了克服传统颈托的缺点，张秋彦开始利用下班时间刻苦钻研。一个月后，一个实用型的颈椎体位垫成功出炉。这个体位垫使用塑料泡沫，材质更柔软，但并不影响固定功能，同时还在特定位置留出洞口，让人佩戴时不夹耳朵、不压头颅、不磕下巴。张秋彦的这个发明已经获得了实用新型专利证，下一步将投入临床使用。

希望点列举法护理创新案例　▶▶▶

浙江省人民医院护士江灵巧发现，静脉输液在临床需求和应用非常广泛，但夜间或光线欠佳时，护士常需开灯换液体，这经常会影响患者夜间休息。也有部分患者因视力欠佳，尤其是老年患者，无法看清滴液及剩余液体量，若因注入空气而形成空气栓塞，将导致患者出现生命危险。

　　于是她想到发明一种输液器，既便于护士更好地观察输液情况，也不需要夜间开灯打扰患者的休息，以增加患者的舒适度。

　　经过一番努力思考和实验，她创造出一种新型输液器配件。该新型输液器配件由360°旋转的双面夹子，连接一个带有发光功能的放大镜构成。一边是放大镜，另一边能夹住输液架，据滴管位置和患者体位来固定放大镜位置。该配件不仅能放大墨菲式滴管，同时能提供照明功能，方便视力欠佳的患者在光线欠佳时观察输液情况，同时还方便护士夜间输液巡视。该新型输液器配件在 2015 年浙江省人民医院第二届护士小革新项目展中脱颖而出，荣获护理小革新二等奖，并积极进行专利申报，获得国家实用新型专利。

组合法护理创新案例 ▶▶▶

　　林艳丽是余杭五院的一名年轻护士，2013 年的一天，一位做完结肠癌晚期术后造口的大伯转院到余杭五院。由于肠梗阻，大伯每天都需要进行灌肠。从造口内灌肠是件棘手的事情，因为灌肠时压力不够，灌肠液会喷得到处都是。对此，林艳丽反复琢磨，尝试护理工具的组合搭配。几天后，她就拿着自己研究的新产品"导尿管+造口袋+灌肠袋"组合灌肠工具来给大伯试用。灌肠液从细细的导尿管慢慢地顺利灌进去而没有喷出来。慢慢地，病区的护士都开始在林艳丽的指导下学习使用这样的工具，她和同事在原有基础上不断改进，最终设计出造口灌肠专用的灌肠套件装置。林艳丽和余杭外科护理团队集体发明的灌肠套件装置，成功申请了国家实用新型专利和国家级发明专利。

🔲 创意作业

　　在护理领域中选择 5 种不同的护理产品，尝试着使用本章所述的创新方法，对每一种护理产品使用不同创新方法进行创新或改良，产生的创意越多越好，并思考每种创新方法的优点和缺点，以及不同情况下使用哪种创新方法更合适。

第十章 创新思维与评判性思维

人类能通过改变他们思维的态度来改变他们的生活。

—— 威廉·詹姆士

【学习目标】通过本章节的学习，能够做到：

1. 陈述思维、创新思维的定义，列举创新思维的主要内容。
2. 描述思维惯性的定义，说明如何克服思维惯性。
3. 陈述评判性思维、护理评判性思维的定义。
4. 说明护理评判性思维的构成、特点，以及护理评判性思维在临床护理中的应用。

　　思维是人们认识客观世界的重要手段，是大脑为解决某个问题而进行的有秩序的、不同维度的思考。思维有很多种形式，创新思维是其中一种。没有创新，人类社会就不可能发展。对于创新来说，创新思维就是创新过程中指导创新行为的思考方式。创新思维对于创新非常重要，它是创新成功的基本保障和前提条件。评判性思维是一种良好的思维品质，是创新思维和问题解决的重要组成部分。评判性思维也是护理人员在护理实践中判断问题和解决问题的思维过程，评判性思维能力是高等护理教育毕业生应具备的核心能力。

【案例导读】

　　一名教授向学生出一道考题：有一个聋哑人去五金商店买钉子。在向售货员说明要买什么时，他先将左手作持钉状，捏着两只手指放在柜台上，然后右手作锤打状。售货员见状，先递过一把锤子，聋哑顾客摇了摇头，指了指作持钉状的左手。这回售货员明白了，递过了钉子。这时候又来了一位盲人……"同学们，你们知道盲人将会用什么方法买到一把剪子吗？"教授问道。一个学生起身回答："这很简单啊，盲人肯定会这样。"说着，伸出食指和中指，做出剪刀的形状。"还有不同的答案吗？"教授又问。"没有"，同学们一起答到。教授笑了笑，说："其实盲人只要开口说一声就行了。"

☞ **讨论或思考**

    1. 什么是创新思维？几种常用的创新思维方式是什么？

    2. 如何突破思维惯性和应用创新思维？

第一节　创新思维与训练

一、思维

    思维是人的一种脑部生理活动，是人的大脑神经细胞对各种信息进行系统处理的过程。思维是大脑为了完成某项任务而进行的活动，"思"就是思考、思索的意思，"维"就是维度和方式。因此，"思维"就是大脑为了解决某个问题而进行的不同维度的、不同方式的思考活动。

    思维活动依赖于知识（信息）与思维能力这两个内在要素的相互作用。知识（信息）是思维活动的基础、材料和结果。思维能力在思维活动中把各种不同的知识（信息）联系起来。

    思维分为三个阶段：

    （1）摄取阶段：这个阶段又称准备阶段。主要指有用的信息通过感觉器官和传导系统传入大脑，并在大脑皮层着床，使这个区域的神经细胞产生兴奋。其特点是：长期性、广泛性和选择性。

    （2）加工阶段：大脑对获取的大量杂乱无章的信息进行分类、比较、筛选和创新的过程。有学者认为这一阶段统称为分析。

    （3）运用阶段。

    思维又可以分为再现思维和创造思维两大类。再现思维是依靠过去的记忆而进行的思维。把已经学过的知识原封不动地照搬套用，就属于这一种。创造思维则依赖过去的经验和知识，但却是把它们综合组织而形成全新的东西。如把已经学过的几个数学公式综合起来运用到某个具体的问题上。有发明天赋的人大多是善于进行这种创造思维的人。

二、思维惯性与突破方法

    思维惯性是一种人们因为局限于既有的信息或认识的现象，所形成的一种固定的思维模式。也就是说，人们习惯于从固定的角度来观察、思考问题。思维惯性是影响创新能力的关键因素。习惯于单向思维、线性思维、惯性思维的大脑只能是机械重复旧的行为，只能是惯于接受大家所言，很难产生出创新的灵感和成果。

    思维惯性在人们的日常生活与工作中，起着非常重要的作用。它使人们在遇到与以往类似问题的情况下，迅速做出反应，尤其在危险状态下，他对人的身体健康与生命安全起着非常重要的保护作用。

但是，在创新的过程中，它却是一种常见的障碍，它使人们在遇到类似的问题时，可能会不假思索地运用过去常用的方法来处理，却忽略了环境的变化。思维惯性常常分为五种：习惯性思维惯性、权威性思维惯性、从众性思维惯性、书本性思维惯性和自我中心性思维惯性。

（一）习惯（经验）性思维惯性

习惯（经验）性思维惯性，是指人们不自觉地用某种习惯或经验的思维方式去思考已经变化的问题。通过长时间的实践活动所取得的积累的经验，是值得重视和借鉴的。但是，经验只是人们在实践活动中取得的感性认识，并未充分反映出事物发展的本质和规律。人们受经验定势的束缚，就会墨守成规，失去创新能力。

有一年，竹禅和尚云游北京，被召到宫里去作画。那时宫里画家很多，各有所长。一天，一名宦官向画家们宣布："这里有一张5尺宣纸，慈禧太后要画一幅9尺高的观世音菩萨像，谁来接旨？"画家中无一人敢应命，因为5尺纸怎能画9尺高的佛像呢？这时，竹禅想了一想就说："我来接！"说完，他磨墨展纸，一挥而就，大家一看，无不惊奇叹绝，心悦诚服。原来，竹禅画的观音和大家常画的没有多大差异，只是把观音画成了弯腰在拾净水瓶中的柳枝，如果观音直起腰来，则正合9尺。

❓ 想一想

1. 请大家把一张很大的正方形纸反复对折50次，厚度是多少？
2. 你能否用4条首尾相连的线段将上图中九个黑点全部串在一起？要求：笔不离纸，用不多于4条直线连在一起。

```
•   •   •

•   •   •

•   •   •
```

（二）权威性思维惯性

权威性思维惯性，是指人们对权威人士的言行的一种不自觉的认同和盲从。不少人习惯引证权威的观点，甚至以权威作为判断事物是非的唯一标准，并且一旦发现与权威相违背的观点，就唯权威马首是瞻。

（三）从众性思维惯性

从众性思维惯性，是指人们不假思索地盲从众人的认知与行为，俗称随大流。从众型思维惯性最大的特征是人云亦云，没有独立思考的品格。其根源在于人类是一种群居性的动物，为了维持群体生活，就必然要求群体内的个体保持某种程度的一致性。这种"一致性"便会成为"从众惯性"。

思维上的从众性使人有一种归属感和安全感，能够消除孤单和恐惧等有害心理。另外，以众人是非为是非，人云亦云是一种保险的处世态度。在社会中，如果一个人从众惯性差，常常会被大家认为是"不合群""古怪""鹤立鸡群"等。只要有机会，大家就会对这种人进行攻击。但是在创新活动中，从众型思维惯性是重要的障碍。

（四）书本性思维惯性

书本性惯性，是指认为书本上的一切都是正确的，必须严格按照书本上说的去做，不能有任何怀疑和违背，这是把书本知识夸大化、绝对化的片面的有害观点。

在兰州市举行的第 18 届全国青少年科技创新大赛上，12 岁的聂利撰写的科学论文《蜜蜂并不是靠翅膀振动发声》，荣获大赛优秀科技项目银奖和高士其科普专项奖。这个结论，是聂利对蜜蜂进行了一年多的观察和试验后得出的。

2001 年秋，聂利从《小学自然学习辅导》一书中得知，蜜蜂、苍蝇、蚊子等昆虫都是哑巴，它们没有发音器官，但却有会叫的翅膀，这些昆虫在飞行时不断高速扇动翅膀，使空气振动，这样就产生了嗡嗡的声音。后来，聂利在《十万个为什么》中也看到，蜜蜂的嗡嗡声来自翅膀的振动，每秒达 200 次，如果翅膀停止振动，声音也就停止了。她向老师求证，老师的观点也同书上一样。

有一年春天，聂利去一个养蜂场玩，发现许多蜜蜂聚集在蜂箱上，翅膀没有扇动，仍然嗡嗡叫个不停，于是她对教材、科普读物和老师的讲解产生了质疑，并开始了对蜜蜂的试验和研究。她先把蜜蜂的双翅用胶水粘在木板上，蜜蜂仍然发出声音。她剪去蜜蜂的双翅，也能听到蜜蜂的叫声。两种方法交替进行了 42 次，每次用去 48 只蜜蜂，试验结果表明：蜜蜂不振动翅膀也能发声。为了探究蜜蜂的发音器官，她把蜜蜂粘在木板上，用放大镜仔细查找，观察了一个多月，终于在蜜蜂的双翅根部发现两粒比油菜籽还小的黑点，蜜蜂叫时，黑点上下鼓动。她用大头针捅破小黑点，蜜蜂就不发声了。她又找来一些蜜蜂，不损伤双翅，只刺破小黑点，放在蚊帐里。蜜蜂飞来飞去，再也没有声音。这项试验她反复做了 10 次，结果都一样。她将这一发现写成论文，认为蜜蜂的发音器官就是这两个小黑点。

（五）自我中心性思维惯性

自我中心性思维惯性的人想问题、做事情完全从自己的利益与好恶出发，主观武断，不顾他人的存在和感觉。

创新思维障碍的清除方法有如下几种：

（1）对思维障碍的清除首先要有清醒正确的认识。

（2）关注现代文化与观念，删除形成思维障碍的文化支撑。

（3）科学建构现代信息知识结构，使其产生新思维新观念，并迅速复制扩散。

（4）灵活转换思维视角，利用各种思维变式清除障碍形成创新思维。

三、创新思维

创新思维是人类思维的一种高级形态，是人们在一定的知识、经验和智力基础上，为解决某种问题，运用一定的思维模式，以新的思考方式产生的新设想并获得实施的思维系统。

创新思维具有求异性、灵活性、反常规性、突发性、新颖性等主要特点。

（一）求异性

所谓求异性，就是在别人司空见惯、习以为常、不认为有问题的地方看出问题，表现为常中见奇、标新立异的能力。

成都一位老地质工人做了一个发明：不用牙膏刷牙的牙刷，获得中国和国际两项专利。这种牙刷的刷毛中间有一块"纳米稀土磁芯片"，它是一种超强磁体，具有超强渗透能力，还可迅速瓦解牙垢、牙石，清除口腔异味，并能促进牙周组织血液循环、疏通牙周经络。

（二）灵活性

灵活性是指思维灵活多变，思路及时转换、变通的能力。表现为从多角度、多方位、多层次、多学科进行立体思考，而不是在一个平面上，从一个方向、一个角度去观察思考；也表现为及时放弃旧的思路，转向新的思路；及时放弃无效的方法而采用新的方法。

19世纪后半叶，英国两位赛马迷在赛马场上争论："马全速奔跑时，四蹄是否会全部离地？"最后，用24台照相机排成一行，依次拍下马的动作，又将相片一一等距地嵌在转动的圆盘上，在另一相配的圆盘上开有一个窗口，把嵌有相片的圆盘转动起来，从窗口上就看到马奔跑起来，证实了奔马的四蹄确实是腾空的。不久，思维灵活的爱迪生知道了这件事，立即将照相机加以改进，终于变成了电影放映机。

（三）反常规性

追求新、奇、特，也是创造性思维的一大特点。为了获得新、奇、特的构思，必须采用"反常规"的思路，也就是只有奇思异想，才能避免"构思平庸""与人雷同"而又不落俗套。

飞机在空中飞翔，为了克服空气的阻力，必须将机身及翅膀做得非常光滑。可是，美国道格拉斯公司的科技人员用"反常规思维"提出："在飞机翅膀上钻很多小孔会怎么样？"于是他们真的在机翼表面打了无数的微孔，结果在试验中发现，微孔可以吸附周围的空气，消除紊流，从而大大减小空气的阻力。据此做出样机后，终于产生了可节油40%的飞机。

（四）突发性

所谓突发性，就是在时间上，以一种突发的形式，迸发出创造性的思想火花，使新的观念在极短的时间里脱颖而出。这种创造性思维的突发性，可能是在长期构思酝酿后的自然爆发，也可能是受某一偶然因素的触发。突发性往往都是灵感思维的展现。想象、直觉、灵感等非逻辑思维，对突发性起着决定性的作用。

（五）新颖性

任意一项创造性思维的结果，都会很自然地给人一种耳目一新的感觉，展示一种新的概念、新的范畴、新的形象以及新的结构。

四、常用创新思维方式

（一）发散思维

发散思维是指从一个问题出发，通过突破原有的知识圈，充分发挥想象力，经不同途径，以不同的视角去探索，再重组眼前的和记忆中的信息，从而产生新信息，使问题得到圆满解决的思维方法。发散思维的特点包括：流畅性（发散思维"量"的指标，流畅性衡量思维发散的速度，是思维发散的基础），变通性（发散思维"质"的指标，表现了发散思维的灵活性，是思维发散的关键）和独特性（发散思维的本质，表现发散思维的新奇成分，是思维发散的目的）。

1. 发散思维训练内容

（1）发挥想象力。发散思维和想象思维是密不可分的，思维向四面八方任意地展开想象时，也就是在进行发散思维。要想培养发散思维，就要为自己提供一个能充分发挥想象力的空间与契机，让自己有机会"异想天开"。要知道，奇思妙想是产生创造力的不竭源泉。

（2）跳出思维定势的圈子。在需要开拓创新时，思维定势就会变成"思维枷锁"，会阻碍新思维、新方法的构建，也会阻碍新知识的吸收。思维定势与创造性思维是互相矛盾的。"创"与"造"是两方面有机结合起来的，"创"就是打破常规，"造"就是在此基础上造出有价值、有意义的东西。

在寻求"唯一正确答案"的影响下，我们往往是受的教育越多，思维就越单一，想象力也越有限。学习知识要不唯书、不唯上、不迷信专家和权威、不轻信他人，敢于提出不同的见解。在思考时，只有尽可能多地给自己提一些"假如……""假定……""否则……"之类的问题，才能强迫自己换另一个角度去思考，想自己或别人未想过的问题。

（3）大胆质疑

明代哲学家陈献章说过："前辈谓学贵有疑，小疑则小进，大疑则大进。"质疑能力的培养对启发我们的思维发展和创新意识具有重要作用。质疑常常是培养创新思维的突破口。

法国生物学家贝尔纳说过："妨碍学习的最大障碍，并不是未知的东西，而是已知的东西。"比如："用什么方法能使冰最快地变成水？"一般人往往回答要用加热、太阳晒的方法，答案却是"去掉两点水"，这就是超人的想象了。

🔖 做一做

1. 字的流畅

①请在 10 个 "十" 字上加最多三笔构成新的字。

②请在 "日" 字上、下、左、右、上下一起各加笔画，写出尽可能多的字来（每种至少 3 个）。

2. 词的流畅

①请尽可能多地（每种至少 2 个）写出含有 "马" 字的成语（"马" 字分别在 1、2、3、4 位）。

②请作连词：在青年和国家之间加词（8~10 个），使上一个词的词尾为下一个词的词头（要求音同字同）。

③请在 5 分钟内尽可能多地写出带有数字一至十的词汇，如 "一心一意" 等。

④小张请小王猜谜语，"砌墙" 打一成语。小王笑着说，我也用一句谜语 "先到者住楼下" 回答你。小张一听便知小王是以谜解谜。你能知道他们两人的谜底是什么吗？

3. 图形的流畅

①如图 16 根火柴构成了 5 个正方形，如何移动 2 根火柴使 16 根火柴构成 4 个同样大小的正方形？

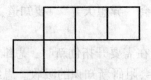

②下图有 9 根火柴组成的 3 个三角形，如何移动 3 根火柴变为 5 个三角形？

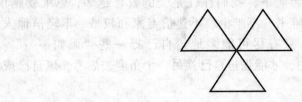

③下图中有 8 根火柴组成的 2 个正方形，如何移动 4 根火柴，组出 8 个三角形？

4. 观念的流畅

尽可能多地说出某种物品的用途，如领带的用途、帽子的用途……

什么 "布" 不是布？什么 "鱼" 不是鱼？什么 "虫" 不是虫？什么 "书" 不是书？

什么"井"不是井？什么"池"不是池？

2. 发散思维的形式

（1）平面思维，是指人的各种思维线条在平面上聚散交错，这种思维更具有跳跃性和广阔性，联系和想象是它的本质。

例如，什么样的东西可以做成一幅"画"呢？纸和墨就行了。但这只是简单的线条型的单向思维，如果我们把"画"字放在一个平面上，同所有可以想象到的名词联系起来，我们发现头发、石头、蝴蝶翅膀、金属、麦草、树叶、棉花……都可以用来做成精美的画，我们完全成了"画"的发明家。

（2）立体思维，是指思考问题时跳出点、线、面的限制，能从上下左右，四面八方去思考问题的思维方式，也就是要"立起来思考"。

例如：现代科学技术和军事装备中，经常要用到灵敏度很高的电子设备，而组装这些设备，往往需要几十万甚至几百万个晶体管、电阻、电容等电子元件。如果把数量如此之大的元件组装成设备，不仅体积庞大，携带和使用不便，而且设备的性能也受到了极大的影响。怎么解决这个矛盾呢？能否把所需要的电子元件整体地制作在半导体的晶片上，从而制成具有特定功能的集成电子线路呢？科学家们经过研究，把电子元件平面式的接线方式改为立体式的连接，充分利用真空扩散、表面处理、掺杂等工艺，制成了平面型的包含晶体管、电阻、电容的固体组件，并且把这些很薄的固体组件通过层层重叠的方式组装起来，构成了微型组合电路。于是，在经过了小型、中型和大型试验后，第一块大规模集成电路诞生了，在30平方毫米的硅晶片上，拥有13万个晶体管。

（3）逆向思维，是指背逆通常的思考方法，从相反方向思考问题的方法，也叫做反向思维。

例如：第二次世界大战后期，在攻打柏林的战役中，一天晚上，苏军决定向德军发起进攻。可那天夜里天上偏偏有星星，大部队出击很难保持高度隐蔽而不被敌人察觉。苏军元帅朱可夫思索了许久，猛然想到一个主意，他做出决定：把全军所有的大型探照灯都集中起来。在向德军发起进攻的那天晚上，苏军的140台大探照灯同时射向德军阵地，极强的亮光把隐蔽在防御工事里的德军照得睁不开眼，什么也看不见，只有挨打而无法还击，苏军也就很快突破了德军的防线并获得胜利。

逆向思维的特点是反向性，即改变常规思维，反其道而行之的思考方式。它的作用是突破正向思维的惯性，出奇制胜，从另一个方向走向真理，发现规律。逆向思维的形式包括：原理逆向、功能逆向、结构逆向、属性逆向、程序逆向或方向逆向、观念逆向。

①原理逆向：从事物原理的相反反向进行的思考。如温度计的诞生，意大利物理学家伽利略曾应医生的请求设计温度计，但屡遭失败。有一次他在给学生上实验课时，偶然注意到水的温度变化引起了水的体积的变化，这一发现使他突然意识到，倒过来，由水的体积的变化不也能看出水的温度的变化吗？循着这一思路，他终于设计出了最初的温度计。

②功能逆向：按事物或产品现有的功能进行相反思考。如风力灭火器，风吹过去，使温度降低，空气稀薄，火就被吹灭了。一般情况下，风是助长火势的，特别是当火比较大的时候。但在一定情况下，风可以使小的火熄灭，而且相当有效。

③结构逆向：是从已有事物的结构方式出发所进行的反向思考，如结构位置的颠倒、置换等。如日本有一位家庭主妇对煎鱼时总是会粘锅这一现象感到很恼火，煎好的鱼也常常是烂开，不成片。有一天，她在煎鱼时突然产生了一个念头，能不能不在锅的下面加热，而在锅的上面加热呢？经过多次尝试，她想到了在锅盖里安装电炉丝这一从上面加热的方法，最终制成了令人满意的煎鱼不糊的锅。

④属性逆向：是从事物属性的相反方向所进行的思考。如 1924 年，法国青年马谢、布鲁尔产生了用空心材料代替实心材料做家具的设想，成为新型建筑师和产品设计师的杰出代表。

⑤程序逆向或方向逆向：是颠倒已有事物的构成顺序、排列位置而进行的思考。如最初的船体装焊都是在同一固定的状态下进行的，这样有很多部位就必须作仰焊。仰焊的强度大，质量不易保障。改变了焊接顺序后，在船体分段结构装焊时将需仰焊的部分暂不施工，待其他部分焊好后，将船体分段翻个身，变仰焊位为俯焊位，这样，装焊的质量与速度都得到了保证。

⑥观念逆向：观念不同、行为不同、收获不同。观念相同，行为相似；行为相似，收获相同。这不是文字游戏，它意在昭示：观念是多么的重要，要想自己有超凡的收获就必须有自己独特的观念。

有一次，著名心理学家汤姆逊旅途归来，当时天色已晚，他走在一个连人影都没有的路上，担忧口袋里的 2000 美元。就在这时他忽然发现身后有一个戴鸭舌帽的彪形大汉跟着他。"坏了坏了，这很可能是一个抢劫犯，怎么办？"他急中生智，突发灵感。他突然转过身去，朝那大汉走去，并用凄惨的声音对他说："先生，行行好吧，给我几角钱吧，我饿得头都发昏了。"那大汉打量了他一眼，见他一身寒酸相，嘟囔道："倒霉，我还以为你口袋里有几百美元呢。"他从口袋里摸出一点零钱抛给汤姆逊，转身就走了。看来遇到危难，并不一定就是劫数难逃，汤姆逊的成功免劫也是靠了一个逆向思维。

（4）侧向思维（旁通思维）：是指从与问题相距很远的事物中受到启示，从而解决问题的思维方式。当一个人为某一问题苦苦思索时，在大脑里形成了一种优势灶，一旦受到其他事物的启发，就很容易与这个优势灶产生联系，从而解决问题。

相传，大英图书馆老馆年久失修，在其他地方建了一个新的图书馆。新馆建成后，要把老馆的书搬到新馆去。问题是按预算需要 350 万英镑，图书馆没有这么多钱。眼看着雨季就到了，若不马上搬，这损失就大了。正当馆长苦恼的时候，一个馆员告诉馆长他有一个解决方案，需要 150 万英镑。馆长十分高兴。

第二天，这位管理员打出了这样一个广告：自即日起凡在大英图书馆借阅图书一律免费，但一定要在规定时间内到新馆送还。广告打出后，读者借阅踊跃，在规定时间内，旧馆内 90%以上的图书就移到了新馆，剩下的图书用车搬完，整个费用还没用去 10 万英镑！这个馆员就是运用了侧向思维。

（5）横向思维：是相对于纵向思维而言的一种思维形式。所谓纵向思维，是指在一种结构范围内，按照有顺序的、可预测的、程式化的方向进行的思维形式。这种思维方式符合事物发展方向和人类认识习惯，遵循由低到高、由浅到深、从始至终等线索，因而清晰明了，合乎逻辑。而横向思维，是指突破问题的结构范围，从其他领域的事物、事实中得到启示，而产生新设想的思维方式。它不一定是有顺序的，同时也不能预测。横向思维有如下特点：

①不是过多地考虑事物的确定性，而是考虑它的多种多样的可能性；

②关心的不是怎样在旧观点上修修补补，而是注意如何提出新观点；

③不是一味追求正确性，而是着重追求它的丰富性；

④不拒绝各种机会，而是尽可能去创造和利用机会。

横向思维有如下几种具体方式：

①横向移入：跳出本专业、本行业，摆脱习惯性思维，将其他领域成熟的、较好的技术方法、原理等移植过来加以利用，或者从其他领域事物的特征、属性、机理中得到启发，解决本领域的难题。例如：为了解决电报信号随着距离的增大而减弱的问题，人们想到了"驿站"传递的方法，进而引进了重现或放大途中信号的中继装置。

②横向移出：将现有的设想、已取得的发明、已有的技术和产品，从现有的使用领域或对象中平移出来，将其推到其他意想不到的领域或对象上。例如：法国细菌学家巴斯德发现酒变酸、肉汤变质都是细菌作怪。经过处理，消灭或隔离细菌，就可以防止酒、肉汤变质。李斯特把巴斯德的理论用于医学界，发明了外科手术消毒法，拯救了千百万人的生命。

③横向转换：不按最初设想或常规解决问题，而是将问题转换为其他的问题，或将解决问题的方法转化为其他方法。

通常人们遇到问题都是力图尽快找到一种解决办法，只有当这种办法有问题时，才会想到找第二种办法。这种思维方式对大量简单常规问题的解决还是适用的，但对复杂的、特别是有创造性的问题就不大适合了。

想一想

有两位盲人，他们各自买了1双黑袜和1双白袜，4双袜子的布质、大小完全相同，而每双袜子都有一张商标纸连着。两位盲人不小心将4双袜子混在一起。他们怎样才能取回黑袜和白袜各1双呢？

(6) 多路思维：解决问题时不是一条路走到黑，而是从多角度、多方面思考，这是发散思维最一般的形式（逆向、侧向、横向思维是其中的特殊形式）。多路思维的形式包括：

①事物整体多向思维。

②有顺序多路思维，也可以无顺序发散。

③换角度多向思维。所谓换角度，也就是换个时间、换个地点、换个高度、换个身份、换个心情等。转换过程中，可以采用一种"问题搁置"法，即对问题进行一定思考后，不妨暂时将问题放在一边，过段时间再思考。这可以摆脱习惯性思路的束缚，敏锐及时地发现新视角，产生新思路。中断思考搁置问题，要选择适当的时机、合适的火候。

④绕道迂回思维。例如：美国柯达公司最初是生产胶卷的，在1963年时生产了一种

大众化自动照相机。当这种照相机受到欢迎时，柯达公司宣布各厂家都可以仿制，于是世界各地出现了生产自动相机热，同时也为柯达胶卷开辟了广阔的销售市场。

（二）聚合思维

聚合思维是创新思维的一种形式。它与发散思维不同，发散思维是为了解决某个问题，从这一问题出发，想的办法、途径越多越好，持续追求还有没有更多的办法。而聚合思维也是为了解决某一问题，在众多的现象、线索、信息中，向着问题的一个方向思考，根据已有的经验、知识或发散思维中针对问题的最好办法去得出最好的结论和最好的解决办法。

1. 聚合思维的特征

（1）集中性。聚合思维就是针对一个集中的目标，将发散了的思维集中指向这个目标，通过比较、筛选、组合、论证得到解决问题的答案。

（2）程序性。因为聚合思维有明确的目标，因此在利用现有的信息和线索解决问题时，就必须有一定的程序，先做什么，后做什么，都应有一定的步骤。

（3）比较性。尽管聚合思维有一定的目标，但毕竟还有多种路径和方法，因此，要在其中进行比较、选择，最后以达到目标为其归宿。

（4）最佳性。聚合思维解决问题时，要求寻求最佳方案和最佳结果。

2. 聚合思维的形式

（1）目标确定法。要求先确定一个具体的目标，然后根据目标对问题进行认真观察并做出分析判断，最后针对目标进行收敛思维，并确定最佳解决方案。目标的确定越具体越有效，不能确定那些各方面条件尚不具备的目标。这就要求人们对当前的主客观条件有一个全面、正确、清醒的估计和认识。目标可以分为近期目标、远期目标、大目标和小目标。刚开始运用时，可以先选小的、近期的目标，然后再逐渐扩大。

例如：有人急需一篇计算机打字稿上交，但专职打字员又不在，就非常不熟练地用比打字员更长的时间把打字稿打出来上交了。有的人指责其打字水平太低，太不规范，而且速度慢，应该先去打字班训练。这里就有目标的问题，前者的目标是为了及时交上打字稿件，而不是为了学习打字，属于近期的、小的目标，非常具体且符合当时的条件，更容易达成。而后者的目标则是学习规范打字，提高打字的速度和质量，属于远期的、大的目标，但是这个目标并不符合当时急需上交文稿这一条件，因此难以达成。显然，目标不同，处理问题的方法也会不同。

（2）求同思维法。如果有一种现象在不同的场合反复发生，而在各场合中只有一个条件是相同的，那么这个条件就是这种现象的原因，寻找这个条件的思维方法就叫求同思维法。

例如：某山区的一位牧羊人发现一个山洞，他带着猎狗走进山洞时，走不多远，狗就瘫倒在地挣扎几下就死掉了，而牧羊人自己却安然无恙。消息传开，引起了科学家研究的兴趣。科学家来进行实地考察，用更多种类的动物进行试验，发现了这样一些结果：类似于狗、猫、老鼠这样的小动物，进入洞内都会死亡；人在洞里不会死亡；马、牛、骡、驴等大牲畜，在洞里不会死亡。这是为什么呢？科学家开始了如下的思考：进入洞内死亡的狗、猫、老鼠等，虽然是不同的动物，但它们有一个共同的特点，就是"小"；进入洞内不死亡的人、马、牛、骡、驴也有一个共同的特点，就是"大"。于是科学家做出了这样的猜测：进入洞内死亡的原因就是"小"。为什么"小"就死亡，"大"就不死亡呢？进一步的考察发现，这个岩洞的地下冒出许多二氧化碳气体，因为二氧化碳比空气的比重大，洞内又不通风，所以二氧化碳都沉积在地面附近，靠近地面附近就没有氧气了，小动物的头部距离地面较近，吸不到氧气，当然就要死亡了。而头部离地面较高的人和大牲畜，仍然可以生存。

（3）求异思维法。如果一种现象在某一场合出现，另一场合不出现，而这两个场合中只有一个条件不同，这一条件就是导致这一现象出现的原因。寻找这一条件，就是求异思维法。

例如：一次一位朋友请阿凡提吃饭，阿凡提穿着一身破衣服，被朋友挡在门外，因为朋友怕阿凡提给他丢脸。于是阿凡提换了一身非常华贵的衣服，朋友立刻把他奉为上宾请他吃饭喝酒。只见阿凡提抬起袖口并说：请吧！我的好朋友，让衣服吃喝。这一举动，惹得满座人的惊奇，阿凡提道出原委，使他的朋友无地自容。阿凡提用的就是求异法，用来说明朋友请的不是他而是他的衣服。这是一个辛辣的讽刺，但却合乎逻辑推理。

（4）聚焦法。就是围绕问题进行反复思考，使原有的思维浓缩、聚拢，向解决问题的特定指向上思考，通过积累一定量的努力，最终达到质的飞跃，顺利解决问题。

（三）想象思维

想象思维是人脑通过形象化的概括作用对脑内已有的记忆表象进行加工、改造或重组的思维活动。想象思维有形象性、概括性和超越性的特点。

爱因斯坦说，"想象比知识更重要，因为知识是有限的，而想象力概括着世界上的一切，推动着进步，并且是知识进化的源泉。严格地说想象力是科学研究中的实在因素"。著名物理学家普朗克说，"每一种假设都是想象力发挥作用的产物"。

1. 想象思维的形式

（1）无意想象：不受意识主体支配的想象。

（2）有意想象：受主体意识支配的思维活动，可分为再造型、创造型和幻想型。

2. 想象思维训练

（1）无意想象训练步骤：

第一步，精神放松。端坐在椅子上，眼微闭，全身放松。接着，再一次全身放松。先把精神集中于脚趾，再把精神集中于脚腕，心中意念放松。然后依次放松腿腰部，到胸，到肩，到颈，到头。

第二步，注意力集中。彻底放松之后，将精神集中到"丹田"附近，缓慢地进行腹式呼吸，大约十次以后，把注意力集中到下腹，意念自己完全放松，仿佛置身于白云之上，想象天空的浩瀚，感到飘飘然了，此时进入了无意识想象状态。

（2）再造想象训练：再造想象是根据外部信息的启发，对自己记忆中的表象进行检索的思维活动。比如：由于大气污染，南极上空的臭氧已经形成空洞，并逐渐增大，将使地球上的生命受到紫外线的伤害，对此，你能想象出什么情景？我们可能想象出南极地区的生物得了皮肤怪病，成群地死去，或者想象出那里的臭氧层空洞愈来愈大，影响到整个南半球，进而导致全球的温室效应……

🔔 想一想

1. 你能想象出宇航员在太空船里遨游太空的情景吗？
2. 你能想象出辛弃疾的诗句"醉里挑灯看剑，梦回吹角连营"的场面吗？

（3）创造性想象训练：创造性想象的核心是必须有新的形象产生，几乎所有的创造活动都离不开创造性想象，所以，创造性想象的训练是十分重要的。比如：想象一下可能存在的"外星人"的外表和动作特征。我们可以想象出"外星人"的面貌是长着三只眼，耳朵是两根天线，没有嘴巴，他们不需要进食，腿是履带式的，高大威猛，很像地球上的机器人。动作特点是缓慢但有节奏感，有时会夸张变形，他们的语言地球人听不懂……

（4）幻想性想象训练：幻想性想象可以看做是创造性想象的一种极端形式，其特点是幻想的结果远远超出了当时的现实可能，甚至是很荒谬的。但是其中的创造性成分是宝贵的，所以说，没有幻想就没有创造。

🔔 想一想

1. 把下列 20 个互不相关的名词，通过形象想象，乃至奇思异想，按顺序联系起来，编成一个或两个情节不同的离奇故事（同时也可以加入人的活动，例如：有一个人坐在茶杯里）

茶杯、罐头、墨水瓶、奖状、金鱼、台子、房屋、铅笔、烟囱、飞机、大衣、口袋、烟灰缸、炮弹、猫、皮鞋、书包、椅子、机器人、大河。

2. 前些年印度建立了"松达班老虎自然保护区"，虽然老虎受到了保护，当地居民却遭了殃。尽管后来采取了不少措施，老虎伤人事件仍时有发生。1987 年就有 37 人丧生虎口。一位生态学家经过反复观察发现，老虎一般都是从背后袭击人，害怕正面见人。有什么办法使老虎不敢袭击人呢？

3. 1+1=？通过想象列举各种可能。能等于 0 吗？1-1 就一定为 0 吗？会有些什么其他结果？4-4=8，你如何解释它是成立的？

（四）直觉思维

直觉思维，是指人在解决问题时，不经过逐步的分析和推理，就迅速对问题答案做出判断或猜想的思维方式。直觉是人脑对人的身体直接感受到的客观事物并迅速作出的理解、判断与决策的思维活动。

科学发现和科技发明是人类最客观、最严谨的活动之一。但是许多科学家还是认为直觉是发现和发明的源泉。诺贝尔奖获得者、著名物理学家玻恩说："实验物理的全部伟大发现，都是来源于一些人的'直觉'。"直觉思维具有以下的特征：

(1) 直观性：直觉是对具体对象的直观，从整体上把握对象。没有直观的对象，是难以产生直觉的。它既不同于灵感，也不同于逻辑思维。

(2) 豁然性与快速性：直觉是凭以往的经验和知识，直接猜度问题的精要。是用敏捷的观察力和迅速的判断力对问题做出试探性的回答，结论不一定十分可靠，必须再用经验思维、理论思维进一步证明。

(3) 跳跃性：直觉产生的形式是突发的和跳跃式的。直觉思维的出现是在大脑的功能处于最佳状态的时候。

1944年12月，在卢森堡的一次战役中。美国的巴顿将军有一天凌晨4点钟就把秘书叫到办公室。秘书见他衣着不整，半穿制服半穿睡衣，知道他是刚下床有重要事情要口授。原来巴顿将军刚刚想到德军在圣诞节时将会在某个地点发起进攻，他决定先发制人，于是向秘书口授了作战命令。果然不出他所料，几乎就在美军发起攻击的同时，德军也发动了进攻。由于美军先发制人，终于阻止了德军的进攻。后来，巴顿将军在同秘书谈话时，回想起那天早晨获得的自发灵感而洋洋得意地笑着说："老实对你说吧，那天我一点也不知道德军要来进攻。"

（五）灵感思维

灵感思维是人在不知不觉中突然发生的特殊思维形式。在人类历史上，许多重大的科学发现和杰出的文艺创作，往往是灵感这种智慧之花闪现的结果。灵感是偶尔在头脑中闪过的对问题具有某种特别的独创性的设想。它是人们在创造过程中，达到思维高潮时出现的一种最富有创造性的精神状态；它是人们对纷繁复杂事物的顿悟；它同样也是对客观现实的反映。灵感不是神秘莫测的，也不是心血来潮，而是人在思维过程中带有突发性的思维形式，它是长期积累、艰苦探索的一种必然性和偶然性的统一。

1. 灵感思维的性质

(1) 突发性：灵感的出现不期而至，突如其来，灵感什么时候出现，怎样出现，由什么事物刺激而产生，都是难以预先知道的。

(2) 兴奋性：灵感的兴奋性是指人脑在灵感闪现后常处于兴奋中。它使人脑处于激发状态，伴随而来的是情绪的高涨并使人进入如醉如痴的忘我状态。

(3) 跳跃性：灵感的跳跃性表现为它是一种直觉的非逻辑的思维过程。在出其不意的刹那间（散步、闲谈、看电影等）触景生情，冥思苦想的问题突然得到解决。原因是创造者在创造活动中，对问题长期的探索，使创造者的智力活动达到白热化状态，在这种状态下，或因外界的某一刺激而受到启发，或由于某种联想，触类旁通使创造者的记忆储存的材料重新组合。

(4) 创造性：灵感所获得的成果，常常是新颖的创造性知识。它所闪现的往往是模糊、粗糙、零碎的，还需要通常的思维活动加以整理。所以，灵感的创造性与抽象思维、形象思维及其他种种因素在一起时才能发挥作用。

2. 灵感获得的过程

(1) 长期的思想活动准备，灵感是人脑进行创造活动的产物，所以长期思考是基本条件。

（2）兴趣和知识的准备，广泛的兴趣、丰富的知识经验更容易令人得到启示，是捕获灵感的另一个基本条件。

（3）智力的准备，主要包括观察、联想、想象。

（4）乐观镇静的情绪，愉快的情绪，能增强大脑的感受能力。

（5）注意摆脱习惯性思维的束缚。

（6）珍惜最佳时机和环境。

（7）要有及时抓住灵感的精神准备并及时记录下灵感的物质准备。许多有创造性精神的人，都曾体验过获得灵感的滋味。但因为事先没有准备，而没有及时记下这些灵感，事过境迁就再也记不起来了。

3．灵感的诱发

（1）由外部机遇诱发。

思想点化：一般在阅读或交流中发生。如达尔文从马尔萨斯的人口论中读到"繁殖过剩而引起竞争生存"时，大脑里突然想到，在生存竞争的条件下，有利的变异会得到保存，不利的变异则被淘汰。由此促进了生物进化论的思考。这就是思想点化。

原型启发：指受到自己要研究的对象的模型启发，而产生的灵感。例如：英国工人哈格里沃斯发明纺纱机的经过，就是受到水平放置的纺车偶然被他踢翻变成垂直状态的启发才研制成功的。

形象发现：如意大利文艺复兴时期的著名画家拉斐尔，想构思一幅新的圣母像，但很久仍难以成形，在一次偶然的散步中，他看到一位健康、淳朴、美丽、温柔的姑娘在花丛中剪花，这一富有魅力的形象吸引了他，于是立刻拿起画笔创作了"花园中的圣母"。

情景激发：我国作家柳青经过农村生活的体验写出了《创业史》，但七年后，当他想改写时却找不到感觉。于是他又回到长安县，那些农民的语言、感情及对农村生活的触动，才一起被激活，产生了创作灵感。

（2）由内部积淀意识引发：

无意遐想：这种遐想式的灵感在创造中是很常见的。

潜意识诱发的灵感：情况更为复杂，有的是潜知的闪现，有的是潜能的激发，有的是创造性梦境活动，有的是下意识的信息处理活动。

（六）逻辑思维

逻辑思维，是指人脑对客观事物抽象地、概括地反映。它能帮助我们正确认识客观世界，解决常规问题，表达思想。逻辑思维的过程形式与创新、创造过程密切相关，一切创造活动都是以逻辑思维为基础的，运用逻辑思维使创造成果条理化、系统化、理论化。逻辑思维的方法如下：

1．分析与综合

分析是在思维中把对象分解为各个部分或因素，分别加以考察的逻辑方法；综合是在思维中把对象的各个部分或因素结合成为一个统一体加以考察的逻辑方法。分析与综合是思维方向相反的过程。

2. 分类与比较

根据事物的共同性与差异性，就可以把事物进行分类，具有同属性的事物归入一类；具有不同属性的事物归入不同类。比较就是比较两个或两类事物的共同点和差异点。通过比较，能更好地认识事物的本质。分类是比较的后继过程，重要的是分类标准的选择，如选择得当，还可发现重要的规律。

3. 归纳与演绎

归纳是从个别性的前提推出一般性的结论，前提与结论之间的联系是偶然性的。演绎是从一般性的前提推出个别性的结论，前提与结论之间的联系是必然性的。

4. 抽象与概括

抽象就是运用思维的力量，从对象中抽取它本质的属性，抛开其他非本质的东西。概括是在思维中从单独对象的属性推广到这一类事物的全体的思维方法。抽象与概括和分析与综合一样，也是相互联系、不可分割的。

想一想

在 8 个同样大小的杯中有 7 杯盛的是凉开水，1 杯盛的是白糖水。你能否只尝 3 次，就找出盛白糖水的杯子来？

（七）联想思维

联想思维往往是由一个现存的事物出发，想到另一个可与之类比、相似、相关的事物的思维方式。由此及彼，通过联想，产生解决疑难问题的办法，或产生新的设想。联想的产生，是由于被动受到某一事物的触发，或是主动捕捉到一个信息，从而展开。

创造性思维的本质就在于，发现原来以为没有联系的两个事物或现象之间的联系。联想在这其中发挥着极为重要的作用，它是普遍的创造性思维形式，一切创造活动都离不开联想。联想思维的形式如下：

1. 自由联想

由一事物出发，进行无拘束的联想，并可以有多条思路，链接越长越好。

例如：从"鸡"开始联想，有鸡→鸡蛋、鸡→鸟、鸡→鸭、鸡→鸡粪等很多条思路。

选"鸡→鸡粪"这条思路接着往下联想，看能想到哪里去。鸡→鸡粪（鸡消化道短）→喂猪→猪粪→沼气→烧饭→餐桌→马桶→人粪→肥料→庄稼→饲料→喂牛→牛奶→奶粉→奶片→出口→检疫→装船→运输→美国→搬运→商店→顾客→销售→美钞→钱包→口袋……

2. 定向联想

将两个确定的事物，通过联想链，使之有机地联系起来。

（1）森林→电话：在森林里迷了路，幸亏带有电话，可以通过电话救助。

（2）电脑→拐杖：电脑普及，还有老年人拄着拐杖去学习。

（3）碗→电视：吃完饭碗都不洗，全忙着看电视。

（4）猫→计算器：猫会按计算器；猫跳上桌，计算器摔下来。

（5）牙刷→菜刀：多功能牙刷，还可以磨菜刀；牙刷要用的牙膏还没有开封，用菜刀切开；用旧牙刷刷洗菜刀。

（6）龙井→飞机：龙井→礼品→客人→汽车→飞机。

（7）鸡→潜望镜：鸡→鸭→船→潜艇→潜望镜。

3. 强制联想

把无关的两个事物直接强制性地联系起来，进行创造性思考，从而获得新观点、新认识、新设想以及新颖性的组合。强制联想常用于产品设计、广告策划、营销策略、艺术创作等领域。例如：

（1）保温杯就是热水瓶胆与杯子强制联想的结果。

（2）将圆珠笔与收音机强制联想，开发出带收音机的圆珠笔。

（3）酒与西瓜的强制联想，美国园艺师培育出了酒味西瓜，是在西瓜藤切口处接上一根浸泡在酒中的灯芯。

（4）将机枪与播种机强制联想。美国加利福尼亚州有位生物学家发明了机枪播种法。弹壳是可溶解胶囊，内装种子、肥料、杀虫剂。在飞机上扫射，将种子射入土内，解决了空中播种只能在土地表面的难题。

第二节　评判性思维

一、评判性思维的含义

评判性思维，也称为批判性思维，是指个体在复杂情景中，在反思的基础上灵活应用已有的知识和经验进行分析、推理，做出合理的判断；在面临各种复杂问题及各种选择的时候，对问题的解决方法进行选择，能够正确进行取舍。

评判性思维是 20 世纪 30 年代德国法兰克福学派创立的一种批判理论。20 世纪 80 年代，评判性思维被引入护理界，并受到高度重视，被认为其是高等护理教育毕业生应具备的能力。1989 年美国护理联盟在护理本科认证指南中将评判性思维作为衡量护理教育水平的一项重要指标。

从护理的角度来看，评判性思维是对临床复杂护理问题所进行的有目的、有意义的自我调控性的判断、反思、推理及决策过程。

评判性思维有如下特点：

1. 主动性

评判性思维是对外界的信息和刺激、他人的观点或"权威"说法进行积极的思考，并主动地运用知识和技能作出分析判断的主动思考过程。

2. 大胆质疑

评判性思维是一个提出质疑，并不断反思的过程，评判性思维通过大胆质疑，不断提出问题而产生新观点，并反思自己或他人的思维过程是否合理，客观判断相关证据，选择正确方案。

3. 审慎开放

在使用评判性思维思考和解决问题过程中，首先必须审慎而广泛地收集资料，然后分析、寻求问题发生的原因和证据，最后经过理性思考，得出结论。但评判性思维在审慎的同时，也要求个体有高度的开放性，愿意听取和交流不同观点，使所做出的结论正确、合理。

二、评判性思维的组成

评判性思维的组成主要包括智力、认知技能和情感态度。

（一）智力

智力，是指在评判性思维过程中所涉及的专业知识，护理学的专业知识包括医学基础知识、人文知识及护理学知识。护士必须具备相应的专业知识基础，才能使用评判性思维准确地判断服务对象的健康需要，并做出合理的临床推理及决策。

（二）认知技能

认知技能能够帮助个体综合运用知识和经验，做出符合情境的判断。美国哲学学会提出评判性思维由六方面的核心认知技能组成，分别为解释、分析、评估、推论、说明和自我调控。

（1）解释：是对推理的结论进行陈述以证明其正确性。在解释过程中，护士可以使用相关的科学论据来表述所作的推论。

（2）分析：是鉴别陈述，提出各种不同问题、概念或其他表达形式之间的推论性关系。

（3）评估：是对相关信息的可信程度进行评定，对推论性关系之间的逻辑强度加以评判。

（4）推论：是根据相关信息推测可能发生的情况以得出合理的结论。

（5）说明：指理解和表达数据、事件、规则、程序、判断、信仰或标准的意义及重要性。

（6）自我调控：是有意识地监控自我的认知行为，进行及时的自我调整。

（三）情感态度

情感态度，是指在评判性思维过程中个体应具备的人格特征，包括具有进行评判性思维的心理准备状态、意愿和倾向。在进行评判性思维时，护士应具有以下情感态度特征：

1. 自信负责

自信是指个人相信自己能够完成某项任务或达到某一目标，包括正确认识自己运用知识和经验的能力，相信个人能够分析判断及正确解决服务对象的问题。护士有责任为服务对象提供符合护理专业实践标准的护理服务，对护理服务进行决策，并承担由此产生的各种护理责任。在护理措施无效时，也能本着负责的态度承认某项措施的无效性。

2. 诚实公正

运用评判性思维质疑和验证他人知识、观点时，也要用同样严格的检验标准来质疑、验证自己的知识、观点，客观正确评估自身观点与他人观点的不一致性，而不是根据个人或群体的偏见做出判断。在对问题进行讨论时，护士应听取不同方面的意见，注意思考不同的观点，在拒绝或接受新观点前要努力全面理解新观点。当与服务对象的观点有冲突时，护士应重新审视自己的观点，确定如何才能达到对双方都有益的结果。

3. 好奇执著

好奇可以激发护士对服务对象的情况进一步询问和调查，以获得护理决策所需要的信息。护士在进行评判性思维时应具有好奇心，愿意进行调查研究，对服务对象的情况做深入的了解。护理实践中，由于问题的复杂性，护士常需对其进行执著的思索和研究。这种执著的态度倾向使评判性思维者能够坚持努力，在情况不明或结果未知，遇到挫折时，也会尽可能地了解问题，尝试不同的护理方法，并努力寻求其他更多的资料，直到成功解决问题。

4. 谦虚谨慎

评判性思维者认识到在护理实践中会产生新的证据，愿意承认自身知识和技能的局限性，希望收集更多信息，根据新知识、新信息谨慎思考自己的结论。

5. 独立思考、有创造性

评判性思维要求个体能够独立思考，在存在不同意见时，护士应该注意独立思考，在全面考虑服务对象情况、阅读相关文献、与同事讨论并分享观点的基础上做出判断。评判性思维者在做出合理决策的过程中，也应该具有创造性。特定服务对象的问题常需要独特的解决方法，只有使用创造性的方法去考虑服务对象的具体情况，才能有效调动服务对象生活环境中的各种因素，促进服务对象健康相关问题的解决。

三、批判性思维的过程

批判性思维的过程分为：识别论题，识别论据，识别论证，形成判断。识别论题是指大胆质疑，提出不同的问题；识别论据是指广泛收集相关信息，为提出的问题提供客观依据；识别论证是指通过客观实践来验证所提问题的正确性；形成判断是指在相关证据和论证结果的基础上，做出理性、客观、合理的判断。提出问题是批判性思维的第一步，大胆质疑是提出问题的必要品质。收集证据和实践论证是批判性思维的关键，在这个过程中需要审慎、客观、开放的态度，不被自身的偏见和狭隘所左右。形成正确的判断是评判性思维的结果，判断的形成必须客观、理性、实事求是。

批判性思维能力是一种基于充分的理性和客观事实来进行理论评估与客观评价的能力，其中包含着质疑、比较、鉴别、判断的过程，即通常所说的独立思考能力。在此意义上，批判性思维能力也是独立人格的基础。它具有创造性和建设性的能力，即能对一件事情给出更多可选择的解释，并能运用所获得的新知识来解决社会和个人问题。

因此，批判性思维能力也是创造力的基础。离开了批判性思维能力，创造力便是无本之木，无源之水。

四、评判性思维的层次

评判性思维具有不同的层次，它由低到高分为基础层次、复杂层次和尽职层次。层次越高，表明评判性思维的能力越强。

评判性思维的层次

层次	思维特点	实践操作	个体水准
基础层次	循规蹈矩，相信专家的答案	参照操作规范程序，严格遵循操作步骤	缺乏经验，思维水平的早期发展阶段
复杂层次	置疑权威，具有独立分析能力，相信有不同的解决方法	权衡利弊后选择	有一定临床经验和业务能力，掌握了较广泛的解决问题的方法
尽职层次	以专业信念基础，深刻理解护理目标，具备扎实专业水平	按专业原则灵活执行护理方案，用已有经验和知识，选择是否行动	具备丰富临床经验专业知识

五、评判性思维的标准

评判性思维的标准主要分为智力标准和专业标准两类，后者可再分为伦理标准、评价标准和专业责任标准。

（一）智力标准

智力标准是指评判性思维应该具有的智力特点，包括14项要求：清晰、准确、详尽、正确、相关、可靠、一致、合理、深入、概括、完整、有意义、适当、公正。

（二）专业标准

1. 伦理标准

以护理伦理基本原则为行为指南。

（1）自主原则，每个人有自由选择自己行为的权利。

（2）有利原则，一切为护理对象的利益着想。

（3）无害原则，不要做有害于护理对象身心的事。

（4）公正原则，公正地对待所有护理对象。

2. 评价标准

以相关临床机构和专业组织所设定的护理标准为准。

(1) 有关临床现象的正确识别标准。

(2) 药物治疗过程中相关现象的正确识别标准。

(3) 健康教育效果的有效识别标准。

3. 专业责任标准

明确护士在提供护理服务中承担的责任和义务。

(1) 国家的相关指导方针。

(2) 护理实践中明确规定要达到的标准。

(3) 专业学会制定的实践指南。

(4) 专业组织的实践标准。

六、评判性思维在护理中的应用

(一) 评判性思维在护理教学中的应用

传统教学方法下，学生在学习期间所获得的大量知识在毕业后将会遗忘，即使材料内容没有忘记，但也很快就会在众多的职业领域成为过时的东西。高等教育的改革应注重培养学生在校期间学习到作用持久的学习技巧和能力。评判性思维能力正是这样一种能发挥长久作用的能力，它对人一生的学习都能起到关键的作用。在大学中对学生评判性思维的培养和促进，是未来教育发展的趋势。

传统和融合护理评判性思维的护理教育方式的区别

项目	传统护理教育方式	融合护理评判性思维的护理教育方式
教师的作用	向学生传递信息	引导和鼓励学生有益的探讨、质疑
学生的行为	接受、存储信息并加以行动	主动质疑、探寻、评价信息
知识	理解、记忆	质疑、探究、推断
教学方法	讲授、灌输、教条式	讨论、探索、引导式
教学特点	学生被动听讲	学生主动学习、独立判断和选择
师生关系	教师是知识的传授者，学生相信教师的权威	平等、协作关系，教师也是学习者，与学生一起探讨问题

(二) 评判性思维在护理临床实践中的应用

在临床工作中，护理程序为解决护理问题提供了科学方法，为护士的思维提供了结构框架。评判性思维能使临床护士在护理程序的各个步骤中做出更加合理的有效决策。评判性思维既可以是对一个特定的服务对象或临床情境作出判断，也可以是对选择最好的干预措施作出决策。

护士评判性思考临床情境时，首先要明确思维的目的。确定思维的目的可以使护士的思考指向同一目标。护士的工作环境复杂多变，且面对的是人的生命，治疗、用药、服务对象的健康状况等都处于不断的变化过程。只有使用护理评判性思维，才能在复杂的情况下，对服务对象变化的各种情况加以认真思考，鉴别其潜在的问题。对服务对象表现出的症状、体征及获得的其他资料进行合理推理，做出恰当决策。

在整个过程中，护士除了学习护理专业知识外，还必须学习生物科学、社会科学以及人文科学知识以构建坚实的护理知识和技能基础。

某位患者在关节置换手术后，因为疼痛难忍，医生给予吗啡镇痛，随后患者疼痛缓解，入睡休息。负责这位患者的护士发现患者在入睡后，出现了呼吸暂停症状，便检查了患者的生命体征，呼唤患者，但患者已不能被叫醒。护士立即观察瞳孔、检查肢体活动，发现其一侧肢体肌力减弱，有偏瘫迹象，于是迅速通知了医生。在为患者进行脑部 CT 检查，并请神经内科会诊之后，考虑患者为脑梗死，随后进行了相应的治疗。由于护士发现及时，治疗措施及时，患者最后不仅脱离了危险，而且后期康复也很顺利，现在肢体运动已经基本恢复正常。

本例中，护士运用评判性思维，加上自己的经验、专业知识，及时准确地判断出患者的病情，抓住了治疗时机。

（三）评判性思维在护理管理中的应用

护理管理者的重要职责之一是进行各种决策，正确的决策是有效管理的重要保障。护理评判性思维应用于护理管理中，使护理管理者在决策过程中能够有效地对传统的管理思想、方法进行质疑，对各种复杂现象、事物与人群进行有效分析、判断，做出恰当决策。

（四）评判性思维在护理科研中的应用

护理科研本身就是对护理现象探索和研究的过程，需要对各种观点、方法、现象、常规等进行思考和质疑，并在此基础上进行调查或实验，以新的、充分的证据得出新观点、新方法、新模式。成功的护理科研要求科研者能够有效运用护理评判性思维，进行质疑、假设、推理、求证。

七、评判性思维能力的发展

（一）评判性思维能力发展的条件

1. 创造评判性思维氛围

护士评判性思维需要自由、民主、开放的氛围，在此环境下，护士可以自由表达观点、疑问、肯定或否定的判断，并向权威提出挑战。创造支持评判性思维的环境对发展专业护士的评判性思维能力至关重要。护士要积极创造鼓励不同意见和公正检验不同意见的环境，鼓励护士在做出结论前检验证据，避免盲目服从群体意愿的倾向。

2. 提高护理教师的评判性思维能力

护理教师评判性思维能力的水平会直接影响学习者评判性思维能力的培养。在培养学习者评判性思维的过程中，教师的行为具有很强的示范性，教师本身具有强的评判性思维能力，能够在训练过程中影响学习者用质疑的态度、评判性思维的技巧和方法进行学习和实践。

3. 培养评判性思维的情感态度

个体在进行评判性思维活动时，应具备积极的情感和态度。因此，在培养个体评判性思维能力之前，应该加强个人情感态度的培养，发展个体勤奋、探索、公正等个性特征。护士要经常反思自己是否具备评判性思维的态度，如好奇、公正、谦虚、执著等。对已经具备及需要培养的评判性思维的情感态度进行经常性评估。如为培养公正的态度，可以有意地去收集与自身观点对立的信息，以提供理解他人观点的实践机会。

（二）评判性思维能力发展的方法

1. 实践反思法

实践反思法是在临床见习或实习期间培养护生评判性思维的方法，也可用于培养年轻护士的评判性思维能力，是一种学习者在护理临床实践之后，对自己的实践过程进行反思，并加以记录的方法。实践反思法要求带教者有较强的带教意识，明确评判性思维能力在护理实践中的重要性，鼓励学习者积极探究和质疑。具体使用时，可选择有代表性的病例，要求学习者在实习或见习后将自己印象最深的护理活动、感受或体会以及思维过程记录下来。

实践反思法的反思内容包括：

（1）服务对象的健康问题，问题的依据；

（2）临床实践与教学和学习者想象中的情况有无不同，如何评价；

（3）在临床实践中学习者观察到的行为和态度，这些行为和态度的合理性；

（4）与服务对象沟通的方法、技巧、效果；

（5）运用所学知识解决的临床问题；

（6）实践者的情感和态度发生的变化；

（7）在实践中产生的新观点或疑问等。

通过自我反思，使学习者对自己的思维过程进行质疑，同时带教者也可以通过记录了解学生思维中存在的问题，进行针对性教学。如定期组织科室或实习组讨论会，交流在实践中的收获与体会，重点讨论遇到的疑问、看法等。也可挑选具有代表性的经验与体会，在学习者中进行交流，提高临床见习或实习的效果。带教者应重点关注学习者分析、推理、判断以及得出结论的思维过程，思维能力的成长状况，并及时反馈给学习者。

2. 归纳性思维的教育模式教学法

希尔达·塔巴于 20 世纪 60 年代创建了归纳性思维的教育模式，亦称 Taba 教学法。Taba 认为，学习者只有在组织资料后才能进行归纳和综合。Taba 教学法建立在"护理程序"的基础上，借助不同的临床情况，通过学习者积极的思维活动，培养学生观察、比较、分析、综合、推理、假设、论证的能力。

归纳性思维教育模式包括三个阶段：

第一阶段是学习者对多种事物进行观察，并进行分类；

第二阶段是教师通过技巧性的提问引导学习者进入分析推理的思维过程，分析原因、并进行临床推理；

第三阶段是学习者报告结果。Taba 教学法要求教师有较强的评判性思维能力，善于通过选择病例、启发式提问引导学生进行评判性思维的练习。

3. 苏格拉底询问法

苏格拉底询问法，也称苏格拉底问答法，由希腊哲学家苏格拉底提出，通过询问与评判性思维相关的问题，并对问题进行思考和回答来提高个体的评判性思维能力。其询问主要分为五个方面，分别针对问题、假设、观点、证据或原因及结果进行询问。

4. 采用促进评判性思维的问题

（1）期望达到的主要结果是什么？

护士清晰地描述其期望在临床实践中观察的主要结果，使护士的思维目标明确。期望达到的主要结果也是在护理计划终止后，期望观察到的有益结果。这些预期结果可能来自标准护理计划或由护士自己提出。

（2）为了达到主要结果，应提出哪些问题？

为了达到主要结果，护士需要提出一些相关的问题，然后采取必要的行动去预防、控制或解决这些问题。回答该问题有助于护士确定优先顺序。在临床实践过程中，护士要面对许多现存和潜在的健康问题，需要对这些问题进行进一步精简，把迫切需要解决的问题提出来。

（3）在什么样的环境下？

问题发生的时间、地点、发生发展情况、服务对象的文化背景等相关资料不同，评判性思维的方法也自然各不相同。

（4）需要哪些知识？

具备相应的知识基础，是进行评判性思维的必备条件。例如，如果护士不知道正常血压及血压下降常见于哪些疾病，当遇到血压降低的服务对象时，就很难正确处理。临床护理决策中常需要三方面的知识：与特定问题相关的知识，如健康问题的临床表现、诊断、常见病因、危险因素、并发症及其预防和处理；护理程序及相关的知识和技能，如伦理学、健康评估、人际沟通等；相关学科的知识，如解剖学、生理学、病理生理学、药学、心理学、社会学等。

（5）允许误差的空间有多大？

临床上允许误差的空间通常很小，主要根据服务对象的健康状况和干预的风险而定。当允许误差空间较小时，护士就必须仔细地评估情况、检验所有可能的解决方案，努力做出审慎的决策。

（6）决策的时间有多少？

当护士遇到一些很难做出决策的临床情境时，在决策时间允许的情况下，护士可以利用教科书等资源，从容地进行独立思考。如果允许决策的时间不够充足，就必须运用已有的知识或立即将问题提交专家，以便及时实施护理措施。临床护理决策的时间主要取决于护理问题的紧迫性及与服务对象接触的时间长短，护士应根据实际情况，确定要完成的决策以及需要尽早完成的决策。

（7）可利用的资源有哪些？

正确识别有用的资源，如教科书、计算机、临床专家等，能够帮助护士获取评判性思维所需要的信息。

（8）必须考虑哪些人的意见？

要找到有效解决问题的方法，必须考虑所有主要参与者的意见。在考虑过程中，服务对象的意见最重要，其他比较重要的还包括家属、其他重要的关系人、其他护士和相关的第三方人员（如保险公司）等的观点。

（9）影响思维的因素是什么？

护士的思维会受到很多因素的影响，认识到影响评判性思维的因素可帮助护士更为客观地去思考。

🔖 创意作业

护士王某在执行医嘱"1 床　　王刚　　10%葡萄糖注射液 500ml 静脉滴入"时突然想到："他要输 10%GS 吗？我记得他血糖挺高，不该输糖水，前两天他好像一直用的是等渗糖盐水。我该不会记错吧？我还是去看看病历……是挺高的呀……会不会医生有别的考虑？我该怎么办？……不管怎么样，我得去问问。"

试分析：该护士是否具有评判性思维意识？为什么？

第十一章　创业与护理创业

> 对所有创业者来说，永远告诉自己一句话：从创业的第一天起，你每天要面对的是困难和失败，而不是成功。
>
> ——马云

【学习目标】通过本章节的学习，能够做到：

1. 陈述创业者的含义、创业理论类型及火箭发射式创业与精益创业的区别。
2. 陈述创业者特质、大学生创业需具备的素质及创业精神。
3. 举例说明护理创业者的创业方向和实践范围。

时至今日，经济学家们普遍认为，21 世纪的世界已经进入了"创业经济时代"，其中最典型的是美国和中国。在新的时代，在面临未来的职业和生活方式的选择时，创业无疑将成为大学生们的另一条出路。现如今，我国高校正掀起一个又一个的创业思潮运动，在创业大赛、创业孵化器等活动中产生了一批批优秀的学生创业队伍，他们成为了整个创业大军中的新力军。正如杰弗里·蒂蒙斯在《创业思维》中所述的："我们正处在一场静悄悄的大变革中——它是全世界人类创造力和创业精神的胜利。我相信它对 21 世纪的影响将等同或超过 19 世纪和 20 世纪的工业革命。"

【案例导读】

当我们感叹日常生活消费服务因互联网变得简单便捷的时候，不得不提到王兴，他是人人网（原校内网）创始人、饭否网总裁、美团网创始人兼首席执行官，而他还有另外一种身份，那就是大学生创业者。1997 年，王兴由福建龙岩一中保送清华大学，2001 年王兴拿到全额奖学金，去美国特拉华大学攻读电子与计算机工程博士学位。留学期间，王兴大部分时间都用在了互联网和图书馆，由此激发了他对网络的灵感。当他无意发现 Facebook 社交网站正在走红后，2005 年 12 月创办的校内网也诞生了，2006 年校内网成为国内最大的社交网站，但因消耗大，没有资金支持，最终由团队决策以 200 万美元卖掉校内网。2007 年 7 月，王兴模仿在美国流行的推特，推出饭否网，但最终也因种种原因被关闭。同时，他的海内网也屡屡受挫。

作为一个连环创业者总以失败告终，当人们还在为他的创业之路惋惜时，他却以一种不屈不挠的精神继续坚持着他的创业梦。2010 年 3 月，美团网上线，2012 年美团占据了团购网 40% 的市场份额，成为第一名。2017 年 10 月美团点评宣布完成新一轮 40 亿美元融资，投后估值达 300 亿美元，至此，人们看到了这位梦想坚持者终于走向了创业成功的巅峰。

☞ **讨论或思考**

1. 从王兴的例子，你认为创业是否一定要创办企业？如何理解创业之路？
2. 从王兴身上可以看到创业者需要具备哪些素质和哪些创业精神？

第一节　创业与创业精神

护理专业大学生从进入临床实习期开始，求职面试的信息和话题就不绝于耳，在经历临床护士角色的现实形象与白衣天使理想目标的反差之中，有些甚至还未走上求职路便产生了动摇。面对现状而迷茫时，最有效的办法是尽快行动起来，寻找自己的生活方式，这就是一种创业的思维方式，即面对不确定环境，先开始行动、感觉，而非一直陷入思考之中。你在大学毕业前，思考未来将何去何从时，创业也可以成为你未来人生的选择之一。狭义的创业，需要你从大学阶段就开始准备和积累；广义的创业，需要你转变思维方式，来面对未来的种种具体选项，比如用创业精神去考研，用创业精神去求职，用创业精神去留学等等。

一、创业与创业者

（一）创业的定义

关于创业，不同时代、不同背景、不同的创业学者对于创业有着不同的定义和理解。随着创业内涵的不断升华，创业可被定义为：创业者以一个既定目标为导向，通过运用自己的管理组织、资源整合和环境适应等能力，将市场潜在的机遇或者需求与自己创造性的思维相结合，并承担由此产生的各种潜在风险，来达成既定目标的过程。它是一个复杂的创造过程，创造出某种有价值的新事物，需要创业者付出极大努力，贡献必要的时间和大量的精力，并承担必然的风险，最后才会为创业者带来精神和物质的回报。

（二）创业理论

1. 蒂蒙斯的创业过程模型理论

杰弗里·蒂蒙斯是哈佛大学商学院工商管理硕士、工商管理博士，有"创业教育之父"称号，是著名的创业学家。他根据对创业的理解和研究，提出了创业过程模型，他认为商机、资源以及团队这三个要素影响了创业整个历程，且随着企业的发展，这三者会保持着动态平衡的关系，在概念上正好与中国传统的"天时、地利、人和"三要素一一对应。

（1）商机，是创业过程的核心驱动力。新创企业得以成功创建的起点是商机，而不是工作团队、商业计划、奖金战略、关系网络等。商机的最重要特征是设想中的产品或服务具备潜在的市场需求。一个好的思路未必是一个好的商机，所以，对于创业者来说，学会快速地估计和识别商机是否存在真正的商业潜力，以及决定该在上面投入多少时间和精力，是一项重要的技能。2011年，春雨医生的创立，为患者带来了更便捷的健康服务和体验，也催生了一系列新的商业机会。

（2）资源，是创业中不可或缺的必要保障。许多初创者会认为资金是创业的第一位，但事实上，资金缺乏并不一定是导致创业失败的主要原因。优秀创业者所体现的突出技能之一就是能创造性地整合和运用资源，利用优势获取战略资源并以此创造持久的竞争力。如有的创业团队能够有效地借助外界资源——风险投资人、专业人士、行业顾问等来管理资源。例如医护到家，就是将医护人员的专业技能整合，通过移动健康信息平台，告别同质化的在线问诊服务，为患者提供真正需要的健康上门服务。还有我们所熟知的Uber、滴滴打车，就是颠覆传统的汽车租赁行业，将私家车资源整合的成功案例。

（3）创业团队，是企业成功的关键因素。有人用公式来形容创业团队：创业团队＝创业带头人＋创业成员。优秀的团队总是由一位非常有能力的创业带头人建立和领导，他既是队员，也是教练员，是团队的领跑者和企业文化的创造者。带头人需要具备识人、用人、带人的能力，团队要拥有目标、决心、经验，这些都是影响团队成功的关键。

上述商机、资源、团队的关系：蒂蒙斯创造性地将三个要素从时间维度上理解为一个动态平衡的变化过程。团队位于底部，始终保持顶部的商机和资源的平衡。创始人就像是马戏团的杂技演员，一边脚踩翘板，另一边保持手中的"杂耍球"（商机、资源和团队）不落地，它需要时刻保持速度、方向、高度的动态匹配与平衡。在创业的初期，商机这个"杂耍球"的重量更大，创始人往往不具备丰富的资源，如资金、知识、技术等；随后，当资金注入、知识技术团队介入、资源加入的时候，创业企业便开始慢慢趋向于均衡，达到一个相对稳定的状态。当资源越来越多，企业就要通过扩充团队、发现和探索良好商机来更好地保持各要素之间的平衡。创业者必须思量的问题是：目前的团队是否能引导企业不断健康成长、合理配置资源；在下一阶段能否成功解决企业面临的危机。这些问题在不同的阶段以不同的形式出现，关系到企业的可持续发展。由此可见，蒂蒙斯模型中的创业过程是"平衡—失衡—平衡"的动态过程，创业团队是保持三者平衡的关键决策因素。

唐僧西游团队是典型的优秀创业团队，师徒四人目标明确，通力合作，但每个人的特质不同。唐僧，对目标执著追求，有极强的自律、自控能力，无论遇到什么样的艰难险阻以及金钱、地位或是美女的诱惑，他都从未放弃自己的追求，以博爱和仁慈之心在取经途中不断地教诲和感化众位徒弟；孙悟空，能力担当者，神通广大，富有创新意识与开拓精神，敢想、敢做、敢当；猪八戒，贪色、嘴馋、懒惰，但脑袋灵光，脾气温和，总能为团队舒缓压力，带来乐趣，而且还是一个颇具人际交往技能的人；沙僧，勤勤恳恳、任劳任

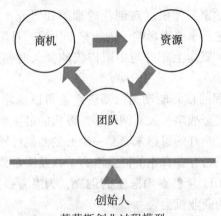

创始人
蒂蒙斯创业过程模型

怨，忠诚、可靠，默默无闻，并不显眼，但在取经途中始终挑着一副重担，挑担就是沙僧对团队目标最大的贡献，而且不可或缺。因此，人员的定位可以确定为：唐僧为创业团队创始人（首席执行官，CEO）；孙悟空是冲在一线的核心员工（营销与市场总监，CMO）；猪八戒为人际关系的润滑剂（人力资源总监，CHO）；沙和尚是勤勤恳恳的日常事务者（财务与支持部分负责人，CFO）。

2. 精益创业：创业四步法

"精益创业"由创业者埃里克·莱斯于 2011 年首先提出。这个观点起源于史蒂夫·布兰克的《创业四步法》，史蒂夫·布兰克在其著作中首次谈及了"客户开发"的思维。这一点跳出了原有创业企业以及创业者为了完成自身愿景而创业的传统思维模式，完全区别于封闭开发的火箭式创业法。

所谓火箭发射式创业思维，即按商业计划—资本投入产品研发—产品发布—成功/失败的流程进行创业。这样的创业方法缺乏纠错的机会，所有的赌注都集中在发布那一刻传统的产品开发流程中，第一阶段称为创意/愿景阶段，是指构思最初的产品创意、制订商业计划、争取投资的阶段；第二阶段是产品开发阶段，它要求公司上下脚踏实地、埋头苦干，所有部门各司其职；第三阶段则是针对产品进行内部调试和公开测试，并制订营销计划、开展公关活动、募集资金；第四个阶段是正式发布产品，公司开始全面扩张，如建立销售渠道、开展营销宣传、吸引客户、争取投资，等等。这种产品开发方法适合在成熟的、规范的市场推出产品，无论是顾客群还是顾客需求都是明确无误的。

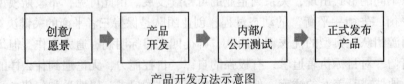

产品开发方法示意图

而精益创业则认为用户痛点和解决方案在本质上都是未知的，因此客户开发应早于产品的开发，客户应成为创业的中心，而产品是用来服务、满足客户需求的，并非单纯地服务于企业需求。埃里克·莱斯丰富了"客户开发的思路",提出了精益创业的三大内容：商业计划、客户开发、精益开发。商业计划不再是一个执行计划，而是提出了未来发展的方向假设与预期；客户开发应探索客户，了解客户的核心需求，根据反馈，提供有针对性的产品；精益开发即确保产品开发速度与客户需求保持平衡，并坚持小步快速调整产品，根据客户反馈进行科学试错的循环过程。

相比火箭发射式创业，精益创业有以下特点：

（1）精益创业的标志不再是创办企业这一"里程碑事件"。火箭发射式创业是在没有客户和产品前，先注册公司，其次才是创办企业，随后再应对一系列的开销和成本等各种问题；而精益创业则是在没有明确的可复制、可运行的商业模式前，不盲目地创办企业。

（2）精益创业，可以理解为"精益求精"。"精益求精"就是指一种在节俭的状态下追求极致和完美的过程。它有别于火箭发射式创业的产品导向，精益创业是明确用户导向、聚焦导向，关注"单点突破"的创业新形式。如医护到家，专注于慢性病群体、失能半失能老年人；红米手机明确定位，从价位、营销等角度来明确产品的受众群体。

（3）精益创业追求"快速行动，小步迭代"的思维方式。精益创业并不制订所谓的长远计划，而是根据客户的反馈不断调整产品设计方向。市场上很多新产品的开发都遵循着"快速行动，小步迭代"的基本方式。

例如，1962年，德国贝朗公司发明了第一支留置针"Braunüle"，在20世纪90年代，开放式留置针率先进入中国手术室，此后，由于留置针相比普通钢针能够减少患者多次穿刺的痛苦，因此，在临床科室被广泛应用。但由于医务人员受到针刺伤而感染血源性传播疾病的风险和因导管材质所引起的并发症，留置针的设计经历了从最初的开放式到密闭式，从普通型到防针刺伤安全型，留置针的导管材料也经历了从普通聚乙烯塑料到聚四氟乙烯材料再到聚氨酯材料的变革，而这些都是由临床应用中的需求催生而来的改进。

火箭发射式创业和精益创业的区别

	火箭发射式创业	精益创业
商业假设	一切可度量，需求全知晓	一切不可知，需求待探索
创业策略	按照计划，逐步执行	快速行动，小步迭代
适用领域	传统工商业管理	互联网环境创业

（三）精益创业思维方式

1. 优势导向

如今，无论是创业公司还是成长中的个体，都难以与拥有完善结构、庞大体量的大组织、大企业竞争，但仍应努力挖掘自身的价值。作为新创企业，你和你团队的优势价值是什么？这就需要个体在创业中不断发现和探索。作为医学生，在创业的方向上我们学着先去专注于某一点，再进行深入的分析和探讨，贴合患者的核心需求，了解自身优势并把握好它。

2. 行为导向

生存于竞争环境中，就会有压力带来的焦虑和恐惧，唯有行动才可以改变现状。可从优势入手，积极开展行动，利用周围你能够拥有的资源，从最经济的产品开发开始。

从广义的创业来说，在今天，创业者不需要开办企业，就可以通过很多方式创造自身的价值，如微店、淘宝、技能交换……我们真正意义上进入了一个"大众创业，万众创新"的时代。因此，从精益创业的角度，创业完全可以理解为不考虑任何条件的限制，主动创造新事业的过程。我们医护专业的学生可选择从自己做起，努力掌握好本专业知识，让自己成为理论知识、临床技能的佼佼者，一步步走向自己的"创业生涯"。

（四）创业者

1. 创业者的定义

从词源上讲，"创业者"有两个基本含义：一是指企业家，即在现有企业中负责经营和决策的领导人；二是指创始人，通常理解为即将创办新企业或者是刚刚创办新企业的领导人。

什么样的人可以称为"创业者"？是充满壮志、成就梦想的马云？是睿智、富有洞察力的史蒂夫·乔布斯？是纪律严明的拉里·佩奇？还是特立独行的埃隆·马斯克？《人物》杂志资深撰稿人亚力克·福奇在其书籍《工匠精神》中认为，任何只要有好点子并且愿意去努力实现的人，都可以称为改变者和创造者。创业者并不仅限于"创办企业的人"。例如，著名美国科学家、美国"第一公民"本杰明·富兰克林、美国国父乔治·华盛顿，他们都是"充满激情和好奇心"的人；同样也是远见卓识和睿智坚定的政治家，如邓小平就富有创造性地提出了"中国特色社会主义"，提倡"摸着石头过河"，某种意义上，这也是一种勇于尝试的创业精神。

由此可见，创业者不仅是创造企业的人，也可能是发明者，或是创造某种制度的人。其中，发明家和创业者又有所不同，发明家创造新事物，而创业者聚集并整合所有的必需资源（金钱、人力、商业模式、战略和对风险的忍耐力等），以便将发明转化为可存活的企业。因此，创业者可以理解为不仅仅发明产品，还需使产品实现生产、推广。香港创业学院院长张世平先生将创业者定义为是一种主导劳动方式的领导人；是一种无中生有的创业现象，是一种需要具有使命、荣誉、责任能力的人；是一种组织和运用服务、技术、器物作业的人；是一种具有思考、推理、判断的人；是一种能使人追随并在追随的过程中获得利益的人；是一种具有完全权利能力和行为能力的人。

任何想体验各种不确定性和模糊性战场的人都可能成为创业者，任何想跨越诸多高峰的人都可以成为创业者。在你人生的某个时刻，也许有过类似的体验，那么在那个时刻，你就是"创业者"。总之，创业者的内涵随着经济的发展而不断丰富。但有一点始终不变，创业者可以通过创业教育培养来提高创业素质及能力。

2. 创业者特质

提到杰出的创业者，有很多的商业神话，如东山再起的史玉柱，充满着财富与传奇的马云、褚时健，洞察力非凡的乔布斯……事实上，遥不可及的他们具有一些共同的优良特质。约翰·霍纳迪（John Hornaday）在 1982 年总结了创业者的 42 项特征：①自信；②有毅力，坚定；③精力充沛、勤奋；④机智多谋；⑤风险承担能力强；⑥有领导力；⑦乐观；⑧追求成功；⑨知识丰富；⑩创新，创造力；⑪有影响力；⑫善于与人相处；⑬积极主动；⑭灵活；⑮聪明；⑯目标明确；⑰勇于迎接挑战；⑱独立；⑲ 开放的心态；⑳追求效率；㉑决策果断；㉒ 有责任心；㉓有远见；㉔执行认真；㉕ 团队、合作精神；㉖利润导向；㉗从失败中快速学习；㉘ 有权力感；㉙性格开朗；㉚个人主义；㉛ 有勇气；㉜有想象力；㉝有洞察力；㉞能够容忍不确定性；㉟有进取心；㊱懂得享受；㊲ 追求效果；㊳全力以赴；㊴信任下属；㊵敏感；㊶诚实；㊷成熟，考虑周全。

但这些仍不能完全描述创业者的特质，例如，有的创业者很叛逆，有的创业者不善于言谈。因此，如何具体去定义创业者的特质，应该是一个值得不断探索的问题。

3. 企业家的六大要素

美国学者杰弗里·蒂蒙斯教授是公认的创业学领域的学术权威。他通过跟踪研究进入百森商学院杰出创业者学会的学员，总结出成功企业家作为创业者的六大要素。

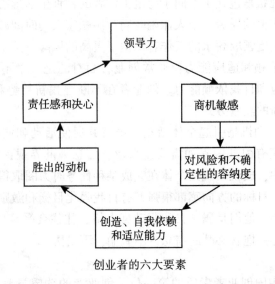

创业者的六大要素

（1）责任感和决心：责任感和决心会使创业者在面对团队、企业内部时成为敢于承担的团队领袖，能够更好地获得团队成员的信赖与尊重。创业者的责任感与决心，除了体现在对内部的团队负责外，另一个重要的体现是对外的社会责任感。2015 年 8 月，当马云登上华人富豪榜首位时，人们称他为"首富"。马云对此说："首富的'富'应是负责任的'负'，首富是首先要负起责任的那个人。"

（2）领导力：领导力就是利用各种创业资源，通过对他人的积极影响，以达到创业者预期目标的能力。领导力并不等于独裁和刚愎自用。所谓的领导力，有其不同的方式和风格，就如同四大名著《三国演义》中魏、蜀、吴三国的领导风格不尽相同，我们可以将他们比喻成彼此竞争的三个创业团队，在这三个创业团队中他们的领导力风格又是千差万别的。哈佛大学心理学教授丹尼斯·戈尔曼曾经把人们的领导力风格分为六种：远见型、关系型、民主型、教练型、示范型和命令型。无论领导力风格属于何种，创始人都需要有足够的个人影响力和个人魅力，在创业伊始，团队成员往往是因为个人关系而凝聚在一起的。

（3）商机敏感：这并非天生，而是持续的学习与投入，机会总是垂青于那些早已做好准备的人，只有先学习和投入，才能给你带来前所未有的、持续的商业敏感性。在今天，产业结构变动、消费结构升级、城市化加速、观念改变、政府改革、人口结构变动、居民收入水平提高、全球化趋势等这些变化中都蕴藏着大量的商机，敏感的创业者应善于发现和利用。

（4）对风险和不确定性的容纳度：企业家和创业者有着内在共同点，那就是敢于冒险的精神。无论是财富500强的企业老板，还是在自家车库里创业的年轻后生，成功者的气质是相似的。只是他们对待风险和不确定性的容纳程度会存在差异性。企业家是不同于一般职业阶层的特殊阶层，他们最大的特殊性是敢于冒险和承担风险。而创业者更多是倾向于冒险的适度风险承担者，他们对于不确定性的接受程度相对于普通人较高。作为创业者，首先需要面对的现状是包含了不同于稳定工作者的种种生活形态：不稳定的收入、不确定的时间安排、工作上的操劳、个人休闲时间和照顾家人的时间减少……从生活的角度来看，创业者自然比固定领取薪水的工作者承担了更高的风险。

（5）创造、自我依赖和适应能力：通常创业者面对的是一个不确定的环境，因此才需要具备更强大的适应和自我依赖能力。创业者在不断寻找新趋势和机会，不断地创新，不断地推出新产品和新的经营方式。

（6）胜出的动机：动机是引起个体活动，维持并促使活动朝向某一目标进行的内部动力。引起动机的因素有内部因素如需要、兴趣、信念、世界观；外部诱因如目标、压力、责任、义务。其中，成就动机是个体在完成某种任务时力图取得成功的动机。往往卓越的创业者其行动力、目标的方向感都很强，有自我强化目标和激励目标实现的精神，敢于挑战任何对手的决心。他们是属于自我驱动型人格，往往会受到内心强烈愿望的驱动，保持敢于竞争的好胜心并抱有必胜的信念，不服输，不妥协。

4. 创业者素质

（1）欲望：列在中国创业者素质的第一位。创业者的欲望与普通人的欲望的不同之处在于，他们的欲望往往超出现实，往往需要打破现在的立足点，打破眼前的樊笼才能够实现。所以，创业的欲望往往伴随着强大的行为动力和冒险精神。

（2）忍耐：是创业者必须具备的素质。创业的过程是一段艰难的打拼过程，往往可能受到肉体和精神上的双重困苦，创业者需要有坚忍不拔、宠辱不惊的定力与意志力去克服。

（3）眼界：创业者如果能有广博的见识、开阔的眼界，可有效地拉近自己与成功的距离，使创业活动少走弯路。眼界决定了创业者的创业思路。创业思路有几个共同来源，如职业、阅读、行路、交友等。

（4）明势：作为创业者，既要明事，又要明势。明势是指创业者一定要跟对形势，要研究政策，何为大势。创业者应清楚国家鼓励发展什么，限制发展什么，这对创业成败有很大关系。

（5）敏感：创业者的敏感是指对外界环境变化的敏感，尤其是对商业机会的快速反应。

（6）人脉：创业需要资源，其中最重要的是人脉资源，即创业者构建其人际关系网络或社会网络的能力。人脉包括同学资源、职业资源和朋友资源。

（7）谋略：是一种思维方式，一种处理问题和解决问题的方法，在产品同质化严重、市场有限、竞争激烈的情况下，创业者的智谋将在很大程度上会决定其创业的成败。

（8）胆量：创业本身就是一项冒险活动，必然伴随风险，需要创业者有强大的心理承受能力，有胆识、够胆量。

（9）分享：作为创业者，需要懂得与他人分享才能将事业做大，分享不是慷慨，而是明智。

（10）自省：创业是一个不断摸索的过程，创业者避免不了犯错，自省的过程就是学习的过程、进步的过程，对于成功的创业者来说，他们的共通之处在于都非常善于学习，非常勇于进行自我反省，唯有如此，才能时刻保持清醒。

5. 大学生创业素质

大学生如果想在大学毕业后开始艰苦的创业之路，应该在大学期间就有意识地自我培养、自我锻炼、自我提升，为创业打下良好的基础。

（1）心理素质：包括自我意识、性格、气质、情感等心理构成要素。作为创业者，应具有自信和自主的自我意识特征，性格上应具有刚强、坚持、果断和开朗的特征，情感上应更富有理性色彩。同时，还需要具备成就动机、自信、执著、高情商、冒险精神等特质，个人主动性也被认为是创业者重要的心理特征，它能够使创业者克服困难，更易投入新工作的创新之中。

（2）身体素质：是指身体健康、体力充沛、精力旺盛、思路敏捷。创业者需要良好的身体素质来做基础，在现代社会，小企业的创业与经营是艰苦而复杂的，工作内容烦琐、时间长、压力大，超过常人的工作负荷和心理负担。大学生创业者在读书期间是锻炼身体的最好时期，可以培养自己某项或几项运动的兴趣爱好，在锻炼过程中拓展人脉、学会团队合作和提升领导力。

（3）知识素质：创业者的知识素质对创业起着举足轻重的作用，创业者要形成创造性思维，做出正确决策，就必须掌握广博的知识，具有一专多能的知识结构。因此，需要大学生创业者具备行业知识、商业知识和综合知识，行业知识是选择创业机会的基础，掌握商业知识能够了解企业的经营管理，综合知识则是建立良好社会关系的基础。

（4）能力素质：创业者至少应具有创新能力、学习能力、交际能力和领导能力。大学生创业者需要在学校和工作中有意识地训练自己这些方面的能力，但并不是要求创业者必须完全具备以上素质才能去创业，而是要创业者有不断提高自身素质的自觉性并付诸实际行动，通过学习和改造，成为一个成功的创业者。

●●●●●●●●●● 体 验 活 动 ●●●●●●●●●●

为创造机会而自我认知

强烈的自我认知对创业者至关重要。创业者需既能识别个人的兴趣、愿望、技能，也能将其与创业机会相结合。本练习给你提供了一个自省的机会，让你反思两个问题：是什么使你成为现在的自己？你会成为怎样的创业者？

目标：

反思令自己感到骄傲的成就，并思考从中获得的知识、技能和能力；

讨论你达成这些成就的过程；

将你的知识、能力和期望连接起来，作为新企业创意的基础。

要求：

（1）成就：请列出至少 5 项你最重要的个人成就，并按照其对自己的重要性大小进行排序。这些成就不仅与工作相关，而且还包括爱好和其他相关的兴趣，可以是最近的，也可以是孩提时代的，并满足以下 3 个标准：①令你感到骄傲去完成的事情；②乐意去完成的事情；③自认为做得很好的事情。

（2）KSA：知识（knowledge）、技能（skills）和能力（abilities），分解 KSA，看看是哪些因素帮助了你所列示的成就。通过标记或圈出你所认为的对成功影响最大的 KSA，反思其成就以及隐藏在成就背后的 KSA。

思考：

（1）你认为新企业或新事业的哪些创意是建立在你的专长、知识和技能之上的？

（2）你如何识别创意？

（3）你为什么认为这是一个好创意？

（4）你为什么认为自己能让这一创意运作起来？

在思考中应聚焦于自我认知的重要性以及它是如何为创业活动提供基础的。用一个简短视频、TED 演讲或者基于自己的 KSA 构建成功企业的创业者案例来结束本练习。

二、创业精神

哈佛大学商学院对创业精神定义为：创业精神就是一个人不以当前有限的资源为基础而追求商机的精神。从这个角度上来讲，创业精神代表着一种突破资源的限制，通过创新来把握机会、创造价值的行为，而不是简单地体现在创办新企业上。因此创新精神可以简单地概括为："没有资源创造资源，没有条件创造条件，运用有限的资源去创造更大的资源。"

（一）创新精神

创新精神是创业精神的核心，它是由创业活动的开拓性所决定的。由于创业是一种创造性的活动，本身就是对现实的超越，就是一种创新。因此，创业离不开创新，创新是创业的源泉。创业的本质是创新，创新意味着突破。这样的突破可能是产品创新，如临床精密输液器；可能是技术创新，如护士掌上 PDA；可能是商业模式创新，如春雨医生。所以，如果忽视创业背后所蕴藏的创新、社会责任感等，将金钱作为创业的全部，那么这种企业肯定是难以持续发展壮大的。

（二）冒险精神

冒险倾向指个人在不确定的情况下仍把握机会的方向。在知识经济时代的今天，任何一项创业活动都不可能自始至终保持一帆风顺，这就要求创业者必须具有较强的风险意识，任何时刻都应准备着寻找并管理杂乱无章的情境，并为渡过风险做好准备。对于具备扎实的理论知识基础但缺乏经营企业经验的大学生们来说，面对机会能否冒险并果断做出决策是决定他们走上创业关键的第一步。

（三）务实精神

务实精神是创业精神的归宿。务实精神是中华民族自古以来就普遍重视和提倡的一种精神，它包括多重含义，要求人们办实事、求实效、实事求是，以至达到名与实的相符。创业就是要创立一番事业，它是一种实实在在的实践活动，需要扎扎实实地付出艰苦的努力。要想使创业的意识、目标、知识、才能和品德有所体现，实现其价值，必须脚踏实地地进行创造性劳动。没有这种务实的劳动，人就无法确定创业的精神与社会需要之间的价值关系，就无法使创业的理念变成现实，使创业的计划变成财富，也无法实现其创业的根本价值。

（四）自主精神

自主精神是创业精神的基础。相对非创业者来说，创业者在个人主动性上的得分更高，并更能克服困难，在人的自觉能动性方面，特别突出了人的自主精神，即自由创造、自主创业、自立自强的精神。创业精神的强弱，取决于人们自主创业的意愿，这种意愿也就是人的创业需要、创业动机，以及由此升华而成的创业理想，它构成了人们的创业意识。创业意识，从本质上说，就是一种自强自立的精神，它是人们创业的内在动力，是创业精神的基础内容。需要越强烈，动机越纯正，理想越切合实际，信念越坚定，创业精神才会越持久稳定，有了这种持续稳定的精神支持，创业活动才会持之以恒，愈挫愈奋。

著名经济记者 John Micklethwait 和 Adrian Wooldridge 曾归纳出硅谷最成功的 10 条"文化簇集"：

第一，"能者在上"的公司信仰。年龄和经验没有用，肤色和背景无所谓。

第二，对失败的极度宽容。在欧洲，破产被看成羞耻；在一些国家，破产者不能再开公司。而在硅谷，"It is OK to fail"（败又何妨）。

第三，对"背叛"的宽容。员工的流动不受谴责，是一种完全正常的行为。

第四，合作。即使昨天是你死我活的对头，明天也有合作的机会。

第五，嗜好冒险。不仅在创业上如此，生活中也寻求蹦极、高空跳伞等刺激，以激活自己。

第六，赚钱之后，不做"守财奴"，再投资到创业环境中去。

第七，热衷改变。敢于"自己吃自己"，自我淘汰掉昔日的辉煌和模式。

第八，对产品而不是金钱痴迷。硅谷人以宗教般的虔诚心态追求技术，希望能够以技术推动世界进步。

第九，机会的慷慨分布。谁都不用嫉妒谁，每个人都有自己的机会。

第十，分享财富的强烈倾向。从认股权到给员工健康检查，免费午餐、晚餐，为家属办幼儿园，提供优厚的退休金，至少在公司内部，财富是被分享的。

第二节　护理创业方向及实践范围

当前，随着护理行业的信息化、国际化以及我国当前市场经济的不断发展，护理行业对本专业毕业生人才的创新创业能力的需求也在不断地朝着多元化方向发展，同时，随着新就业护士规范化培训政策的不断推进，在我国很多三级甲等医院的准入门槛也相应提高，护理人才市场的竞争日益激烈。在护理教育和传统就业观念的影响，绝大多数护理专业毕业生会选择去医院工作，而一部分人选择继续深造，另外一部分人将"另谋出路"。因此，护理创业仍然是人生的另一种选择，它将为护理职业规划带来新的思路。

一、护理创业概述

（一）护理创业

什么是护理创业？护理创业是为了满足现代社会对专业性护理人才的需求，创业者以其医疗专业为背景提供医院护理之外的延伸护理服务，以此创造出新颖的护理服务或产品来实现护理价值的过程。

近年来，越来越多的上门护理服务兴起，为需要临终关怀、慢病管理、居家养老、母婴护理的居民提供服务。除了以患者为服务对象的企业，还有一部分创业机构将目光瞄准护理人员，针对从业者晋升路径窄、收入低、待遇差等现状，开展各类技能培训，充当护士的职业发展顾问。同时，此机构利用护理人员的业余时间，为兼职的"计时护士"提供服务和赚取酬劳的机会。

目前，我国护理类创业已经进入起步期，相比发达国家的成熟市场，我国的护理创业还有很大的发展空间，专业化的护理服务被越来越多的投资人看好。业内许多先行者都在探索是否可按不同细分领域、精细化需求来系统性地培训和输出护理人员，比如针对内分泌疾病、肾脏疾病、心脑血管疾病的护理等，并与现有医疗机构在业务内容上形成差异化定位。

（二）创业能力对护理专业大学生职业生涯发展的作用

创业能力，从管理学角度，可按照由高到低的等级分为操作与协调能力、执行与指挥能力、企划与计划能力、决策与控制能力。护理创业的过程即是培养创业能力的过程，需要创业者能够胜任各个能级的岗位工作。创业能力的培养和提高，无论是对临床护理工作、护理科研教学工作，还是对独立护理创业的职业发展，都有着重要的意义。

1. 提高创业能力有利于确定护理职业发展目标

创业能力发展到一个新层次，职业发展目标才会发展到一个更高的层次。无论护理专业大学生最后是否从事临床护理工作，创业能力的培养、创新思维的训练最终都会帮我们更清晰地认识自身的职业发展方向，并有意识去提升相关能力以达到职业发展目标。职业长远发展的关键是跨学科知识的积累，如，护理+突出的英语水平、护理+商科管理知识，或是护理+科研实力等，这会让护理专业大学生大大拓宽就业范畴，在后期更容易突破职业瓶颈。

2. 提高创业能力有利于实现护理职业发展目标

在创业能力培育的过程中，护理专业大学生可以通过了解和熟悉市场商业运作的基本过程和规律来掌握一定的创业技能和分析方法，应深入地了解护理创业环境和市场需求，为未来的职业选择提供方向和正确引导，以增强职业生涯规划的科学性和可行性，而不是道听途说某个行业热点就盲目跳槽转行，也不应从媒体的某个伤医个案报道中就望而生畏，轻易放弃护理行业。当我们的职业生涯发展目标越明确，所需要的创业能力越强，它也会越快推动着我们理想的实现。没有创业能力的提高，职业发展就变成无源之水、无本之木。

3. 提高创业能力是护理职业发展的基础

就业就是实现职业发展的第一步，这也是大学生职业规划的基本选择。护理专业毕业生大多数选择了医院就业，将所学知识与临床实践相结合，才能成为一名合格的护士。有了职业，护士才可能进一步发展护理事业以及创业。创业能力的培育有效增强了护理专业大学生的职业素质，包括沟通能力、团队合作能力、创新能力、管理能力、机会识别能力、资源获取与整合能力等，从而提高毕业后的临床适应能力和竞争力，有助于提升他们在护理行业发展空间的高度和广度，为个人职业发展奠定基础。

创业能力的提高已不仅仅局限于自主创业，更具有广义上的开创事业、开拓事业、创新业绩等含义，其内涵体现了开拓创新、创业能力和综合素质的提升与发展，而这些素质对于临床护理岗位都十分重要。21世纪护理事业的发展急需创新创业型人才，而创业能力的提高符合护理事业发展的规律，对个人职业生涯发展无疑是一股助推力。

●●●●●●●● **体 验 活 动** ●●●●●●●●

创业能力测试

测评说明：

（1）当你想要拥有一个自己的公司的时候，有必要先进行创业能力测试，它可以帮助判断你是否适合创业？具有多少创业者潜力？当然，这个测试结果仅供参考，因为决定一个人创业能否成功要受到许多因素的制约。

（2）本测试根据一系列陈述句组成。请认真阅读题目，根据你的实际情况来选择最符合你的描述。

（3）在选择时，请根据你的第一印象回答。不要做过多的考虑，并在符合你的情况的括号里面"√"。

创业能力测评表

序号	内　　容	结果
1	是否曾经为了某个理想而设下两年以上的长期计划，并且按计划进行直到完成？	
2	在学校和家庭生活中，你是否在没有师长和亲友的督促下，就自动完成分派的任务？	
3	你是否喜欢独自完成工作，并做得很好？	
4	当你与朋友在一起时，你的朋友是否常寻求你的指导和建议？你是否曾被推举为领导者？	
5	在你以往的经历里，有没有赚钱的经验？你喜欢储蓄吗？	
6	你是否能够专注地做自己感兴趣的事连续 10 小时以上？	
7	你是否习惯保存重要资料，并且井井有条地整理，以备需要时随意提取查阅？	
8	在平时生活中，你是否热衷于社会服务工作？你关心别人的需要吗？	
9	是否喜欢音乐、艺术、体育以及其他各种活动？	
10	在此之前，你是否带动其他人员，完成过一项由你领导的大型活动或任务？	
11	喜欢在竞争中生存吗？	
12	当你在别人管理下工作时，发现其管理方法不当，你是否会想出适当的管理方式并建议改进？	

续表

序号	内　　容	结果
13	当你需要别人的帮助时，是否能充满自信地提出要求，并且能说服别人来帮助你？	
14	在你筹款或者义卖时，是不是充满自信而不害羞？	
15	当你要完成一项重要工作时，是否总是给自己留出足够的时间仔细完成，而绝不让时间虚度，在匆忙中草率完成？	
16	你参加重要聚会时，是否会准时赴约？	
17	是否有能力安排一个恰当的环境，使你在工作中不受干扰，有效地专心工作？	
18	你交往的朋友中，是否有许多有成就、有智慧、有眼光、有远见、老成稳重型的人？	
19	你在学习或团体中，被认为是受欢迎的人吗？	
20	你自认是理财高手吗？	
21	你是否可以为了赚钱而牺牲自己的娱乐？	
22	是否总是独自挑起责任的担子，彻底了解工作目标并认真地执行工作？	
23	在工作中，是否有足够的信心和耐力？	
24	能否在很短的时间内，结交许多新朋友？	

测评标准：打"√"记 1 分，统计分数，参照以下答案。

结果分析：

0～5 分：目前不适合自己创业，应当训练自己为别人工作，并学习技术和专业。

6～10 分：需要在旁人指导下创业，才有创业成功的机会。

11～15 分：非常适合自己创业，但是在否的答案中，必须分析出自己的问题加以纠正。

16～20 分：个性中的特质，足以使你从小事业慢慢开始，并从妥善处理中获得经验，成为成功的创业者。

21～24 分：有无限的潜能，只要懂得掌握时机和运气，将是未来商业巨子。

二、护理创业方向及实践范围

(一)护理专业的创业方向

1. 老年长期护理创业

随着人类文明的发展，科学技术的突飞猛进和生活条件的不断改善，人口平均预期寿命大幅提升，老年人对长期护理的需求日益增强。世界卫生组织将长期护理（long-term care，LTC）定义为：由非正规照料者（家庭、朋友或邻居）和专业人员（卫生和社会服务人员）组成的所进行的照料活动体系，以保证那些不具备完全自我照料能力的人能继续得到其个人喜欢的以及较高的生活质量，获得最大可能的独立程度、自主参与、个人满足及人格尊严。老年长期护理是我国出现最晚、最难以解决的老龄问题，发展老年长期护理产业迫在眉睫。

首先，老年人群体增长快，由此所带来的老年长期护理的需求基数大和增速快。其次，高龄老年人生活自理能力堪忧。因疾病、伤残、衰老而失去生活自理能力的高龄老人数量增加，需要长期护理的老年人数量增多。再次，家庭养老功能弱化。第一批独生子女将以每年数以百万计的规模进入生儿育女的生命周期，家庭规模缩小已是普遍现象。虽然人口老龄化和高龄化及家庭小型化所导致的长期护理需求日趋旺盛，但我国老年长期护理产业刚刚兴起，护理机构数量和护理人员严重缺乏，且护理费用昂贵，机构管理也缺乏分类。另外，我国城市尚未建立起老年长期护理服务网络，社区老年人的福利服务设施以及家政服务组织也比较缺乏。

为了更快适应社会对老年护理的需求，政府相继出台政策。2017年11月8日，国家卫计委发布"关于印发康复医疗中心、护理中心基本标准和管理规范（试行）的通知"，明确提出"鼓励社会力量举办康复医疗机构、护理机构，打通专业康复医疗服务、临床护理服务向社区和居家康复、护理延伸的'最后一公里'"。明确了护理中心应以照护失能、失智或长期卧床人员为主，辅以简单医疗措施，提高患者生存质量。护理中心作为一个以日常照护为主导的机构，其功能更加倾向于解决人口老龄化所带来的老年人照护难题，特别是失能失智的这部分老人。这在一方面可以满足老年人及其家庭的需求，真正提高老年人的生活质量和生命质量，实现健康老龄化；另一方面，护理中心作为一项新型产业鼓励社会资本参与，既能给护理创业者带来新的机遇，同时对护理创业者的能力提出了更高要求，即专业技术能力、经营管理能力、综合能力等。

2. "互联网+"模式下的护理创业

创业是创业者与创业机会互动条件下实现价值创造的行为过程，创业行为发生在具体的环境之中，创业者所处的环境对其创业行为具有很强的影响力。不同环境要求创业者采取不同的机会认知和决策行为，创业绩效不但取决于环境条件，更取决于创业者依据环境条件做出的正确决策。一方面，互联网环境提供了建立全新网络信息交流的可能性，能跨越时间、空间与组织边界将虚拟社区中分散的个体组织起来进行互动，并通过电子通信工具共享资源；另一方面，互联网环境下企业与用户角色的转变引导企业经营理念与经营模式的转变，与用户价值共创是企业构建新战略资本和塑造新核心能力的关键。互联网技术的普及和发展，带动了产品模式、服务模式和管理模式的创新，为大学生创业活动提供了强大的空间和舞台。在这种背景之下，护理创业者依托"互联网+"进行创业符合时代潮流。例如，"医护到家"平台于 2015 年 11 月上线，是一家专门从事医疗服务的 O2O 模式平台，通过医护到家 APP，可以随时预约附近医生、护士提供护士上门、中医理疗、居家养老等健康服务，是全国首个互联网医养服务试点项目。该平台在 2016 年 G-Startup Worldwide 全球创新创业大赛总决赛中夺得全球第三名。它的成功让护理创业者看到更多的可能性。

在"互联网+"的背景下，创业者还可以跨专业与交叉学科联合创业，如护理与运动医学专业、康复医学专业相结合，提供个性化护理服务。需值得一提的是，互联网创业存在较多不确定性和风险性，护理创业者在创业活动过程中应遵守《护士条例》与相关法律法规，切勿急功近利。

3. 母婴护理创业

随着生育政策的逐步放开，母婴护理需求日益增加，我国现阶段婴幼儿教养仍然以家庭保健为主要形式，但上升的社会经济使得年轻父母的工作、生活节奏不断加快，而快速增长的收入水平又使得年轻父母对婴幼儿的家庭护理内容提出了更高要求，两者之间的矛盾，给护理创业者提供了服务于孕产妇及婴幼儿家庭护理的创业机遇和广阔市场。现阶段，无论是母婴月子中心还是婴幼儿家庭护理，对专业性护理人才的需求越来越大，而市场上存在着从业人员良莠不齐、鱼龙混杂、护理费用昂贵、专业学历背景低等弊端，这为创业者带来了创业自信心。例如：宝宝树是一家成立于 2007 年的育儿网站，创业者瞄准了快速增长的 6000 万中国上网父母及由此辐射到的价值 540 亿美金的孕婴童经济规模。旨在搭建全方位平台，为父母提供高质量、多类型的线上线下服务，让父母们在平台上进行有价值的经验分享以及育儿方法交流，为千万新手爸爸妈妈提供资源共享。宝宝树的成功得益于创业者敏锐的嗅觉，瞄准了活跃于网络的年轻妈妈群体，她们多数为日益凸显出对互联网从知识、交流到记录乃至电子商务的巨大依赖和需求的"80 后""85 后"。

4. 临床护理专利创业

随着近年来科研投入的逐步增加和创新实力的稳步提升，我国"专利大国"地位已基本形成。在临床护理中，护理科研成果越来越多，专利产品是由护理人员在工作中不断总结、积极探索、创新发明的科研成果，其对提高临床护理工作效率及患者舒适度、保证护理安全、提高护理质量有重要意义。但现实中，却存在护理专利存量高而在临床运用、转化增值效率低的问题，阻碍了国家自主创新能力的持续健康发展和临床护理事业的积极推动，因而亟待提高护理专利质量，向专利效益转化以及专利产品的推广运用转型。

专利创业是寻求商业机会，在明确产品的前提下，利用专利制度规则整合资源、开发市场、发展新业务，借助专利运用来创造更大价值、实现财富增长的过程。创业者可利用自身所拥有的专利，把专利作为创业的重要资源，用来融资、排除竞争、开拓市场、获得政策优惠等，再对专利技术进行应用性开发，将专利技术转化为产品。例如，某三甲医院一名护士手握二十余项专利，将其中一项专利以专利入股形式与某医疗器械公司进行合作，实现了专利创业之路。

5. SOHO 创业

SOHO 是 "small office" "home office" 的缩写，特指那些在家办公的自由职业者，包括作家、撰稿人、美编、网络主播、画家、自由音乐人、职业玩家、网站设计人员等。SOHO 是基于互联网的按照自己的兴趣和爱好自由选择工作、不受时间和地点制约，不受发展空间限制的自由职业者。随着互联网的日益发达，人与人之间的联系在技术层面上变得前所未有的便捷，这导致企业的边界逐渐被打破或者变得十分脆弱，在家创业则成为时代的一种重要趋势，并正在改变着我们的工作、生活与财富分配方式，它已成为这个时代最活跃的新经济。

近年来，随着自媒体的发展，护士群体的自媒体创业意识也在不断增强，如护士公众号，他们从一个全新的视角，用细腻的笔锋、敏锐的嗅觉和活跃的思维写文写故事与读者谈心，有些则利用团体的心理咨询师、营养师的资质进行自媒体创业，从吸引粉丝的营销角度出发提供线上、线下咨询和产品服务。因此，无论是从自身擅长的兴趣爱好出发还是从专业性护理的角度出发的创业，SOHO 的创业方式都让护理创业成本大大降低，并且充分发挥了护士的个性和专业优势。

6. 兼职创业

兼职创业一般是指在完成本职工作之外，在业余时间与其他单位建立的工作关系。社会发展的多元化让人的个性和价值有了张扬的空间，一些新兴的行业如软件编写、财会服务等工作具有很大的随机性和自由性，为人们提供了大量的兼职机会。护士群体是相对较为年轻活跃的群体，除了临床业务能力过硬之外，还具有独立性强、人际交往能力及实践操作能力突出的特点，同时，她们自身的特长也各有特色，有的护士是旅游达人、烘焙达人，她们能在线分享图文攻略与教程；有的护士摄影水平高成了兼职摄影师，有的写作能力突出成为自媒体签约作家，有的演讲口才能力突出成了兼职婚庆、策划主持人，有的英语口译水平出众成了医学学术会议的翻译者，而有的护士有着对时尚潮流的独特见解则成了网络主播……她们常常被戏谑为是一群"被护士耽搁的业余高手"。

护士除了在自身特长方向来兼职创业外，随着国家政策的推出，护士多点执业也将成为另一种兼职创业方式，2017 年 8 月北京市卫计委印发《关于实施护士区域注册的通知》，宣布北京市注册护士将可开展多点执业。政策的出台既可以解决护理资源不足、不均衡难题，又可以促进护理人才流动，从数量及质量上快速提升基层护理服务能力，加大基层护理服务供给，适应群众健康需求。护士多点执业的深入推动，将会促使护理创业者与社区卫生服务中心以及各级医院的深入合作，探索治疗后居家护理"最后一公里"所带来的更多机遇。需注意的是，兼职创业需要具备极强的职业道德和敬业精神，创业者要做好职业规划，摆正兼职与正职两者之间的位置，不能顾此失彼。

（二）护生在校创业实践

高校不仅要培养在校护生的创业意识，也要对其创业思维和创业能力进行深度优化，提高护生创业的综合素质。因此，护生的创业实践教育具有与学术教育、职业教育同等重要的地位。

1. 提高护生的投资创业能力

首先要对学生的人才观和价值观进行有效引导，可以通过社区调研活动着手，对调研结果进行分析，最大限度寻找解决问题的途径以及其中的各种可能性，之后将这些思想背后所含的概念以及需求进行分析，明确项目的设计目标，并制定出手稿，形成初步的雏形，再以小组的形式进入"虚拟孵化器"进行创业，制订出独特的创业计划，定期进行"路演研讨会"，对创业计划进行不断讨论和改进。

2. 培育护生的创业思维能力

鼓励学生去获得相应的创业职业资格，从提高学生的创新研发能力着手，通过社区活动和临床见习，让学生对所需专业技能资格、选修创业课程以及个性化的学习培训进行一定思考。比如，针对新生儿的常见病护理创业计划、老年人慢性病康复创业计划等，可以通过社区的康复平台与患者进行实时的沟通和互动，为患者提供线上的康复知识的学习，学生对患者提出的问题和康复预约，进行回答和记录，线下让学生对康复预约的患者进行护理，在实践的过程中发现护理问题，从而对实践进行更深层次的思考。

3. 培养护生的创业实现能力

根据学生实际，积极组织学生参加各层次"挑战杯"学术课外作品竞赛、创新创业比赛，培养学生的自主创新意识、锻炼创新创业能力。

（1）以各类创新创业竞赛为契机，培养护生的创业能力。创业能力是创业的核心内容，具有很强的社会实践性，护理专业以女生居多，传统的女性职业选择多倾向于稳定、轻松的岗位，但随着社会职业多元化发展，女性在健康服务领域的创业优势也得到充分彰显。学生可以以高校开展的各类创新创业竞赛为契机，培养自身的创业能力，如创业设计大赛、挑战杯学术作品竞赛等。目前，诸多高校已为学生建立创业园区，护理专业大学生也可利用创业园区的条件开设创业项目；如开办养老机构、开办家庭护理服务中心、开办月嫂服务中心、开办健康咨询网站等与自身专业相结合的项目来提高创业能力。

（2）搭建心理训练平台，加强护生创业型人格的塑造。如组织户外生存锻炼、心理素质拓展活动等来培养护生独立性、创新性、吃苦耐劳、敢于冒险的创业型人格特征。高校应给在校学生创造接受创业相关知识的机会，开设相关创业课程，并创造各种创业实践的机会以将所学知识融会贯通，为将来的职业生涯规划打下扎实的求职基础。

● ● ● ● ● ● ● ● ● 体 验 活 动 ● ● ● ● ● ● ● ● ●

访谈创业者并自我评估

本练习中，请按小组来访谈一位较理想的创业者，访谈应当面进行并持续30~60分钟。访谈之后，访谈者准备田野笔记，之后将用于分析报告的一手研究数据，并利用访谈和随后的分析来评估自己的创业潜力。

准备工作：

安排访谈任务后 3~4 周上交最终报告，尽早给创业者打电话，这很重要。大部分创业者愿意与学生见面，但他们的日程安排紧张，因此，应尽快制定访谈时间表。具体要求如下：

(1) 创业者不能是家庭成员或朋友。这是访谈者扩大自己网络的一个机会。

(2) 鼓励访谈者要高标准选择成功的创业者，而非没有任何收入或企业规模很小的创业者。

目标：

①从实际创业者身上学习成功创业的战略。

②获得对产业空间的洞察。

③构建网络并获得一位潜在导师。

④评估个人创业潜力。

思考：

①谁是创业者？

②创业者的专业经验或背景是什么？

③创业者采用何种过程创建企业？

④这种过程成功吗？

⑤按照何种标准可以视企业为成功的？

⑥与创业者对话，你学到了什么？

⑦基于访谈和个人自我评估，你觉得自己的创业潜力如何？

⑧不管是否创业，你需要什么技能来取得成功？

⑨为了帮助你建立这些技能，制定一个初步的时间表。

创意作业

1. 在你心目中，一位理想的创业者是什么样的？用你的方式尽可能地描绘他/她（可以用言语、绘画等多种方式描述）。

2. 如果你拥有一支魔法棒，你将把"护理中心"建成什么样的理想王国，来帮助需要照护的人？

第十二章　护理创新创业机会

> 处处是创造之地，天天是创造之时，人人是创造之人。
>
> ——陶行知

【学习目标】 通过本章节的学习，能够做到：

1. 陈述护理创新创业机会的含义、创新创业机会的类型和特征。
2. 分析创业机会来源及影响创业机会识别的因素。
3. 陈述识别创业机会的分类、过程和行为技巧。
4. 学会分析创业机会的方法、评价准则。
5. 解释创业项目选择过程及如何选择适合大学生的创业项目。

　　如何发现及开发创新创业机会是创业研究领域中应重点关注的问题，对护理创业过程来说，创业机会的发现是护理创业过程的开始。如何寻找创新点，如何从繁杂多变的市场环境中找到富有潜在价值的创业机会，进而开发直至最终转化为新创成果或新创企业，是创新创业研究的重要内容。

　　而护理创业者是否能及时准确把握创业机会，并通过一系列开发使之成为一个成功的企业，则是护理创业者所具备的重要能力之一。

【案例导读】

　　作为现代医学的标志，听诊器的发明并非天马行空，而是来源于其发明者雷奈克的日常行医工作中。1816年，雷奈克去探视一位患有心脏病的女患者时，由于她体型肥胖，雷奈克使用接触诊断效果甚微，靠近少女胸口诊断也不符合当时礼法。在巴黎的一条街道旁，堆放着一堆修理房子用的木材，几个孩子在木料堆上玩儿，其中有个孩子用一颗大钉敲击一根木料的一端，他叫其他的孩子用耳朵贴在木料的另一端来听声音，他敲一敲，问一问"听到什么声音了？""听到了有趣的声音！"孩子们笑着回答。正在他们玩得兴高采烈的时候，雷奈克医生路过这里，他站在那里看了很久，忽然兴致勃勃地走了过去问："孩子们，让我也来听听这声音行吗？"孩子们愉快地答应了。他把耳朵贴着木料的一端，认真地听孩子们用铁钉敲击木料的声音。"听到了吗？先生。""听到了，听到了！"雷奈克医生灵机一动，马上叫人找来一张厚纸，将纸紧紧地卷成一个圆筒，一头按在小姐心脏的部位，另一头贴在自己的耳朵上。果然，小姐心脏跳动的声音连其中轻微的杂音都被雷奈克医生听得一清二楚。他高兴极了，告诉小姐其病情已经确诊，并且一会儿可以开好药方。雷奈克医生回家后，马上找人专门制作一根空心木管，长 30cm、口径 0.5cm，为了便于携带，从中剖分为两段，有螺纹可以旋转连接，这就是第一个听诊器。后来又通过不断改良逐渐形成今天所使用的听诊器。由于听诊器的发明，雷奈克能诊断出许多不同的胸腔疾病，他也被后人尊为"胸腔医学之父"。

创业之所以艰难，是因为它有时需要创业者具备全面的知识储备以及活学活用的能力。但是只要有将护理知识与新颖想法相结合的能力，善于把握机会，护理创新创业并不是难事。

☞ **讨论或思考**
1. 你有过类似的经历而给你带来启发的护理小发现吗？
2. 结合所学的护理专业知识谈谈创新创业于护理学发展中的重要性。

第一节 护理创新创业机会识别与评价

对创新创业机会的识别是创业领域的关键问题之一，机会的识别是创业的开端及前提，创业成功与否与创业机会直接相关。机会是创业的核心要素，创业离不开机会。机会是成功创业的关键，不同的创业机会价值也各不相同。

一、护理创新创业机会

"机会"在《辞海》中的解释是"行事的际遇机会，时机"，机会是未明确的市场需求或未充分使用的资源及能力，具有很强的时效性。创业机会是通过把资源创造性的结合起来，满足市场的需求，创造价值的一种可能性，又称商业机会或市场机会，是在市场经济条件下及社会的经济活动过程中，形成和产生的一种有利于企业经营成功的因素，是一种具有偶然性并能被经营者认识和利用的契机。而护理创业机会更要从实际出发，把握护理市场需求及时机，才能有机会成功。

一个好的护理创意能否在市场环境中执行，要看这个创意提供的产品或服务能否给人带来实际的好处和用处，消费者是否认可。无法产生利润的想法称不上是创意，也不是好的创业机会。

因此，护理创业机会需要具备以下要素：第一要满足这个需要的成本低于人们满足需要所期望的价格；第二是需要水平本身要足够高，这样才能为满足这个需要的努力提供合理的回报。简言之，机会必须能在市场上经受考验，能有持续的利益潜能以及有其价值脉络及竞争的前景。

（一）创业机会的类型

创业机会来源于一定的市场需求和变化，如环境的变动、市场的混乱、信息的滞后或领先、产品及服务方面的问题等。企业家从事创业，必须具有一定的创新精神，而创新是体现企业家精神的特定工具。护理创业者可以通过其自身特有的素质发现创业机会。创业机会主要包括技术机会、市场机会和政策机会。

1. 技术机会

技术机会，是指技术变化及革新带来的创业机会，它主要来源于新的技术突破和社会的科技进步。如爱迪生发明电灯泡、瓦特发明蒸汽机等，都极大推动了人类社会的发展。技术变革正在改变着时代，每一次技术革新都会带来巨大的变革，技术变革又蕴藏着巨大的商业价值和创业机会，符合市场需求的技术进步会带来商业价值，技术上的任何变化或多种技术的组合都可能给创业者带来某种商业机会。这可以表现为以下四种形式：

（1）新技术代替旧技术当某一领域出现了新的技术创新和科技突破，并足以替代某旧技术时，创业的机会就会出现。例如，目前医院使用静脉留置针替代钢针输液，留置针的创新技术也提供了更多的创业机会。

（2）实现新功能、创造新产品的新技术出现在市场上，用户所购买的本质是某种功能或解决方案的需求，当有一种能够实现新功能、创造新产品的新技术出现时，便是创业者可以利用的创业机会。目前，使用广泛的造口袋最初是因解决患者肠造口问题而被设计出来，并应用于临床。

（3）新技术带来的新问题技术的出现和发明都会存在利弊，在带给人们新利益和便利的同时，也会给人们带来灾难和不利，这就迫使人们为了消除新技术的某些弊端，再去开发新的技术并使其商业化，这也带来了新的创业机会。例如，精密输液器的设计更好地解决了患者静脉炎的发生，逐渐在临床上推广使用。

（4）国家或者区域之间的技术势差引发的技术转移及扩散每个国家及区域之间的发展进程有快有慢，因此，在国家利益容许的前提下，发达国家和地区的技术必然向落后国家和地区转移及扩散。国内很多的医疗护理用品就是受到国外用品的启发并模仿设计的。

2. 市场机会

市场机会，是指市场上存在尚未被满足或尚未完全被满足的显性或隐性需求。市场机会来源于营销环境的变化，能给企业营销活动带来良好机遇与盈利的可能性。主要有以下四类：

（1）市场上出现了与经济发展阶段有关的新需求，相应的就需要相关企业去满足，这种需求的出现就是创业者可以利用的商业机会。

（2）当前市场供给缺陷及不足所产生新的商业机会。我国逐渐步入老龄化，老年看护也拥有很大的潜在市场。

（3）发达国家或地区产业转移带来的机会。

（4）从中外差距中找寻隐含的一些商机。借鉴发达国家经验，可延伸母婴服务业的上下游服务链，如延伸发展培训服务工作，如产护师、育婴师、催乳师。

在开放二胎的政策背景下，婴幼儿护理可以说是比较热门的新兴行业。随着收入的增长，生活水平的提高，越来越多的人开始重视孩子的护理保健，这也就催生了婴幼儿护理保健服务行业的蓬勃发展。例如苏州"爱宝贝"婴儿游泳馆，就是应这种潮流诞生的。公司成立于 2008 年，该公司主要从事以婴儿游泳为主的婴儿护理保健服务，爱宝贝婴儿游泳馆是经卫生部门检验、工商行政管理部门核准的专业婴儿游泳馆。爱宝贝所有员工均持有国家级资格证书的育婴师及月嫂证，均有能力解决育儿方面的基本护理问题。

新兴行业不断出现，为自主创业提供了良好的背景，因此新兴行业创业机会成为热点。当然，许多好的商业机会并不是突然出现的，而是对于"一个有准备的头脑"的一种"回报"。护理专业大学生需要弄清楚机会在哪里和怎样去寻找。寻求适合自身发展和经营的方法或模式，走上自主创业健康成长之路。

3. 政策机会

政策机会，是指政府政策变化创造的创业机会，包括政府制定的法律、法规的变动而带来的新市场、新行业、新创业机会；以及由于国家发展计划重点的转移，原来不受重视的区域市场重新受到重视，创业者跟随政府共同开发，从中获取创业机会。主要有以下三个方面：

（1）法律法规开禁带来的创业机会。政策变化使创业者可以去做之前不允许的事情。

（2）因政府在地区政策上的差异而带来的创业机会。如我国对东西部地区实施区域差别政策，也带来了不同的创业点。

（3）新政策的实施给创业者带来的创业机会。如二胎政策的开放给母婴护理创业提供了更多机会。

（二）创业机会的特征

如何判断一个好的创业机会呢？美国百森商学院杰弗里·A.帝蒙斯教授在《21世纪创业》中提出，好的商业机会具有以下四个特征：

（1）它能吸引顾客。创业机会要满足真实的市场需求，在市场上有竞争力，只有能为消费者创造新价值或增加原有价值，才能对顾客产生吸引力，才有可能具有良好的市场前景，体现创业机会的价值性。

（2）它能在商业环境中行得通。有价值的创业机会能让创业者在承担风险和投入资源后，不仅能收回成本还能创造更高的价值。消费者认为购买你的产品或服务比购买其他产品或服务能够获取更高的价值。

（3）它必须在机会之窗存在期间被实施。机会之窗是指商业创意被推广到市场上所花费的时间。所谓时机是"机不可失，失不再来"，机会窗口存在期间是创业的时间期限，一般会持续一段时间，不会转瞬即逝，但也不会长久存在。当新产品市场建立起来，机会窗口就会被打开，随着市场的成长，企业进入市场并建立市场领先者的定位，达到某个时点后市场成熟，竞争者已经有同样的想法并把产品推向市场，那么机会之窗也就关闭了。因此，特定的机会仅存于特定的时段内，创业者必须把握好此"黄金时间段"，这也体现了创业机会的时效性。

（4）有必要的资源。包括人、财、物、信息、时间和技能等这是创业者取得成功的前提，创业机会必须适合创业者所处的市场环境，创业者才能开发及利用这种机会，这就是创业机会的可行性。如果创业者因缺乏必要的资源从而无法加以利用，这样的市场机会对于特定的创业者来说，就不能称之为创业机会。

（三）创业机会的来源

美国作家、演说家马克·吐温说过："我极少看到机会，往往在我看到机会的时候，它已经变得不是机会了。"好的创业者都是及时把握了商业机会从而成功创业。网络巨头马云看到了互联网的商机，蒙牛的牛根生看到了乳业市场的商机，王老吉的创始人王泽邦发现凉茶的商机。在现实生活中，把握商机取得成功的例子不胜枚举，但是仅有少数创业者能够把握机会从而成功创业，大多数人会失败。那么，创业者究竟该如何把握机会？这就要求创业者不仅善于发现机会，更需要准确把握现状，及时果断行动，将机会变成现实。机会的来源主要包括以下几个方面：

（1）着眼于问题，把握机会。问题就是机遇，从尚未解决的问题中发现创业机会是创业者的必备技能。创业的根本目的是满足顾客的需求，而这种需求没有被满足之前就是问题，设法满足这一需求就是把握了市场机会。如现在年轻人竞争激烈工作紧张，一旦有了家庭和孩子，就会存在许多问题，相继会给创业者提供一些创业机会，如成立月子中心、家政机构等。

（2）掌控变化，把握机会。许多创业的机会大都会产生于不断变化的市场环境，环境的变化将会带来消费结构的升级、思想观念的转变、产业结构的调整、人口结构的变化、政府政策的变化、居民收入水平的提高、全球化趋势等诸多方面的影响。比如居民收入水平提高，私人汽车的拥有量将不断增加，这就会给汽车销售、修理、清洁、配件、装潢、代驾、二手车交易等创造创业机会。变化中常常蕴藏着无限商机，任何变化都能激发新的创业机会，需要创业者凭着自己敏锐的观察力去发现和创造这些机会并能最终把握住它。近年来，护理专业领域向社区、老年康复、居家护理等方向的发展，护理专业大学生应注意借助专业发展前景与特色开发创新思维。如在妇产科和儿科护理中，了解开放二胎情况下的母婴护理现状，护理专业大学生可利用专业特性，创办月嫂公司或家庭服务公司等。在老年护理中，了解老龄化现状和慢性病的保健康复知识，利用"互联网"的优势，我们护理学生可研究养生保健产品或开办养老院等事业。

（3）技术创新，把握机会。世界产业变革的历史告诉我们，几乎每一个新兴产业的形成和发展都离不开技术的创新。产业的变更及产品的更替，不但能满足顾客的需求，同时也会带来前所未有的创业机会。例如，计算机发明后，软件开发、电脑操作培训、图文制作、信息服务、电脑维修、网上商店等创业机会随之而来。产品及技术不断地新旧更替，创业者要善于跟踪产业发展及产品更替的步伐，通过技术创新不断寻求新的创业发展机会。如护理人员在实际操作中发明了报警式动脉加压输液袋、输液港拔针器、气管插管固定装置的改良等。

（4）弥补竞争对手缺陷，把握机会。如果能弥补竞争对手缺陷和不足，这也是一种创业机会。很多创业机会是源于竞争对手失误或不足而意外获得的，如果能及时抓住竞争对手策略中的漏洞而主动出击，或者能比竞争对手更快、更好、更便捷的提供产品或服务，也许就能创造机会。因此，创业者应分析、追踪、评价竞争对手的产品或服务，找出其存在的缺陷和漏洞，有针对性地提出改进方法，开发及完善新产品或新功能，就可能出其不意，成功创业。

（5）寻找市场空白，把握机会。创业机会存在于为顾客创造价值的产品或服务中，创业者要善于发现顾客的个性需要并认真研究其需求特征，这样也可能发现及把握商机。同时，创业者要克服从众心理和传统惯性思维的束缚，寻找市场空白点，从市场或行业在矛盾发展中所形成的空白地带把握机会。

（6）关注政策变化，把握机会。中国市场极大程度上受到政策的影响，一旦新政策出台就会引发很多新的商机，从政策中寻找商机并不仅仅表现在政策条文所规定的表面，并且随着社会的分工不断的细化及专业化，政策变化所提供的商机还可以延伸，如果创业者善于研究并利用政策，就能寻找并抓住商机成功创业。

小案例 ▶▶▶

李天天是"丁香园"创始人，他在读研究生期间，感到中国医学院校的学生有相当一部分对计算机感到陌生，甚至连一部分研究生、医务工作者也是如此，要想在浩如烟海的互联网信息资源中查找到对自己有用的信息更是难上加难。于是就萌生了建立专业检索网站的念头，以向大家介绍检索经验，传授检索方法和技巧为目的，普及知识共享。2002年5月，"丁香园"论坛正式成立，5月正是丁香花盛开的季节，不经意间这样一种普通的花成了一个未来几年中文献检索知识传播和生物医药学网站中最响亮的名字。2003年8月"丁香园"独立主机投入使用，生命科学专业建设，纯学术的交流被确立为丁香园的灵魂。伴随着专业交流的深入和发展，丁香园自身也从一个每天只有几个人查看的留言板，发展成一个超过278万专业会员的生命科学综合论坛，并朝着生命科学综合性门户网站坚实迈进。

目前，丁香园拥有丁香人才、丁香通、丁香客、用药助手、丁香医生、PubMed中文网、调查派、丁香会议等产品。丁香医生是由医学网站丁香园团队研发，是一款面向大众用户的药品信息查询及日常安全用药的辅助工具。丁香医生主要由科普文章、疾病问答、就医推荐查询、健康小组等核心板块组成。

丁香园网站是国内规模最大的医药行业网络传媒，是医学、药学、生命科学专业人士获取最新进展、交流专业知识的网络平台。通过为用户提供多种形式的交流平台和工具，产品和服务帮助专业用户提高生产力。其服务的客户达数千家，并分布在全球各地，提供针对专业用户的精准数字化营销等服务。丁香园正尝试将服务的范围扩展到大健康领域，利用好优质医疗资源，结合互联网和移动互联网的手段为大众健康服务。

二、护理创新创业机会的识别

（一）创业机会识别的因素

1. 先前经验

在某种特定产业中的先前经验有助于创业者识别出商业机会，这也被称为走廊原理。先前经验是指创业者一旦创建企业或加入企业，就开始了一段旅程，在这段旅程中，通向创业机会的走廊会清晰可见。通俗地来说，就是做熟悉的事，这就是民间商人常说的"不熟不做"的道理，某个人一旦投身于某产业进行创业，他（她）将会比那些从产业外观察的人，更容易看到产业内的新机会。

2. 创造性

创造性是个体产生好奇并形成有用创意的过程。识别创业机会是思考和探索的相互融合，并将创意进行转变的过程。对个体来说，创造过程分五个阶段：准备、孵化、洞察、评价及阐述，我们可以看到创造性包含在很多产品、服务及业务的形成过程中。

3. 认知因素

机会识别被认为可能是一项先天技能或一种认知过程。有些人认为，创业者具有独特的敏感性，他们能看到更多的创业机会。多数创业者认为他们比别人更"警觉"，但警觉在很大程度上是一种习得性技能，拥有某个领域中更多知识及技能的人，倾向于比其他人对该领域中的机会更具有警觉性。

4. 社会关系网络

社会关系网络能带来承载创业机会的有价值的信息，个人社会关系网络的广度及深度均会影响机会识别。但又有研究发现，社会关系网络是个体识别创业机会的主要来源，与强关系相比，弱关系更有助于个体识别创业机会。

（二）识别创业机会的分类

在成功创业的路上，如何准确识别机会，是创业者首要解决的问题。创业需要把握机会，机会要靠善于发现。依据不同的标准分类，可分为以下几种创业机会：

1. 现有市场机会及潜在市场机会

现有市场机会是市场机会中那些明显未被满足的市场需求，而潜在市场机会是指那些隐藏在现有需求背后的、未被满足的市场需求。现有市场机会表现明显，往往发现者多，进入者多，竞争自然激烈。潜在市场机会则不易被发现，识别难度大，因此蕴藏着更大的商机。

2. 全面市场机会与局部市场机会

全面市场机会是在大范围市场出现的未被满足的需求，如国际市场或全国内市场中出现的市场机会，着重于拓展市场的宽度及广度。局部市场机会是指在一个局部范围或细分市场出现的未满足的需求。善于在大市场中寻求及发掘局部或细分市场机会，拾遗补缺，见缝插针，创业者就可以集中优势资源投入目标市场，有利于减少盲目性，增强主动性及增加成功的可能。

3. 行业市场机会与边缘市场机会

行业市场机会是指在某一个行业内的市场机会，而边缘市场机会是指在不同行业之间的交叉结合部分出现的市场机会。行业市场机会对于人们来说都会比较重视，因为发现、寻找及识别的难度系数较小，但往往竞争非常激烈，成功的概率比较低。而行业与行业之间出现的真空地带，往往无人涉及或难以发现，需要有大胆的开拓精神及创造力，一旦开发，成功的概率也较高。

4. 目前市场机会与未来市场机会

那些在目前环境变化中出现的市场机会，称为目前市场机会，通过市场研究及预测分析会在未来某一时期内实现的市场机会称之为未来市场机会。如果创业者能预测到某种机会的出现，就可以提前做准备，把握先机获得领先优势。

（三）识别创业机会的过程

创业过程始于创业者对创业过程的把握及掌控创业者能从众多繁杂的创意中选择他心目中最佳的创业机会，随之开发这一机会并使之成为真正的成果，直至最终获得成功。在这一过程中，机会的潜在预期价值及创业者的自身能力得到反复的权衡，创业者对创业机会的战略定位也越来越明确，这一过程称为机会的识别过程，或机会开发过程。创业机会识别的过程可分为以下三个方面：

1. 创业的准备

创业开始的关键可能来源于一个新产品或服务的创意，而创意往往来源于对市场机会、政策机会和技术机会变化信息的感知及分析，来源于创业者在个人经验基础上的灵感及设想。如果创业者意识到某一创意可能是潜在的商业机会，具有一定潜在的发展价值及空间，就会进入机会识别的下一阶段。

2. 机会的评价

评价是对创意仔细审查并分析其是否可行的阶段，主要包括市场潜力评价、技术方案评价及成本收益评价。这个过程是机会识别中的关键环节，要求创业者对创意的可行性进行客观、公正、系统的评判，通过机会评价，创业者才能决定是否正式启动创业、吸引投资、组建企业。

3. 机会的识别

识别创业机会是探索和思考的反复互动，并将创意进行转变的过程。相对整体意义上的机会识别过程，这种识别过程是狭义的，就是指从创意中寻求及筛选合适的机会。这一过程包括两个步骤：首先要通过对整体市场环境及一般行业分析来判定该机会是否在广泛意义上属于有利的商业机会；其次是考察对于特定的创业者及投资者来说，这一机会是否具有价值，也就是个体化的机会识别阶段。

（四）识别创业机会的行为技巧

1. 从国家经济发展趋势中判断

创业者要关注并研究国家宏观经济政策及行业发展态势，国家鼓励发展什么、限制发展什么，行业未来发展趋势动态如何，都与创业机会密切相关。例如，"十三五"规划建议提出，要加快金融体制改革，提高金融服务实体经济效率，积极培育公开透明、健康发展的资本市场。拓展网络经济空间，实施"互联网+"行动计划，完善电信普遍服务机制，开展网络提速降费行动，超前布局下一代互联网，推进产业组织、商业模式、供应链、物流链创新，支持基于互联网的各类创新。在大健康产业链和互联网快速发展的背景下，注重多学科融合优势，拓宽护理本科生的创业就业途径，可进行新型医疗健康产品的中转流通、物流配送等工作。智慧医疗是未来医疗事业发展的趋势，护理事业的未来走向也离不开智慧化，了解智慧医疗，有助于护理学生更好地展望未来护理事业发展，也有利于创新点的迸发。

2. 市场环境变化孕育商机

环境变化常常带来产业结构的调整、政府政策的改革、消费结构的升级、市场利率的波动、思想观念的转变等，而这些变化中常常蕴藏着无限商机，许多创业机会就是产生于这种不断变化的市场环境中。例如，护理产品的更新变化是对创业者的一种启示，创业者可以根据患者对护理产品的创新更替寻找商机。

3. 科技发展催生商机

世界产业发展历程表明，几乎每一个新兴产业的形成及发展，都是技术创新的结果。技术创新、产业转型、产品换代都会带来各种前所未有的创业机会，创业者如果能及时了解并跟踪最新的科技发展动态、技术创新的步伐，即使不发明新的东西，也会从其应用、推广、开发、销售、维护及咨询等服务项目中开拓出新的市场机会。

4. 市场空缺蕴含商机

市场的缺口往往蕴含了大量被人们忽略而未被满足的市场需求，创业者要善于充分开发及利用这些机会空间，另辟蹊径，人无我有、人有我新，就一定会出奇制胜。如母婴护理服务的社会化、专业化和产业化，呼唤管理的规范化。

5. 竞争对手的缺陷隐藏商机

研究竞争对手，从中寻找其产品或服务的弱点或不足，并能设计或制造出有效弥补其缺陷或不足的方法，从而形成新的创业机会。

小案例

康乐保的发展史可追溯到 1954 年，Elise Sorensen 是一名护士，她的姐姐 Thora 刚刚进行了一个造口手术，她害怕外出，担心她的造口可能会在公共场合泄漏。得知她姐姐的情况后，Elise 设想出了世界首个粘连型造口袋。土木工程师兼塑料制品生产商 Aage Louis-Hansen 和他的太太 Johanne Louis-Hansen（一名受过培训的护士）根据 Elise 的想法生产出了造口袋。造口袋的问世及发展帮助 Thora 以及成千上万和她情况一样的人过上了他们想要的生活。而母婴护理服务的规范化管理，又将促使其社会化、专业化和产业化得到进一步提升。一个简单的解决方案能够带来意义非凡的改变。现如今，康乐保公司的业务内容包括造口护理、失禁护理、伤口与皮肤护理和泌尿外科护理等多个领域。他们的业务遍布全球，他们的使命及宗旨是使有贴心护理需求的人们生活得更轻松，康乐保产品为全球患者带来了巨大的受益。

6. 解决问题过程中发掘商机

创业者可以从发现问题、解决问题的过程中，找到满足消费者需求、为消费者创造价值的方案，此时往往就能捕捉到极具市场前景的商机。例如，母婴护理可借鉴发达国家经验，延伸母婴服务业的上下游服务链。向上延伸，孩子在出生前的胎教和孕妇的心理、生理健康指导以及顺产锻炼指导等，都可以作为母婴护理的新的盈利增长点；向下延伸，延伸发展培训服务工作，如产护师、育婴师、催乳师等，可拓展发展母婴用品组合设计、母婴用品配送等服务。

7. 资源整合创造商机

当代奥地利学派掌门人伊斯雷尔·柯兹纳认为，机会是一种通过对资源的创造性整合，满足市场和客户需求的渠道，创造性的整合各种资源，不仅可以创造新的价值，同时还可以带来无限的商业机会。

（五）提高护理专业大学生识别创业机会的能力

1. 将创业教育贯穿整个学业生涯

现今，护理范畴已从临床拓展到了社区和家庭，护理专业亟待培养综合素质高、专业能力强的复合型人才。各护理院校应将创业教育贯穿学生的整个学业生涯，在专业课程教学和社会实践中渗透创新创业思维，同时扶持创业社团，组织创业大赛，以培养学生的创业观念。实习期间，鼓励学生在临床工作中细心观察，尝试撰写发明专利，培养其在创新方面的能力，为改进护理细节以及提高整体护理质量做出贡献。

2. 启发创业思维多方向发展

护理课程融入创新创业的启发，结合近年来护理领域向社区、老年、育婴等方向的发展，针对有些专业课程，如老年护理学、儿科护理学、社区护理学等。专业课教师授课时，应注意在专业教学中启迪创新思维，激发创业梦想。如在老年护理学课程中，介绍我国老龄化和慢性病康复现状、国内外养老院和护理院的需求与运营现状、养老事业的前景等情况，鼓励学生进一步去探索养老创业，并提供相关支持。

3. 建立创新创业教育新模式

以护理学专业课程学习为基础，结合医护发展理念，充分利用各高校大学生创新教育基地、大学生创新创业孵化基地、创业实验室和训练中心等实践平台，开设具有护理学专业特色的创业基础和创新创业指导等方面的必修课和选修课，纳入学分管理系统，建立逐层递进、有机衔接、科学合理的创新创业教育专门课程体系，为护理学生提供创新创业的学习平台。

三、护理创新创业机会的评价

所有的创业行为都来自不可多得的创业机会，创业团队及投资者对于创业前景均寄予高度的期望，创业家对创业机会所带来的丰厚利润会满怀信心。而事实上，创业获得高度成功的概率大约不到1%。并非所有的机会都有大的价值潜力去填补为把握机会所付出的成本，包括市场调查、产品研究及测试、营销及促销等一系列活动的开发成本。另外，除了不可控制的因素，还有很多创业机会在开始的时候就已经注定未来可能失败的命运。创业本身是一种高风险行为，成功和失败之间瞬息万变，但是失败也可能是奠定下一次创业成功的基础。

（一）创业机会评价的特殊性

尽管创业机会评价已经构建了一定的定性、定量的评价体系及模型，但机会的识别与把握仍然一半是科学，一半是艺术，这表明创业机会评价具有多方面的特殊性。

1. 创业环境的不稳定性

随着经济全球化、信息化和科学技术的迅猛发展，创业者面临的是一个更加复杂多变、不确定的市场环境，而创业机会所创造价值的潜力越大，环境的不确定性就越大，信息也就越不完全，创业者就越难以做出正确、全面、客观的评价。但环境的不确定性也并非只有消极作用，它也会提供诸多新的创业机会。

2. 机会信息的不对称性

创业者在创业机会的理解上通常会面临信息的不对称。好的创业机会本身需要具备知识、资源、信息和社会关系网络，这就要求创业者必须要具备渊博的知识结构、丰富的工作经验及社会阅历、广泛的社会关系网络。但创业者往往由于个人知识结构、工作经验、人脉资源、个人特质及禀赋等方面存在差异及局限性，从而影响对创业机会评价的准确性。

3. 创业者的有限理性

有限理性的概念最初是由阿罗提出的，他认为有限理性就是人的行为即是有意识地理性的，但这种理性又是有限的。一是环境是复杂的，在非个人交换形式中，人们面临的是一个复杂的、不确定的世界，而且交易越多，不确定性就越大，信息也就越不完全；二是人对环境的计算能力和认知能力是有限的，人不可能无所不知。创业者个人特质比如性格特征、认知因素、职业能力、爱好兴趣等存在很大差异，即使面临同一机会，不同创业者也会表现出不同的认知和评价。在复杂情境下，一个人不可能获得所有信息来做出合理的决定，人们只具有有限的理性。此时，创业者的创造力、冒险精神就起着关键性的作用。

4. 其他因素的影响

创业机会识别及评价还受到创业者性别、年龄、创业团队、地域差距等多种因素的影响，即因人而异、因地而异、因环境而异。创业者在机会评价的过程中，必须客观分析个人特质、职业兴趣及能力特长，考虑与相应的机会特征是否相匹配，依靠自身的优势，通过选择、整合、优化来创造满足需求的方式，从而使得有价值的创意成为成功的创业机会。

（二）创业机会的评价方法

在机会开发过程的各阶段，创业者会对市场或资源进行各种研究，对机会做出多次评价，这些评价会促使创业者发现新机会或改变最初的看法不断调整创业方案。

1. 定性评价方法

史蒂文森等人认为对创业机会的评价需要考虑以下几个重要问题：①机会有大小、时间跨度及随时间成长的速度等问题；②机会是否开辟了额外扩张的、多样化或综合的商业机会选择；③潜在利润是否能够弥补资本、时间及机会成本的投资，是否带来令人满意的收益；④产品及服务是否真正满足了目标市场真实的需求；⑤在潜在的障碍面前，收益是否持久。

望杰内克等人提出了创业机会评价的五项基本标准：①创业者和机会之间必须相互适合；②机会中不存在致命的缺陷；③对产品有明确的市场需求，推出的时机正好是恰当的；④投资的项目能够维持持久的竞争优势；⑤投资必须具有一定程度的高回报，从而允许一些投资中的失误。

2. 定量评价方法

（1）标准打分矩阵此表，是通过选择对创业机会成功有重要影响的因素，由专家小组对每一个因素进行等级打分，3分为最好，2分为好，1分为一般，最后求出对每个因素在各个创业机会下的加权平均分，从而对各种创业机会进行权衡比较。表中列出了其中10项主要的评价因素，在实际使用时可根据具体情况选择其中部分或全部因素进行评价。

标准打分矩阵

标准	专家打分			
	一般（1分）	好（2分）	最好（3分）	加权平均分
易操作性				
市场接收性				
投资回报				
增加资本的能力				
质量及易维护性				
专利权属状况				
制造的简单性				
口碑传播潜力				
市场大小				
成长潜力				

（2）蒂蒙斯创业机会评价模型，包含8项一级指标、53项二级指标的评价指标体系，包括行业和市场、竞争优势、收获条件、经济因素、管理团队、个人标准、致命缺陷问题、理想与现实的战略差异等方面，几乎涵盖了其他理论所涉及的全部内容，被认为是目前相对比较完善的创业机会评价体系。

评价指标体系

序号	一级指标	二级指标
1	行业和市场	①市场容易识别，可以带来持续收入；②顾客可以接受产品或服务，并愿意为此付费；③产品的附加价值高；④产品对市场的影响力大；⑤将要开发的产品生命长久；⑥项目所在的行业是新兴行业，竞争不完善；⑦市场规模大，销售潜力达到1000万~10亿美元；⑧市场成长率在30%~50%甚至更高；⑨现有厂商的生产能力几乎完全饱和；⑩在5年内占据市场的领导地位，达到20%以上；⑪拥有低成本的供货商，具有成本优势

序号	一级指标	二级指标
2	竞争优势	①固定成本和可变成本低；②对成本、价格和销售的控制较高；③已经获得或可以获得对专利所有权的保护；④竞争对手尚未觉醒，竞争较弱；⑤拥有专利或具有某种独占性；⑥拥有发展良好的网络关系，容易获得合同；⑦拥有杰出的关键人员和管理团队
3	收获条件	①项目带来的附加价值具有较高的战略意义；②存在现有的或可预料的退出方式；③资本市场环境有利，可以实现资本的流动
4	经济因素	①达到盈亏平衡点所需要的时间在 1.5~2 年以下；②盈亏平衡点不会逐渐提高；③投资回报率在 25% 以上；④项目对资金的要求不是很大，能够获得融资；⑤销售额的年增长率高于 15%；⑥有良好的现金流量，能占到销售额的 20% 以上；⑦能获得持久的毛利，毛利率要达到 40% 以上；⑧能获得持久的税后利润，税后利润率要超过 10%；⑨资产集中程度低；⑩运营资金不多，需求量逐渐增加；⑪研究开发工作对资金的要求不高
5	管理团队	①创业者团队是一个优秀管理者的组合；②行业和技术经验达到本行业内的最高水平；③管理团队的正直廉洁程度能达到最高水准；④管理团队知道自己缺乏哪方面的知识
6	个人标准	①个人目标与创业活动相符合；②创业家可以做到在有限的风险下实现成功；③创业家能接受薪水减少等损失；④创业家渴望进行创业这种生活方式，而不只是为了赚大钱；⑤创业家可以承受适度的风险；⑥创业家在压力下状态依然良好
7	致命缺陷问题	不存在任何致命缺陷问题
8	理想与现实的战略差异	①理想与现实情况相吻合；②管理团队已经是最好的；③在客户服务管理方面有很好的服务理念；④所创办的事业顺应时代潮流；⑤所采取的技术具有突破性，不存在许多替代品或竞争对手；⑥具备灵活的适应能力，能快速地进行取舍；⑦始终在寻找新的机会；⑧定价与市场领先者几乎持平；⑨能够获得销售渠道，或已经拥有现成的网络；⑩能够允许失败

　　此外，林嵩提出，蒂蒙斯机会识别指标评价体系存在着一些明显缺点。首先，表现为指标多而全导致主次不够清晰，在实践中很难做到对各个方面的指标进行量化设置权重，实现综合评分的效果。其次，各维度划分不尽合理，存在交叉重叠，这在一定程度上影响了机会评价指标的有效性。再次，蒂蒙斯机会识别指标评价体系主要是基于为风险投资商的风险投资标准建立的，这与创业者的标准还存在一定的差异性，风险投资商的标准较多且具有主观性，而创业者的标准更客观。

　　（3）刘常勇创业机会评价框架，是由我国台湾地区的创业学教授刘常勇提出的，它比较简单方便，具有一定代表性。

创业机会评价框架

评价分类	市场评价	回报评价
具体解释	①是否具有市场定位，专注于具体顾客需求，能为顾客带来新的价值；②依据波特的五力模型进行创业机会的市场结构评价；③分析创业机会所面临市场的规模大小；④评价创业机会的市场渗透力；⑤预测可能取得的市场占有率；⑥分析产品成本结构。	①税后利润至少高于5%；②达到盈亏平衡的时间应该在两年以内，如果超过三年还不能实现盈亏平衡，则这样的创业是没有价值的；③投资回报率应高于25%；④资本需求量较低；⑤毛利率应该高于40%；⑥能否创造新企业在市场上的战略价值；⑦资本市场的活跃程度；⑧退出和收获回报的难易程度

（三）创业机会的评价准则

1. 市场定位

市场定位，是指根据竞争者现有产品在市场上所占领的位置，针对消费者或用户对该产品的某种属性、特征及核心利益的重视程度，塑造本企业产品与众不同、个性鲜明、给人印象深刻的形象，并通过一套特定的市场营销策略把这种形象迅速、准确的传递给顾客，从而影响顾客对该产品的总体感觉。在评估创业机会的时候，可由市场定位是否准确、顾客接触通道是否流畅、顾客需求分析是否清晰、产品是否持续衍生等，来判断创业机会可能创造的市场价值。好的创业机会，必然具有特定的市场定位，专注于满足顾客的需求，同时也能为顾客带来增值的效果。创业项目带给顾客的价值越高，创业成功的机会就越大。

2. 市场结构

市场结构，是指一个行业内部卖方和买方的数量及其规模分布、产品差异程度、新企业进入该行业的难易程度的综合状态；也指某一市场中各种要素之间的内在联系及其特征，包括市场供给者之间、需求者之间、供给和需求之间、市场上现有供给者、需求者与正在进入该市场的供给者及需求者之间的关系。对创业机会的市场结构进行六项分析，包括进入障碍、顾客、供货商、经销商的谈判力量、替代性竞争产品的威胁及市场内部竞争的激烈程度。根据市场结构分析可以得知新企业未来在市场中的地位及可能遭遇竞争对手反击的程度。

3. 市场规模

市场规模，主要研究目标产品或行业的整体规模，包括目标产品或行业在指定时间内的产量、产值等。市场规模大小与竞争性可能直接关系到对新产品设计开发的投资规模，市场规模的大小与成长速度，也是影响新企业成败的重要因素。市场规模大者，进入障碍相对较低，市场竞争激烈程度也会降低。但如果进入成熟的市场，由于已经不再成长，利润空间会很小，就不值得再投入。若是一个正在成长中的市场，也是一个充满商机的市场，只要进入时机正确，必然会有获利的空间。

4. 市场份额

市场份额，是指一个企业的销售量（销售额）在市场同类产品中所占的比重。市场份额是企业产品在市场上的所占份额，也是企业对市场的控制能力。一般而言，要成为市场的领导者，最少需要拥有 20% 以上的市场占有率，但如果低于 5% 的市场占有率，那么说明这个企业的市场竞争力不高，自然会影响未来企业上市的价值。新企业必须拥有成为市场前几名的能力，才具有投资价值。

5. 市场渗透

市场渗透，是指实现市场逐步扩张的拓展战略。可以通过扩大生产规模、增加产品功能、提高生产能力、改进产品用途、拓宽销售渠道、降低产品成本、开发新市场、集中资源优势等单一策略或组合策略来展开。其战略核心体现为利用现有产品开辟新市场实现渗透、向现有市场提供新产品实现渗透。对于具有巨大市场潜力的创业机会，市场渗透评估将会是一项非常重要的影响因素。

6. 成本结构

成本结构，亦称为成本构成，即产品成本中各种费用（如原料、土地、机器设备、人力、信息、技术、资金、能源、政商关系、管理素质等）所占的比例或各成本项目占总成本的比重。产品的成本结构可以反映新企业的前景发展。

（四）效益评估准则

1. 合理的税后净利

一般而言，具有吸引力的创业机会，至少需要能够创造 15% 以上的税后净利才可以称为成功的创业机会。如果创业预期的税后净利在 5% 以下，那么这就不是一个正确的投资机会。

2. 投资回报率

考虑到创业可能面临的各种风险，合理的投资回报率应该在 25% 以上。一般而言，15% 以下的投资回报率则是不值得考虑的创业机会。

3. 达到损益平衡所需的时间

合理的损益平衡时间应该能在 2 年内达到，如果 3 年还达不到，那么这就不是一个值得进行的创业机会。不过有的创业机会确实需要很长一段的耕耘时间，通过前期的投入及越过一些障碍，才能保证后期的持续获利，在这种情况下，可以将前期投入视作一种投资，才能接受较长的损益平衡时间。

4. 毛利率

毛利率高的创业机会，相对风险较低，比较容易取得损益平衡。而毛利率低的创业机会，风险则比较高，遇到市场产生大的变化或决策失误时，企业就很容易遭受损失。一般而言，如果毛利率达到 40% 是理想的创业机会，当毛利率低于 20% 时，这种创业机会就不值得考虑。

5. 资本需求

许多个案显示，资本额过高其实并不利于创业成功，有时候还会带来稀释投资回报率的负面效果。资金需求量较低的创业机会，投资者一般都会比较欢迎。而知识越密集的创业机会对资金需求量就越低，投资回报率也会越高。因此，在创业的起步阶段，不一定要募集很多资金，最好通过盈余积累的方式来创造资金。低资本额将有利于提高每股盈余，并且还可以进一步提高未来上市的价格。

6. 策略性价值

能否创造新企业在市场上的策略性价值，是创业机会一项重要的评价指标。一般而言，策略性价值与产业的规模、利益机制、竞争程度等密切相关，而创业机会对于产业价值链所能创造的价值效果，也与它所采取的经营策略及经营模式息息相关。

7. 资本市场活力

资本市场活力是一项可以用来评价创业机会的外部环境指标。当新企业处于一个具有高度活力的资本市场时，它的盈利机会相对就比较高。不过资本市场的变化幅度极大，在市场高点时投入，资金成本较低，筹资就相对容易；反之，资本市场低点时，投资新企业开发的诱因也较低，好的创业机会则相对较少。对投资者而言，市场低点的成本较低，但有时候反而投资回报率会更高。

8. 退出机制与策略

所有投资的目的都在于回收及盈利，退出机制与策略也就成为一项重要指标。企业的价值一般由具有客观鉴价能力的交易市场来决定，而这种交易机制的完善制度会影响新企业退出机制。由于退出的难度普遍要高于进入，所以即使面对极具吸引力的创业机会，投资者也应考虑退出机制及策略规划。

（五）创业机会的评价技巧

创业机会评价有利于创业者应对环境的不确定性，但由于创业机会评价具有特殊性，常规的市场研究方法不一定完全适用创业机会评价，尤其是原创性创业机会评价。因此，学习并掌握科学的创业机会评价技巧尤为重要，初次创业者应该重点关注以下内容：

（1）问卷调查。无论你的公司经营什么，都必须了解行业及其市场的竞争状况。如果条件允许，可以在目标市场中，针对未来的顾客群体做一个问卷调查。在问卷内把未来产品或服务进行一个描述，调查顾客的反应及需求，通过这个调查确定这个项目是否可行。

（2）求教咨询。多跟有经验的成功创业者进行交流和学习，这些成功的创业家在创业过程中对企业管理的经验可以为新创业者提供信息、给出建议。这些系统、实用、有创造性的建议，可以把新的创业者引向成功之路。

（3）商机评估。对创业项目经过商机评估，发现市场或竞争情况并不十分理想，评估结果不够完美，或者在顾客调查时发现经营理念并不被大家看好，但这也并不意味着不能创业，而是需要重新设计一个新的创业项目。

（4）分析对手。以市场需求为导向的经营战略包括：一是对顾客的需求和竞争对手的情况做深入的分析；二是推出符合市场需求的服务或产品。行业的竞争有很多方面，虽然价格竞争占统治地位，但竞争的核心可能集中在质量上，或集中在产品的性能上，或集中在品牌声誉和形象上。

（5）独特创意。所有的创业者应遵循一个重要经营准则：以市场需求为导向，了解和研究竞争对手的优势和劣势，对项目所在的行业要了如指掌并能有所创新，才能在同类产品中脱颖而出，形成自己的特色。产品只有与众不同，企业才可以在市场上立足。

（6）确立目标。现代市场是需求决定产品而不是产品决定需求。只有商品或者服务被市场看好时，人们才会接受它购买它，创业者才能获利从而扩大业务。因此，看好需求，确立自己可以达到的目标，然后去实现这些目标，可以更好地实现创业。

第二节　护理创新创业项目

一、护理创新创业项目选择

创业项目的选择一般要经过以下几个步骤：创业环境分析、创业市场调研、创业机会评估。各个阶段的实施策略和具体操作方法如下：

（一）护理创业环境分析

创业环境，是指创业者周围的境况，围绕着企业生存和发展变化，并对企业产生影响或制约企业发展的一系列外部因素及其组成的有机整体。

1. 护理创业环境的内容

（1）政府政策。包括对创业活动和创业企业成长的规定、就业的规定、环境和安全的规定、税收的规定、企业组织形式的规定等，还包括政策的执行情况、落实情况、事实上的效率情况等。《"健康中国2030"规划纲要》提出，要改革创新，坚持政府主导，发挥市场机制作用，加快关键环节改革步伐，清除体制机制障碍，发挥科技创新和信息化的引领支撑作用，形成具有中国特色、促进全民健康的制度体系。护理人员可在此政策中寻找到各类商机。

（2）切入时机。中国市场正处于市场增长率高、市场变化快的阶段，对创业企业来说，这是难得的机遇，这使得创业企业进入市场成本相对较低。《"健康中国2030"规划纲要》战略目标是希望建立体系完整、结构优化的健康产业体系，形成一批具有较强创新能力和国际竞争力的大型企业，成为国民经济支柱性产业。这也为护理人员提供了很好的创业平台。

（3）政府项目。提供项目支持是政府政策的具体化。这种支持既包括提供服务支持和建立扶植创业企业的相关组织和机构，也包括通过这些组织和机构举办及开发大量的创业项目。《"健康中国2030"规划纲要》提出，推进老年医疗卫生服务体系建设，健全医疗卫生机构与养老机构合作机制，鼓励兴办医养结合机构。护理人员可抓住此契机兴办养老院及养老公寓。

（4）金融支持。创业的金融支持的最主要的来源是私人权益资本、自有资金、私人股权投资和亲朋好友筹资等。

（5）研究开发。研究成果的转移过程是否顺利，不仅表明我国商业化步伐的快慢，而且表明创业研发和研发后转化为生产力的水平和效率的高低，更能反映出创业者是否能抓住商业机会成功创业。目前，我国很多的研究开发成果均能很好地通过创办企业向市场转化。在临床护理中，由护理人员在工作中创新发明的科研成果，如果能将其专利转化成产品并推广，这对提高护理创业者的积极性及创造性也将具有重要意义。

（6）教育及培训。培训教育是创业活动顺利开展的必要条件，是创业者将潜在商机变成现实商机的基础，只有通过不断的教育及培训，才能更好地推动企业发展及企业文化。

（7）商务环境和有形基础设施。我国整体环境正朝着规范、有序的方向发展。如硬件环境的改善、服务意识的提高、诚信意识的增强，消费者在消费意识及消费观念上的明显变化，均显示着我国整体环境水平的提高。

（8）社会规范及文化。我国目前的社会规范及文化鼓励创业者能自主创业，鼓励创造及创新精神，鼓励通过勤劳致富，鼓励人们通过个人努力取得成功，鼓励面对创业中的各种风险仍勇往直前的人生态度。

2. 我国护理创业环境的特点

（1）政策、法律、社会环境持续改善。我国目前私营经济的法律环境逐渐完善，创业要求不断降低、资本市场日趋活跃，创业载体及创业服务机构发展迅速，创业者的后顾之忧也将会越来越少。

（2）创业扶持政策不断推出。为了更好地促进创业，国家和地方各级政府纷纷出台了相关优惠政策，给予创业者更多的支持；例如，人力资源和社会保障部已在全国百家创业试点城市搭建创业平台，通过开展免费创业培训、优化创业环境、强化创业指导、培育创业文化、进行创业激励等途径对创业者进行重点扶持。我国进入人口老龄化社会，使得国家对养老产业提供了大力的支持及一系列的优惠政策。

（3）提供广阔的发展空间。知识经济时代使知识成为了最宝贵的资源和最重要的资本，这为受过良好教育并具有相应专业知识的人才提供了无限的机会。同时，第三产业投资少、见效快，非常适合普通大众创业，从而一跃成为我国一个极具魅力的投资领域，这可以为创业者提供一个大显身手的创业舞台。

3. 创业环境分析的方法

（1）PEST 分析法。P：政治（political），是指对组织经营活动具有实际及潜在影响的政治力量和有关的法律法规等因素；E：经济（economic），是指一个国家的经济制度、经济结构、资源状况、产业布局、经济发展水平及未来经济走势等；S：社会（social）是指组织所在社会中成员的民族特征、价值观念、文化传统、宗教信仰、风俗习惯和教育水平等因素；T：技术（technological），不但包括引起革命变化的发明，也包括与企业生产有关的新技术、新材料、新工艺的出现和发展趋势及其应用前景。PEST 分析法是外部环境分析战略的基本工具，它通过对社会、政治、经济、技术四个方面的因素分析，从总体上把握宏观环境，来评价这些因素对企业战略制定的影响。

（2）SWOT 分析法又称态势分析法，前面章节已讲述，它是一种比较客观而准确地分析和研究企业或个体现实状况的方法。SWOT 四个英文字母分别代表：优势（Strength）、劣势（Weakness）、机会（Opportunity）、威胁（Threat）。SWOT 可以分为两个部分：①SW，主要用来分析内部条件；②OT，主要用来分析外部条件。利用这种方法可以从中找出企业或个体有利的、值得发扬的因素，也可以找出对企业或个体不利的、要避开的因素，发现存在的问题，找出解决方法并明确以后的发展方向。

（二）护理创业市场调研

1. 创业市场调研的内容

创业市场调研的目的是为相关决策提供依据或为验证创业决策中的相关策划和推断而进行的各种市场信息的收集、整理、分析及应用的过程。因此，市场调研对创业项目的设计、规划和实施有着关键性的支持作用。

（1）政策调研。创业者要熟悉并研究政府政策，利用好政策中对自己有利的因素，规避不利因素，从而更好更快的让企业启动起来，少走弯路，从而事半功倍地发展创业。护理人员对国家政策要认真学习，方能从中找到切入点，顺利创业。

（2）行业调研。创业者应对自己即将从事的行业有一个全面、系统、细致的考察和评估。例如，创业者要知道：即将进入的行业是属于成长型行业，还是属于已经成熟或者是达到饱和状态的行业？主要的客户和合作商是谁？未来的发展趋势如何？目前行业的优劣在哪里？只有对此类问题进行深入的了解和研究，才会知道如何更好地进入特定的市场。

（3）客户调研。就是通过问卷、咨询等方法了解客户需求的过程，了解即将开发的产品或服务能否满足市场和客户的需求。客户调查包括对客户的消费行为、消费心理等特征进行调查分析，研究社会、经济、文化等因素对购买决策的影响，同时还要了解顾客的潜在需求情况，影响需求各因素的变化情况，消费者的品牌爱好等多方面的问题。如创办养老院就必须对老年人进行访谈调研以了解如何满足其需求。

（4）产品及服务调研。对同类产品的调研主要解决以下问题：这些同类产品具有什么样的优势和特点？是功能取胜还是质量取胜？这些同类产品的外观、性能都有什么特点？同行业中那些淘汰产品存在什么样的问题？对诸如此类的问题的答案就是创业者创建未来产品的特色及优势的有利依据。同时，对目标消费人群的调研分析也要重点了解：哪些人群是以后的长期客户？他们期待得到什么样的服务？他们看重产品的什么功能和服务？

（5）商业模式调研。商业模式就是企业通过什么样的模式及渠道来盈利，商业模式是企业赖以生存的根本。因此，在企业运行之前，既需要了解成功企业的盈利模式，又需要了解失败企业的盈利模式，只有两者的比较中才能在确立在自己企业的盈利模式上有所借鉴、扬长避短，最终寻求出最佳模式进行创业。例如，老年保健产业是一个潜力很大的市场，涉及保健食品、健康器材、养老地产、老年健康管理服务等多种种类。具体来说，根据老年人群的需求，主要产业包括养老设施和机构、老年护理服务业、老年医疗等；相关产业包括养老设施和机构供应链上的专业家具、专业设施、专业易耗品等；还有老年人深层需求的娱乐、学习、医疗保健、营养保健、心理咨询等；衍生产业包括一些老年储蓄或投资理财产品等。

2. 市场调查方法

（1）直接调查法。收集市场信息最直接的方法就是直接观察或者调查相关人员有关问题或感受，根据得到的信息或答案整理出有用的市场信息，提高创业成功的机会。通常直接收集信息的方法有问卷调查法、电话询问法、面谈访问法、观察调查法、实验法。中国已经进入老龄化的快速发展阶段，截至 2016 年底，中国 60 岁及以上老年人口已经达到 2.3 亿，占总人口的 16.7%，65 岁以上老年人口达 1.5 亿，占总人口的 10.8%。失能、部分失能老年人近 4000 万，完全失能老年人近 1000 万。越来越多的老年人需要得到专业的、适宜的、便捷价廉的医疗和护理服务，所以加强对医养结合护理服务人才培养体系建设非常重要。

（2）间接调查法。间接法收集市场信息就是收集已存在的或别人调查整理的二手信息、情报、数据和资料。这些间接信息可以从多方面的渠道得到，如杂志、报纸、网络、政府部门、行业协会、研究机构、统计机构、咨询机构、银行财税等。例如 2013 年有关人员对当前市场情况进行调查，新生代母婴群体人均年消费高达 5000 元至 1.8 万元。根据测算，到 2015 年，中国母婴市场总量有望达到 2 万亿元人民币，市场需求量及市场需求潜力巨大。

（三）创业机会评估

创业机会的评估除包含以上创业机会评价内容、方法、准则和技巧外，创业项目评估还有一个重要的部分是创业机会与个人的匹配问题。

二、护理创新创业项目与个人匹配

创业活动是创业者与创业机会的结合，影响创业项目的选择既有主观因素又有客观因素。不仅是因为创业者个性特质的差异，也是由于每个创业者所面临的创业环境和资源约束条件不同。创业者即使发现了创业机会，却并不意味着可以成功创业，因为并非所有机会都适合每个人。护理创新发展，人才是关键。

（一）个人特质和机会特征匹配理论

张爱丽（2009）在借鉴多学科理论及有关创业机会研究成果的基础上，提出个人特质和机会特征匹配理论，提出个体能否感知到创业机会的存在，取决于他们是否拥有甄别外部信息的先前知识，这也表明掌握特定领域的知识对识别创业机会至关重要，个人因素（先前经验）有助于创业者感知和识别机会（新信息的价值）。其理论为创业机会的识别过程提供了一定价值的见解。从个人特质和机会特征匹配的角度来看，创业机会识别过程大体可以分为以下两个阶段：

1. 识别"第三人机会"阶段

所谓"第三人机会"，是指对于某些市场主体而言感知到的某种潜在机会。创业者根据先前经验及认知因素，对外部信息进行收集、甄别和分析，通过互补型匹配、增补型匹配及结构性匹配这三种匹配方式，识别出第三人机会。

（1）互补型匹配，是指个人因素及机会因素在一定程度上能改善创业环境或补充创业环境中缺少的一部分，从而产生类似于成员—组织匹配理论中的互补型匹配效果。例如，创业者掌握了有关顾客需求的先前经验，外部环境提供相关新技术的信息，如果这种新技术信息能用来解决创业者所认知的顾客需求，那么创业者先前掌握的关于顾客问题的知识与外部环境所提供关于新技术的信息就属于互补型匹配，而互补型匹配有利于识别创业机会。

（2）增补型匹配，是指有关顾客信息和创业者所掌握的知识相同或相似，或者有关技术的信息和创业者所掌握的技术知识相同或相似，从而产生类似于成员—组织匹配理论中的增补型匹配的效果。这种匹配会增强创业者的创业意图及创业信心。

（3）结构型匹配，是指已知某种知识关系（如某种技术或服务应用于某类顾客），通过直接推理、类比推理、相似性比较、模式匹配等方式，应用于新措施的改进或实际的顾客需求与创业所拥有的技术、知识和服务方法或新技术之间的匹配上，这与认知领域结构匹配理论相类似。

2. 识别"第一人机会"阶段

"第一人机会"阶段，是指对于创业者本人而言有价值的机会的阶段。根据创业意图理论，创业者在考察创业机会时，会把机会特征中的营利性和不确定性作为重点考察内容，机会的创新性和机会的营利性及其不确定性是密切相关的，而创业者个人的认知因素、自我效能感、成就需要也均被认为是最为重要的个人特质。因此，在识别出第三人机会的基础上，该机会的创新性、营利性及不确定性程度如果与创业者个人特质中的认知因素、自我效能感、成就需要相匹配，那么创业者就可能感知和识别出"第一人机会"。如果两者不能匹配，那么创业者就会放弃第三人机会。

（二）判断机会特征与个人特质是否匹配

只有当创业者与创业机会之间存在着恰当的匹配关系时，创业活动才有可能发生。判断创业机会是否适合自己，还要看机会特征与创业者自身特质是否匹配。

1. 认真审视自己每个创业项目都具有独特性

护理创业者必须要了解创业过程中几个必经阶段，同时要衡量自己的性格、能力、爱好、特点等，看是否适合创业，是否适合做这个项目。创新离不开人才，在护理服务体系中，专业的护理资源的提供方包括：护士、护理员、康复技师、健康管理师等，其中护士是护理服务中最专业的护理资源，在护理服务产业链条上承担着护理引领者、辅导者的角色。

（1）是否为创业做好了知识储备。企业是否具有核心技术是企业生存的关键，如何保证企业不断进行技术发展以至持续盈利，就需要创业者不断学习。市场分析、管理运营、营销策略、财务管理等，都是创业者必须掌握的知识。创业的过程其实就是一个不断学习、不断提高的过程。

（2）是否为创业做好了心理准备。在创业开始的初期阶段，创业者不仅要有实现创业梦想的强烈愿望，还要能忍受创业初期的孤独。不管多好的项目都要经过一个潜伏期才能盈利，所以要有耐住寂寞的心理准备。同时要有坚韧的心理素质，保持平和良好的心态，随时准备承受困难和挫折。

（3）是否为创业做好了能力准备。创业的经营成果说明了创业者经营能力的大小。美国一项研究表明，延续10年的企业才可以称得上是创业成功的企业，一个企业要建立自己相对稳定的盈利模式，需要对市场进行长时间的研究和适应。创业者是否具有团队协调能力、是否会慧眼识珠识人用人、是否善于发现市场潜力、是否能不断开拓新市场等，这些能力需要护理创业者在创业过程中日积月累后逐渐具备。

2. 创业成功与否取决于创业者

有相关资料表明：新企业开业的第2年约有50%的企业会倒下，到了第3年存活下来的企业只有30%，到了第8年存活下来的企业仅有3%。分析这些创业成败的案例，可以得出这样的结论：创业成功者大都是意志坚定、自强不息、不甘落后、不屈不挠的人；而失败的创业者大多是对创业过程中可能出现的困难和曲折的估计不足，在市场变化、意外事件来临时不能及时调整自己的心态，不能正确面对，最终放弃继续创业。护理创新者，要善于挖掘护士专业价值，不断努力提高创业成功率。

3. 失败是成功之母

企业常将决策错误的损失视为学费，希望从错误中学习，然而避免失败，并不保证能够成功。联强国际集团总裁杜书伍在访谈中提出了企业在学习从失败到成功的经验中需要注意的事项，在硅谷，人们非常看重失败，因为很多初创公司都是在失败中成长起来的，80%~90%的创业者都经历过创业失败，从硅谷这些公司中不难发现，在科技历史上存在着伟大的成功，更存在着伟大的失败。失败能否转化为成功，关键在于一个人能否从失败中吸取教训，找到原因得到启示，这样的失败才会成为成功的"助推剂"。来看下面这个例子：

马云1964年在杭州一个普通的家庭出生，19岁的他在经历二次高考失败后，当过秘书、搬运工，蹬着三轮车给杂志社送过书。一次他从《人生》这本书中读到"人生的道路虽然漫长，但关键处却往往只有几步"，很有感悟并下定决心永不放弃，一定要参加高考。

20岁的马云艰难通过了第三次高考后，选择了外语专业，毕业后当上了英语老师。30岁开始了他的创业之路，开办专业翻译社，31岁的马云第一次接触到互联网，就立刻意识到互联网将是一座金矿。他立即决定和朋友合作，收集中国所有的企业资料全部放到网上，向全世界发布，并命名为中国黄页，这是中国最早的互联网公司之一。1996年马云33岁，创业失败，放弃了他的中国黄页。35岁的马云，又遭逢了第二次创业生涯的失败。1999年2月，马云在杭州的家中和伙伴共筹了50万元本钱，首先从一个加拿大人手里，花费了1万美元购买域名"阿里巴巴"。没有租漂亮的写字楼，他们每天都在马云的家中工作，日夜不停地讨论构思和网页设计，困了就席地而睡，马云也一直不断地鼓励自己的员工，阿里巴巴就这样在马云家中孕育、诞生。在阿里巴巴正式推出时，逐渐被媒体、风险投资者们关注。

创新是创业的生存之本，敢思、敢想、敢做、敢为天下先，那么你也可能实现自己的阿里巴巴帝国。

三、护理专业大学生的创新创业项目

未来国际社会的竞争是高科技的竞争，同时也是人才的竞争，因此我国必须发展创新型的知识经济,培养创新型的人才,大学生创业就是创新意识的集中表现。创业项目是创业者为了达到商业目的的具体实施和操作工作,对于渴望创业的大学生来说,最好是依托自身的优势,以此起步,逐渐提高创业项目的层次。大学生创业者熟悉年轻人的市场,所以他们有丰富的创意及强大的信息收集能力等,这些均能帮助他们找到合适的创业机会。

(一) 满足大学生学习和生活需求的产品及服务

大学生创业者对学生市场需求是最了解的,大多数大学生开始创业时首先考虑的方向就是学生市场。创业者可以通过访谈在校大学生,了解大学生各种重要的需求,也可以通过自己在大学生活中体验到不满的方面及遇到的问题,然后从中挑出最适合自身资源的创业机会。

(二) 特色零售店或服务项目

零售与服务行业的进入门槛不高,对技术、资金和团队的要求较低,服务对象也非常广泛,随着消费需求不断变化,商业机会层出不穷,每年都会有新企业及新模式迅速崛起。因此,这一行业适合大多数大学生进行创业。

现代零售商服务的具体项目包括:①营销相关类,即在商品销售的同时或之后进行的与营销相关的服务项目。如商品售后艺术礼品包装、裤子扦边、购买布料、裁剪等;②辅助促销类,为促进商品销售,使消费者购买欲望增加,可以设立免费或少量优惠收费的服务活动。如快速冲扩胶片、电话订货、邮寄商品等服务项目等;③便利类,即通过商业企业的服务活动帮助消费者方便购买和使用的服务项目。如购物手推车、顾客衣帽存放处、自动式物品存放箱、吸烟室、顾客休息厅、公用电话间、复印室等;④维修类,即商品销售后出现质量问题和故障,商店帮助检查与修理的服务项目,这是售后服务的重要内容。如家用电器类商品修理,个人珍藏品清洗、清扫,皮衣清洗与保管等。这些维修类服务能够带来更多的回头客,解决消费者的后顾之忧;⑤培训类,在营销过程中对经营范围的产品或相关事物举办消费者培训班,有助于消费者掌握其使用及保管知识的服务项目。如举办各种技艺学习活动,个人电脑操作培训、运动技巧讲座、篆刻知识教学、书法画技讲座、美发美容讲座、摄影创作讲座等;⑥文化情感类,通过企业文化和公共关系进行营销服务,以经营、服务感情为主线,以文经商的服务项目为主。如现场促销演出、名人签售、文化艺术节、消费者品尝等。⑦采用多种形式的营销渠道,如社区营销服务、知识平台营销、博客营销、电子杂志+电子邮件营销等。

(三) 网上开店或网络服务

现在的大学生对于互联网非常的熟悉,互联网上的创业机会也非常丰富。网上开店是一种便捷、实惠的创业模式,只要登录网站、注册店铺、发布产品信息和图片,就可以进行创业。网络销售不受时间、空间、地域限制,消费者只要上网,就能看到商家出售的产品,而且网上店铺无需装修,也不涉及水电、租房、工资等费用,产品价格较实体店便宜,不过利润也自然丰厚。因此,网上开店是许多高校学生或部分大学毕业生最早的创业选择。

据有关网站统计，目前大学生店主在淘宝、易趣等大型网络商务平台中占了3成左右，其中又以女性居多，经营的店铺主要是出售护肤品、化妆品、衣服、首饰等。网上开店的秘诀在于透彻理解网上购物行为，高水平展示产品，合理规划产品分类，积极管理客户评价等方面来增加网店的利润。大学生还可以开发具有特色的网络服务，以低成本实现客户价值。各个行业与互联网相结合，并逐步向智能化、个性化发展进而实现转型升级，这也成为未来传统行业发展趋势。在这样的时代发展契机下，护理与互联网结合，使护理事业走向智能化、精准化，从而打造"护联网"，是"互联网+护理"未来的发展方向。"互联网+护理"不是生硬结合，而是在掌握了扎实的护理技术和医疗护理知识后，利用互联网的移动、便捷以及智能的特性有目的地提升护理质量。互联网时代每个人都是自媒体，学习方法和平台也有很多，时代赋予了学生更多的学习机会和空间，高校应鼓励学生拓展思路、积极参与，使学生在学习及应用中学有所得，学有所用，学有所为。如开办健康咨询网站，健康咨询是一个新兴的热门职业，利用互联网作为平台，为人们提供各项健康咨询服务是适应新信息时代要求的举措。网站可以开辟多项服务，如内、外、妇、儿科常见疾病咨询，以及心理咨询、健康宣教、专家答疑等。通过此类网站，人们可以方便地获得想要了解的疾病相关知识，所以深受现代人的推崇。

（四）提供个性化的产品或服务

现代消费者对于产品及服务的个性化程度要求越来越高，特别是新时代的消费者对个性化产品或服务需求更高更敏感，而这类产品创业成功的关键在于快速、准确把握市场需求的能力，这为大学生开展个性化产品或服务提供了天然的优势。收入水平的提高和市场需求的多样化，为个性化产品或服务提供了坚实的基础，创业者不但需要把握个性化需求的定位，而且还需要从商业模式进行创新，同时寻求规模化经营，保持较低的投入成本。如开办家庭护理服务中心，随着社会的发展，人们对家庭护理的需求也逐渐增加，尤其是一些老年病人，慢性病人和行动不方便的病人，对他们来说，去医院就医十分不便，而家庭护理则恰恰满足了他们的特殊需求。家庭护理中心的专业护理人员可以上门为服务对象进行护理服务，比如输液、换药、导尿、送药、测血压、测血糖等。

（五）开发具有技术含量的新产品

科学技术的发展推动着企业不断开发新产品。由于科学技术的迅速发展，新产品开发周期大大缩短，产品更新换代加速，从而推动着企业不断寻找新科技来源和新技术来开发更多的满足市场需要的新产品。在选择创业项目上，大学生创业者可以开发新产品，以创新技术为创业的关键点，组建公司和团队来生产和销售新产品或提供技术服务。在新技术、新材料、新工艺的开发和应用过程中，组织机构和管理流程也在同步优化，创业者在新产品开发过程中的能力和水平也得到了锻炼和提高。从兴趣、经验、小处、细节、易出错的操作或不便使用的用物入手，运用所学知识对存在的问题进行分析、判断并设法解决。如洗头盆底斜面改造、各种安全安瓿折断器发明、多功能病员服及儿科护理人员服饰图案的设计、圆珠笔芯式口腔护理棉球等护理创新的发明。

（六）处于同质商品阶段的小产品品牌化经营

成熟行业给大学生的创业机会比较少，因为行业格局已经形成，只有一些零散型产业才有创业的机会。例如，那些处于商品化阶段的日常用品或农产品，这些产品的行业内竞争层次低，同质化的产品以相同的价格很难做大企业及打造品牌，企业利润微薄。这需要创业者转化经营思路，进行品牌化运作，可以对产品加一些创意元素，将产品的档次提升。创业者可以从玩具、镜子、梳子、首饰等日用品或小商品中选择项目，这类创业项目进入门槛较低，风险也不高，大学生可以以高端化或个性化的品牌运作这些小产品，从而开发出大市场，将这些小产品打造成特色品牌，获得创业的成功。

（七）国外最新成功的移植

发达国家的经济和技术走在我国的前面，创业者要善于借鉴这些发达国家的商业成功经验并把握机会进行创业。国内目前知名的互联网公司大多数是从国外借鉴或模仿过来的。例如，腾讯是直接模仿 MSN 发家的，淘宝网是从 e-Bay 借鉴而来的，当当网是从亚马逊网站得到启发的，包括美团网、团宝网、拉手网等团购网站也都是模仿美国网络团购业的 Groupon 公司创业的。携程网的创始人之一季琦说过："中国式的创新更多是继承式的创新，在借鉴欧美发达国家商业模式的情况下，结合中国具体情况，进行改造式创新和应用。欧美的服务行业先于我们发展，已经经过了客户的需求选择，中国的服务业也大体会遵循他们的发展轨迹。因此，在服务行业，继承欧美的成熟商业模式是特别有价值的，研究他们成长的轨迹和失败的原因，对于我们这些后来者也非常有益。"护理专业大学生可以开办各类医疗保健相关的学习班，如美国注册护士培训班、心理咨询师培训班、营养师培训班、健康咨询师培训班、康复师培训班、针灸推拿师培训班、月嫂培训班等。

护理专业大学生在传统的护理教育理念和就业观念的影响下普遍缺乏创新创业意识，呈现出毕业后创业意愿低、创业比例低、创业成功率低的景象。学习创新创业的识别、评价及项目的选择等相关知识，会启发护生的思维，顺利开启创业之路。同时，随着我国人口老龄化的加剧以及二胎政策的开放，人们对老年护理、儿童护理、社区卫生服务的医疗保健需求逐渐增多，这一现象也对专业性护理人才在养老护理、康复训练、医疗保健、养生文化、娱乐教育、心灵关爱等方面的培养提出了更高的要求，也为未来护理人才的职业发展规划指明了方向。

创意作业

作为一名护理专业学生，假设你已经毕业，请选择一个适合自己的创业项目（选定好的项目必须与护理有关），请结合所学内容讨论为何选择此创业项目。并试着写出你以后的创业生涯规划，如创业团队间的合作、创业项目的运行等。

第十三章 护理创业资源管理

如果撇开资源去开拓机会，即使最好的机会也难以塑造创业者。

——马克·J. 多林格

【学习目标】通过本章节的学习，能够做到：

1. 陈述创业资源的含义和分类，说明创业资源模式与创业资源技能。
2. 说明创业资源整合的机制，列出创业资源整合的种类。
3. 分析护理创业资源的特殊性，如何开发和整合护理创业资源。

资源因为稀缺而有价值，对于创业者而言，重难点是如何在市场交易和非市场交易中获取所需资源。创业者若拥有资源，并且懂得如何整合利用那些稀有、有价值、难以复制和不可替代的资源，他们就可以为自己所创立的企业建立持久的竞争优势。成功的创业往往是创业机会的识别与创业资源的优化整合，不仅如此，创业资源的整合将会贯穿于创业过程的始终。近年来随着互联网时代的发展以及护理内涵的拓展，护理创业如雨后春笋般涌现，使得护理创业资源不断得到丰富。在护理创业中，创业者需要尽可能地发现有利的创业资源，以效率最高的方式来配置、开发和使用这些创业资源。

【案例导读】

北京忆恒创源有限公司的资源获取

忆恒创源公司的两位创始人——总经理殷雪冰和技术副总路向峰是多年好友，他们都是"80后"。创业前，他们分别在中国科学院、微软亚洲研究院工作，从稳定工作走向创业的路，源自"技术控"殷雪冰的一个偶然发现。

殷雪冰在中国科学院时，有一次院里有个航拍项目，需要一个大容量硬盘，但机械硬盘太重并且容易因震动而出现故障。他们不得已买了一个昂贵的进口固态硬盘，容量不大，但是价格为5000元。殷雪冰当时觉得很惊讶：硬盘能卖这么贵的价钱？殷雪冰回去查阅了很多国外网站的资料，发现当时全球企业级固态硬盘的生产商寥寥无几。殷雪冰对固态硬盘的性能、技术进一步分析后，他觉得这是一个可以开拓挖掘的"蓝海市场"，而自己和好友路向峰就具备研发核心技术的能力。

此后半年的时间，殷雪冰和路向峰下班后都会挤在 9 平方米的宿舍里做实验。2009 年，两人索性先后辞掉了工作，专心做研发，实验进行得并不顺利，但是两个"技术男"对这一产品的执著始终不曾动摇。2011 年，他们攻克了核心技术，积累了很多算法和技术。经过测试，他们认为自己的产品比最大竞争对手——美国一家全球最大固态硬盘生产商的产品更先进。"我们的性能几乎是我们竞争对手的 3 倍以上。"于是殷雪冰和路向峰在 2011 年 3 月成立了北京忆恒创源科技有限公司，希望借助资本的力量，借助各种各样的资源，推广自己的技术和产品，做出世界级的企业。

在 2011 年创新中国大赛中，殷雪冰的北京忆恒创源科技有限公司走到了比赛的最后，得到了名次，拿到了奖金。2011 年 11 月，公司获得英飞尼迪股权基金管理集团和中关村创投的共同投资 2000 万元人民币。

目前，该产品已被人人网、豆瓣网、奇虎 360、优酷网、乐视网、完美世界、中国科学院等采购。忆恒创源公司还与戴尔、联想、曙光、浪潮以及多家世界 500 强等服务器厂商建立了合作伙伴关系。

☞ **讨论或思考**

1. 分析北京忆恒创源有限公司的成功整合了哪些创业资源？利用了哪种类型的资源获取模式？

2. 你从北京忆恒创源有限公司创业成功的案例中学到了什么？

第一节　创业资源

创业就是识别和利用创业机会获取和整合创业资源相结合的社会活动。了解创业过程中所需资源的种类，知晓获取创业资源的方法与途径，能有效整合创业资源，降低创业难度，为创业提供新机遇。

一、创业资源概述

（一）创业资源内涵

资源基础理论（resource-based theory，RBT）认为，企业是一系列异质资源的整合体。资源就是任何一个主体，在向社会提供产品和服务的过程中，所拥有或者所能够支配的能够实现自己目标的各种要素以及要素的组合。创业资源是企业创立以及成长过程中所需的各种生产要素和支撑条件。基于这些理论，现一致认为创业资源是新创企业在创造价值的过程中所需要的特定资产，包括有形资产与无形资产，主要表现为创业人才、创业资本、创业机会、创业技术和创业管理等方面。对于创业者来说，凡是对其企业和项目有所帮助的要素都算得上创业资源。对于新建企业来说，创业者是其独特的创业资源，也是无法用钱买到的资源。

（二）创业资源的类别

创业资源的分类多种多样，按资源存在形态的分类、按资源性质的分类、按资源参与程度的分类、按资源重要性的分类、按资源来源的分类都是常用分类。

1. 按创业资源存在形态分类

创业资源按其存在形态可以分为有形资源和无形资源。有形资源是指具有物质形态的、价值可用货币度量的资源，如创业组织赖以存在的自然资源以及建筑物、机器设备、原材料、产品、资金等。无形资源是指具有非物质形态的、价值难以用货币精准度量的资源，如信息资源、人力资源、政策资源以及企业的信誉、形象等。无形资源往往是撬动有形资源的重要手段。

2. 按创业资源性质分类

创业按性质可以分为人力资源、声誉资源、财务资源、物质资源、技术资源和组织资源六种。

（1）人力资源，不仅包括创业者以及创业团队的知识、训练和经验等，也包括团队成员的专业指挥、判断力、视野和愿景，甚至创业者本身的人际关系网络。创业者是创业企业最重要的人力资源，其价值观念和信念是新创企业的基石；其拥有的人际关系和社会关系网络使其能够接收到大量的外部资源，降低潜在的创业风险，加强合作者之间的信誉和声誉；其所拥有的经营管理能力和对从事行业的了解程度对于创业成功也有很大的促进作用。高素质人才也是创业人才资源的重要组成，其包括技术人员、销售人才和生产工人等高素质人才的获取和开发，这已成为企业可持续发展的关键因素。下面来看看华为的人才战略。华为是一家主要依靠知识劳动者和企业家创造价值的公司。这一点明确了华为的价值，也体现华为对人才的重视程度。众所周知，华为没有上市，没有直接融资的渠道，所以，资本在华为价值创造过程中的作用处于相对次要的地位。那么，华为公司的价值到底是什么要素创造的？从华为的人员结构上来看，华为公司从事 R&D（研发）的员工占员工总数的 45%，真正在生产线上完成作业功能的人员只占很小的比例。从财富创造要素的角度来看，华为公司的全部价值主要是知识员工和企业家创造的。所以，华为总裁任正非指出："华为没有可以依存的自然资源，唯有在人的头脑中挖掘出大油田、大森林、大煤矿……资源是会枯竭的，唯有文化才会生生不息。"

（2）声誉资源，是企业环境中的人群对企业的自我感觉。声誉无处不在，主要体现于产品层面和公司层面。产品层面的声誉以品牌忠诚度的形式存在，公司层面的声誉则表现为企业的社会形象。在知识经济时代，持续不断的创新和发明大大提高了生产力，缩短了技术更新周期，使得企业技术资源优势只能维持较短的时间，但声誉资源却可以维持相当长的一段时间，给企业带来持久的竞争优势。同时，声誉资源的获取和维持也需要企业的用心经营、小心呵护。

（3）财务资源，主要是指资金资源。它通常是创业企业向债权人、权益投资者通过内部积累筹资的负债资金、权益资金和存留资金的数量之和。一般来说，创业初期以不高于市场平均水平的资本及时筹集到足够的财务资源，是创业企业成功创办和顺利经营的前提条件。创业者在创业初期的辛苦工作、高效节约的作风以及个人社会关系等可以在一定程度上减少资金需求。

（4）物质资源，是创业和企业经营所需要的有形资源，如房屋、建筑物、设施、机器和办公设备、原材料等。一些自然资源，如矿山森林等，有时也会成为创业企业的物质资源。

（5）技术资源，包括关键技术、制造流程、作业系统、专业生产设备等。通常技术资源包含三个层次：一是根据自然科学和生产实践经验发展而成的各种工艺流程、加工方法、劳动技能和诀窍等；二是将这些流程、方法、技能和诀窍等付诸实现的相应的生产工具和其他物资设备；三是适应现代劳动分工和生产规模等要求，拥有对生产系统中所有资源进行有效组织和管理的知识、经验和方法。技术资源大多与物质资源相结合，可以通过法律的手段予以保护，形成组织的无形资产等资源。

（6）组织资源，一般指企业的正式管理系统，包括企业的组织结构、作业流程、工作规范、信息沟通、决策体系、质量系统以及正式或非正式的计划活动等。有时组织资源也可以表现为个人的技能或能力。其中，组织结构是一种能够使组织区别于竞争对手的无形资源。那些能将创新从生产功能中分离出来的组织结构会加速创新，能将营销从生产功能中分离出来的组织结构能更好地促进营销。组织资源来自于创业者或其团队对新创企业的最初设计和不断调整，同时包括对环境的适应和对成功经验的学习。

3. 按创业资源参与程度分类

按照资源要素对企业战略规划过程的参与程度，创业资源可以分为直接资源和间接资源。

（1）直接资源，是直接参与企业战略规划的资源要素。如财务资源、管理资源、市场资源、人力资源等。

（2）间接资源，是不直接参与创业战略制定和执行的资源。如政策资源、信息资源等，它们在很大程度上是通过提供便利和支持来影响创业成功，对于创业战略的规划起到间接作用。

4. 按创业资源重要性分类

根据创业资源基础理论，创业资源按照其对企业核心竞争力影响的重要程度，可分为核心资源与非核心资源。

（1）核心资源，主要包括技术、管理和人力资源。这些资源是创业企业有别于其他成熟企业的核心竞争力，是创业机会的识别、筛选和运用三大阶段的主线。

（2）非核心竞争力，主要包括资金、场地和环境资源。这些资源是创业企业成功创办和持续经营的基本资源。

5. 按创业资源来源分类

创业资源按其来源可分为自有资源和外部资源。

（1）自有资源，主要来自于内部机会的积累，是创业者或创业团队自身所拥有的可用于创业的资源。如创业者自身拥有的可用于创业的资金、技术、创业机会信息等。

（2）外部资源，来自于外部机会的发现，是创业者从外部获取的各种资源。包括从朋友、亲戚、商务伙伴或其他投资者筹集到的资金、经营空间、设备或其他原材料等。自有资源的拥有状况（特别是技术和人力资源）会影响外部资源的获得和运用。

6. 创业资源的其他分类

创业资源还可以按其他方法进行分类，如按照用途属性可以分为生产资源和工具资源。生产资源是可以直接用于生产过程的资源，工具资源是用于获取其他资源的资源。按照资源的复杂程度可以分为简单资源和复杂资源。简单资源是有形的、离散的，以产权为基础的资源；复杂资源是无形的、系统的、以知识为基础的资源。

（三）战略资源

战略资源是与普通资源相对应的资源。战略资源能够建立起强大的竞争优势。资源基础理论认为，当企业拥有并且能够利用具备以下四点特征的资源和能力时，企业就可以建立持久的竞争优势：有价值，能利用某些市场机会；稀缺，对所有竞争对手来说都不充足；难以复制，竞争对手无法简单地复制；不可替代，并没有可替代的其他资源。

1. 有价值

对创业者来说，有助于机会识别和开发的资源都具有一定价值。从管理学的角度讲，当某种资源能够帮助组织提高其战略实施的效果和效率时，它就是有价值的。在创业企业合作的过程中，有价值的资源具有非常重要的作用，可以帮助创业者更好地利用环境中的机遇，使环境中的威胁降到最低。战略资源"有价值"的特点意在提示创业者要注重挖掘资源价值，从价值创造的角度分析资源，而不是一味地追求资源占用的数量。有价值的资源和能力包括财产、装备、人员以及诸如营销、融资和会计上的独特技能等。

2. 稀缺

如果一种资源不能被竞争对手广泛获取，那它就是稀缺资源。资源的稀缺性是在供求不平衡的状态下产生的，供应不足就意味着稀缺。如我国由于近些年经济持续高增长，对能源和原材料资源产生了巨大的市场需求，使得原材料和能源变得稀缺。可以被视为稀缺资源的有：有优势的地段，被看做卓越领导者的管理人员，以及对石油、矿山等自然资源的控制。实际上，某些行业的准入资格往往也属于稀缺性资源。

3. 难以复制

稀缺资源和有价值的资源经常能引发创新，使得企业成为市场上的领导者。但是由于有些稀缺资源在市场作用下可能变得不再稀缺，或者由于过高的价位使得该资源的优势消耗殆尽。因此，战略性资源的其他特征便显得更为重要。如果某种资源变得难以模仿，或者竞争者要付出极大的代价才能复制，那么这种资源便具有难以复制性。多林认为，由于创业企业都是在独特的历史条件下创办的，创业者的能力及其创业背景、个人特质紧密相关，因此，伴随创业组织诞生的那些初始资源就具有一定的独特性而难以复制。

由于企业运用资源的能力和企业持续竞争优势之间的关系错综复杂，所以即使亲身参与创业与成长过程的人员也很难清晰地陈述成功的关键因素，其他人更是难以复制或模仿。

由于管理者、顾客和供应商之间复杂的社会关系，以及创业企业形成的独特的组织文化，使得在特定社会关系网络中诞生的企业人力资源、声誉资源或组织资源难以被模仿或复制。

4. 不可替代

如果某种资源不能被普通资源所替代，即不能以类似方式或不同的方式进行替代，则该资源具有不可替代性。由于大多数资源之间都具有相互替代的关系，如计算机信息系统对管理者工作的代替，机器设备对一般劳动者劳动的替代等，因此，拥有不可替代的资源对企业持久竞争力的保持具有非常重要的意义。

具有以上四个特点的资源是企业争夺的主要资源。创业者在获取这些资源的时候要注意前瞻性和动态性，避免陷入争夺资源的价格战之中。

（1）在资源价值被低估或尚未被开发出来时，创业者若能先行一步再加以培养和部署，就会获得高于市场平均水平的利润。

（2）如果创业企业能保护好具有以上特征的战略资源，并且能很好地保持这些资源的战略性品质，那么该创业企业将具备长久的竞争优势。

（3）如果创业企业成立时拥有的资源只具备其中一种或几种特征，而不是全部的四种特征，那么创业企业也能具备短期或较小的竞争优势。

（4）如果创业企业所拥有的资源具备所有战略性特征，但是企业未能意识到这些资源的战略性作用，未将这些资源充分合理运用，不能有计划地去保护这些资源，那么企业的竞争优势也只会持续一段时间，最终会因其他企业的模仿和复制而走向衰落。

二、创业资源的获取

（一）创业资源的获取模式

1. 技术驱动型的资源获取模式

技术驱动型的资源获取模式，是指创业者最先拥有技术资源，或者创业初始技术资源较为充裕并可带动其他资源向企业聚集的获取模式。在该模式下，创业者以拥有的核心技术为基础，根据技术开发的需要获取、整合和利用资源。

2. 人力资本驱动型的资源获取模式

人力资本驱动型资源获取模式，是指创业者以拥有的团队为基础，通过发挥团队特长或根据机会开发的需要来获取、整合和利用资源的模式。很多职业经理人创业均采用了这一模式。工作一段时间再创业的创业活动很多也是以原工作单位的工作伙伴以及积累的工作技能为基础，先组建一个相互默契的工作团队，再寻找一个适合的创业项目，促成创业成功。

3. 资金驱动型的资源获取模式

资金驱动资源获取模式，是指创业者最先拥有资金，或者创业初始资金较为充裕并带动其他资源向企业聚集的获取模式。创业者以拥有的资金为基础，通过寻找和资金相匹配的项目，进而对其进行开发来获取、整合和利用资源。很多大企业的内部创业多采用此模式，它们有着充裕的资金，有发现新商机的独到眼光，于是通过新产品研发或新技术购买开始新一轮的创业活动。

（二）创业资源的获取技能

如果创业者不能掌握一定的资源获取技巧，就不能及时以较低的成本获得创业所需要的资源。

1. 充分重视人力资源的获取

人力资本在创业资本中起决定作用。创业者一方面应努力增强自身能力的培养，充分重视创业团队的建设；另一方面要重视对创业企业员工的招聘和管理。一支技能互补、目标一致又彼此信任的团队，会为该企业的竞争力提供坚强的后盾，是创业成功必不可少的保证。

2. 以能用和够用为原则

资源的使用是有代价的，因此创业者在筹集资源时并不是越多越好，只有那些既满足自己需求，又是自己可支配并能使其充分发挥作用的资源，才是真正需要筹集的资源。坚持够用的原则，一方面，因为资源的有限性使创业者难以筹集更多的资源；另一方面，若使用资源带来的收益不能弥补其成本，就会给企业的健康发展带来巨大负担。

3. 尽可能筹集多用途资源和杠杆资源

资源自身的特性决定了其用途的特殊性与多样性。不同的资源在不同的场合下具有不同的用途。统一资源在不同场合下也有多种用途。筹集多用途的资源，有助于创业者有效降低创业过程中的各种风险和意外。在知识社会，具有独特创造性知识的是现代社会的高杠杆资源。对于杠杆资源的合理运用，有利于创业者取得一定的杠杆收益，事半功倍。高素质人才既是多用途的资源，也是高杠杆的资源，是创业者必须充分予以关注和重视的资源。

（三）白手起家型创业者的资源获取

白手起家的创业者一般是初次创业，以前没有太多的相关工作经验，并且少有财力积累。比如很多大学生创业、高科技创业等都属于白手起家型，他们的处境往往比其他创业者更加艰难，但这并不妨碍他们中的不少人最终获得突出的绩效。

1. 白手起家要素

（1）白手起家型创业者需要有广泛的社会关系。白手起家创业者没有足够的资金实力，因此难以请到高水平人才，也没有太多的钱用于广告和市场推广，所以创业之初的生意来源很大部分是靠自己的人脉资源和社会关系。

（2）白手起家型创业者需要有明智的预见性。真正伟大的领导者大多拥有敏锐的眼光，有明智的预见性。对于白手起家的创业者来说，要想成功就要寻求一个好的项目或者产品，这时一般要考虑三点：一是该产品或项目要顺应社会发展的潮流；二是该产品或项目要与众不同；三是在推广该产品或项目的时候，不需要或只需要很少的启动资金，这就要求创业者能够把握好市场未来的发展和变化趋势，从而找到并占领一席之地。

（3）白手起家型创业者需要建立良好的信誉和人品。创业者品质决定着市场信誉和企业的发展空间。诚信是信誉的基石。白手起家型企业初始阶段规模小，又无太多的资金进行广告之类的市场营销，要想建立品牌，必须要用信誉使该企业在周围的消费市场中树立良好的口碑，才能促进企业的成功。那些不守"信誉"，或贪于蝇头小利的企业，终将在竞争激烈的市场中失利。

（4）白手起家型创业者需要有吃苦耐劳的精神。与财大气粗的竞争对手相比，白手起家的创业者只有付出更多的努力，多做些事情，多奉献爱心，使客户受到更多的感动，才能成为有力的竞争者。因此，白手起家的创业者必须提前做好艰苦奋斗、自力更生的心理准备。

2. 白手起家的认识误区

（1）白手起家创业失败不代表没有失去。大多数的白手起家创业都离不开亲戚朋友们的大力支持，如若失败，不仅会使亲戚朋友们失望，也会给自己的业务伙伴带来损失，无形中影响到创业者再创业时的商业信誉。一个人创业往往会因为资源条件的不足而缺乏竞争力。白手起家创业者需要寻求更广泛的支持与合作，最好的方法莫过于寻找志同道合的朋友，优势互补、分工合作，弥补物质条件的不足。利益共享是合作的基础。

（2）白手起家不是不投入或少投入资金。白手起家可能并不是直接投入资金，可能是通过自己的智慧使用别人的资金，或通过使用其他经营因素如经营技巧、技术等无形资产去换取资金、替代资金或弥补资金的不足。

（3）白手起家不是非要选择投资少、见效快的项目。面对激烈的市场竞争，那些投资少、见效快的项目很快便会成为大众项目，如若没有特色产品和服务作支撑，就只能在市场的夹缝中生长，绩效往往差强人意，特别当遇到强大的竞争对手，将无力反抗。

（4）白手起家切忌"只有做大事情才值得费脑筋"。几乎所有消费者都愿意购买那些完美的产品，即便价格稍微高一些也没关系。所以白手起家的创业者，野心可以无限大，但在做法与行动上却一点一滴都不能马虎，特别是在产品和服务中必须一丝不苟。

3. 白手起家创业者应具备的习惯

（1）立即动手加入有关行业组织，订阅与拟创立公司有关的所有刊物。尽可能获取宝贵的从业建议和最新的行业消息，做好创业准备。

（2）编制现金预算。估计拟创立公司下个月/季度的收入状况，并在此基础上预算出能够保证公司正常运作的月份/季度，充分考虑公司的现金流转，避免出现资金断流问题。

（3）按计划完成工作。很多创业者在创业之初遇到的一大难题就是管理不善、工作计划不周密。所以，制订年计划、季度计划，甚至每月、每周、每天的工作计划就至关重要。同时，还要注意检查工作的完成情况，监督自己，及时调整工作进度。

（4）不要为取得的成就沾沾自喜。瞬息万变的市场经济容不得自满自大，应不时的评估竞争对手、把握行业动态、及时调整企业的发展方向，以便在残酷的商业竞争中立于不败之地。

（5）选准目标，选择你最感兴趣的、最能发挥你特长的项目。一个人如果不满意自己从事的工作，那么他在这一行中有所建树的可能性就微乎其微。所以，一定要选择自己的强项作为奋斗终生的事业，从基础做起，逐步发展，逐渐壮大。

（6）不断积累，增强实力。白手起家的人最初都很弱小，如果能在创业初期运用智谋和各种有利条件，在创新、出奇、冒险的同时，勤俭创业、诚信经营、不断积累、增强实力，就能够逐渐发展壮大，在激烈的市场竞争中立于不败之地。

（7）兼顾工作与家庭。一个美满的家庭是成功事业的基石。创业初期，创业者可能会为了某个项目或产品而废寝忘食、通宵达旦，但若让加班加点成为一种习惯，则会带来一定的家庭问题。

（8）充分利用外部资源。孤陋寡闻、信息闭塞是在家做 SOHO 最容易出现的弊端。所以这类人群也要走出家门多和外界联系，不但需要知晓当前最新的行业信息，把握好市场的脉搏，有时还需要外部资源的帮助。现在的创业不是只靠自力就能更生，多听取别人的建议，众人拾柴火焰高，我们往往能从他人的建议中发现很多宝贵的信息。

三、创业资源的整合

资源整合就是创业者通过协调各种资源之间的关系，匹配有用资源，剥离无用资源，充分发挥各种资源的效用。通过协调能够把互补性的资源搭配在一起，弥补各自的缺陷，充分发挥资源的作用，使资源间形成一种独特的联系，创造竞争对手无法模仿的价值，同时为资源开发奠定基础。

整合理念是现代营销学中崭新的理念。整合就是要优化资源配置，即有进有退，有取有舍，获得整体的最优化。任何一个创业者都不可能把创业中所涉及的问题都解决好，把一切创业资源都备足。所以能有效的整合资源是创业的关键。

（一）创业资源整合的种类

创业企业之间的整合、创业企业与产业资本的整合和创业企业与金融资本的整合是创业企业资源整合的三大主要方式。

1. 创业企业之间的整合

创业企业的产生，必然具备一定的核心能力，同时也不可避免地存在诸多方面的不足。因此，同行之间以及产业上下游企业之间通过策略联盟或者股权置换方式整合资源，在人力资源、物质资源、客户资源、技术资源等方面实现优势互补，对内相互支持，对外协同发展，这样就可以形成一定范围的利益共同体，有利于不同企业的共同发展。

2. 创业企业与产业资本的整合

通过创业企业与产业资本的整合可以形成产业群落。产业群落由一批创业企业和几个核心企业组成，以核心企业为枢纽，产业的上、中、下游企业之间彼此搭配衔接，产、供、销联成一体，形成群体的竞争优势。同时通过产业群落内企业间的竞争合作，还能促进大量中小企业的形成和发展，促使产业群落不断更新。在这样的产业群落中，部分企业可为核心企业提供产品或材料，扮演供应商的角色，另一部分企业作为核心企业的客户或中间商，帮助核心企业销售产品，回收资金。

3. 创业企业与金融资本的整合

创业企业可以通过与金融资本的整合，筹集发展资金，加快成长速度。理论上，债务融资和股权融资是企业与金融资本的两大类整合方式。对于创业企业来说，由于他们缺乏可抵押资产，通过债务融资困难较大，因此，股权融资是创业企业与金融资本的现实选择，而一个高效的资本市场是创业企业进行股权融资的必要条件。

(二) 创业资源整合的机制

创业者要有效、持久地保证创业机会实现所需要的资源，就需要建立起一套整合资源的机制。这种机制的核心就是以利益相关者为核心的资源杠杆机制。

1. 识别利益相关者及其利益

资源是创造价值的重要基础，资源的交换和整合应建立在共同利益的基础之上。因此，要整合外部资源尤其重要，特别是对缺乏资源的创业者来说，更需要整合资源背后的利益机制。美孚石油公司创办人、超级资本家洛克菲勒说过"建立在商业基础上的友谊比建立在友谊基础上的商业更重要"。所以，整合外部资源一定要关注有利益关系的组织和个人。

组织外部环境中受组织决策和行动影响的任何相关者都是企业的利益相关者。一般来说，利益相关者可以分为以下三个层面：资本市场的利益相关者，例如股东和债权人；产品市场利益相关者，主要包括顾客和供应商、所在社区和工会组织；企业内部的利益相关者，如经营者和其他员工。外部资源整合所强调的利益相关者主要是前两种。创业者要更多整合到外部资源，首先要尽可能多地找到利益相关者，利益相关者和自己以及想要做的事情的利益关系越强、越直接，整合到资源的可能性就越大，这是资源整合的基本前提。

创业者整合资源的第一步就是把利益相关者一一识别出来，把它们之间的利益关系辨析出来，甚至有的时候还需要创造出来。

一般来说，寻找利益相关者就是寻找那些有共同点的人，但同时也需要寻找可以互补的人。这些有能力进行投资并愿意承担风险的人包括：

(1) 投资或经营多样化的利益相关者，他们更有能力提供创业所需要的初始资本。一般情况下，他们比那些单一化的人更容易向新创建企业进行投资。

(2) 有丰富经验的利益相关者，因为他们积累了丰富的经验和知识，更容易向新创企业投资。

(3) 有过剩资源的利益相关者，虽然他们拥有很多过剩资源，他们不需要任何新投资，也不会带来大量新成本，但是他们对自身资源如何运用的压力大大高于新创建企业资源的需求。

2. 构建双赢的机制

双赢 (win-win)，强调双方的利益兼顾，是建立在互敬和互惠基础之上的更多的机会、财富和资源。"双赢"思想鼓励我们在进行资源整合时寻找互利互惠的解决办法，分享双方或多方的资讯、力量以及报酬，强调发挥双方优势，尊重参与者之间的差异，求同存异、合作互补。

"双赢"模式是中国传统文化中"和合"思想与西方市场竞争理念相结合的产物。市场经济是竞争经济，也是协作经济，是社会化专业协作的经济。市场经济下的创业活动中，竞争与协作是不可分割地联系在一起的。"合作竞争"、"竞合"本质上都是与"双赢"模式相一致的。

华人首富李嘉诚曾说："如果利润 10% 是合理的，本来你可以拿到 11%，但还是拿

9%为上策，因为只有这样才会有后续的生意源源而来。"同样的道理，如果创业者愿意将利益与资源提供者共享，后续的资源才会源源不断。

3. 维持信任长期合作

资源整合以利益为基础，以沟通和信任来维持。沟通是产生信任的前提，信任是社会资本的重要因素，是维持合作的基本条件。当信任产生的时候资源提供和使用双方就有了一种相互的交托，就可以开展更长期的合作。

儒家文化和农耕文化的交互作用决定了中国社会关系网络的亲疏有序，形成所谓的差序格局特征。个人对以血缘关系为纽带的家族成员的信任是与生俱来的，是以情感认同为出发点的信任，是一种家族信任；对家族成员以外的其他人，在交往互动过程中也倾向于不断地将与其有着地缘（如老乡）、业缘（如同事）、学缘（如同学）等联系的外部人予以"家人化"，变成"一家人不说两家话"，不断扩展信任边界，形成泛家族信任。

这种泛家族信任的产生来源于两个方面：一是基于过去交往的经验，大量长期的交往会形成对他人行为的主观预期，从而产生信任；二是基于社会的相似性，相似的社会背景往往意味着相近的行为规范，容易相互理解，在交往或交流中形成共识，从而形成信任关系。区分不同的信任关系，认识信任在资源整合中的重要性，对于创业者来说至关重要。同时，创业者还应该尽快完成从早期的家族信任到泛家族信任的过渡，建立更宽泛的信任关系，以获取更大规模的社会资本。

信任关系建立起来之后要维持长期合作，还需要做到以下几点：第一，给资源提供者一个明确的未来，让资源提供者看到资源投入的后果，增强其投入的信心；第二，要进行频繁的沟通，通过和资源提供者的互动，让对方了解企业资源使用的目的及方式，以便得到进一步的支持和帮助。

四、创业资源的作用

设立运营企业需要的不是单一资源，而是不同要素资源的组合。创业活动的贡献在于把资源从生产力低、成果小的地方转移到生产力高、成果大的地方。通过转移，使资源创造出更大的价值。因此，创业者实际上是在资源整合的过程中获得回报。创业者通过出让预期收益的方式，向不同要素资源所有者筹措创业所需的资源，以正规或非正规的契约形式构筑创业企业在特定时期的资源集合，使企业成了科斯理论中的一系列契约的纽结。因此，Crosa 认为，资源无疑是企业创建初期最重要的因素，Brown 和 Bruce 把资源获取作为创业行为中不可或缺的重要组成部分，Wickham 的创业模型不仅把资源作为创业活动的重要因素，而且还定义了资源的范畴，即金融资本、人力资本以及技术。可见资源为创业成功奠定了基础。

创业企业在发展的不同时期，需要的资源类型和数量可能会有所不同，不同资源在企业不同生命周期的作用也存在区别。一般来说，创业过程可分为企业创立之前的机会识别和创立之后的生存成长两个阶段，在每一个阶段中创业资源都发挥着重要作用。

1. 机会识别阶段创业资源的作用

机会识别与创业资源密不可分。Kirzner（1973）认为，机会代表着一种通过资源整合、满足市场需求以实现市场价值的可能性。因此，创业机会的存在本质上是部分创业者能够发现其他人未能发现的特定资源价值的现象。例如，同样的产品或者盈利模式，一些人会付诸行动去创业，其他人却往往放任机会流失；有的人会经营得很成功，而另一些人却会遭受损失。对后者而言，往往是因为缺乏必要的创业资源。

2. 企业生存与成长过程中创业资源的作用

企业创办之后，创业者一方面仍需要积极有效地吸收更多创业资源，另一方面还需要将精力集中到对创业资源的整合上，以不断形成及发挥企业的竞争优势。资源整合对于创业过程的促进作用是通过创业战略的制定和实施来实现的。丰富的创业资源是企业战略制定和实施的基础和保障，同时，充分的创业资源还可以适当校正企业的战略方向，帮助新创企业选择正确的创业战略。所以，有效的资源整合，可以帮助创业者重新认识企业的竞争优势，制定切实可行的创业战略，为新创企业的生存与发展打下良好的基础。

在本章第一节介绍了人力资源、声誉资源、财务资源、物质资源、技术资源和组织资源六类资源，下面具体谈谈其作用。

(1) 人力资源：人是创业活动的主体，在创业活动中起着根本性的决定作用。创业者或创业团队总体的知识、训练和经验是成功创业最核心的资源，"一流团队比一流项目更重要"已经成为一个不争的事实。因此，高素质人才的获取和开发，是现代企业可持续发展的关键，特别是高科技创业企业，人才资源则更为重要。而基于创业者及其团队的人际和社会关系网络的重要性更是不言而喻。美国钢铁大王卡耐基说："专业知识在一个人成功中的作用只占15%，其余的85%则取决于人际关系"。

(2) 声誉资源：声誉资源通常具有战略性资源的特征，可以为企业带来竞争优势，而且可以维持相对较长的时间，竞争对手难以通过交易、模仿等方式快速获得。产品层面的声誉资源可以使企业保留大部分老顾客，获得更多新顾客，进一步提升企业的知名度；公司层面的声誉资源则有助于企业在同等程度下比他人更方便地获得其他资源，以形成企业持久的竞争力。

(3) 财务资源：财务资源对于任何一个企业都非常重要，对于新创企业来说，无论是进行产品研发还是生产销售，都需要大量资金，而创办初期由于市场和销售的不确定性，使得生产经营中产生的资金数量较少。因此，如何有效吸收财务资源，是每个创业者都极为关注的问题，财务资源短缺也是很多创业者遇到的普遍问题。及时筹集到所需要的财务资源，是很多创业者迈出创业的非常重要的一步。

(4) 物质资源：物质资源是企业创建和赖以存在的根本保障，任何企业的诞生和存续都要以物质资源为基础。物质资源对于新创企业的起步尤为重要，但通常不是战略性资源，竞争对手可以通过交易的方式获取它们。但是，在某些稀缺的地理位置，如对石油等不可再生资源的控制也会成为新创企业的竞争优势。

(5) 技术资源：从一般企业的角度讲，技术是企业存在和发展的基石，是生产活动和生产秩序稳定的根本。企业只有不断开发新技术、新产品，建立充裕的技术储备和产品储备，才能在市场竞争中立于不败之地。在创业初期，创业资金需求基本满足的情况下，创业技术是最关键的资源。因此，积极寻找、引进有商业价值的科技成果，加强和高校科研院所的产、学、研合作，有助于加快产品的研发速度，提高企业的核心竞争力。

（6）组织资源：人力资源需要在组织资源的支持下才能更好地发挥作用，企业文化也需要在良好的组织环境中培养，而且组织资源对其他资源的利用效率和企业创新也起着决定性的作用。

各种不同类型的资源组合与企业年龄和所处的生命周期阶段相关，某种资源是否比其他资源更重要取决于企业所处的生命周期阶段。如在企业的初始阶段，人力资本和经验比较重要，但随后组织资源会处于主导地位。

●●●●●●●● 体 验 活 动 ●●●●●●●●

资源获取游戏

下面给你提供一个制定和反思资源获取方法的机会。你将会考虑不同类型和性质的资源以及不同的资源开发战略。

目标：①制定资源获取的方法。

②评估不同资源的价值和稀缺性。

③识别资源开发战略的基础。

资源清单：以下列出的所有资源都是"免费"的，因此没有成本。请在课堂教室里尝试找到拥有资源的人，让那个人在你的清单上签名，尽你所能，尝试获取尽可能多的资源。一个人只能在一种资源上签名。你可以将自己作为一种资源的来源。进行下列练习时，限时3分钟。

（1）已经建立了一个网页；

（2）曾因公到国外出差；

（3）能讲4种以上语言；

（4）是家庭企业的一员；

（5）是个优秀的业余运动者；

（6）在钱包里有100美元；

（7）有投资经验；

（8）拥有一个心理学学位或一个专利；

（9）属于某个俱乐部或某个会员组织；

（10）拥有一处不动产；

（11）有融资经验；

（12）有500个微信联系人；

（13）有一部苹果手机；

（14）会下棋；

（15）拥有一辆电动车；

（16）赢得过一次艺术或设计比赛；

（17）会演奏乐器；

（18）有一条狗；

（19）在报纸或期刊上发表过文章；

（20）跳过伞。

思考：

① 哪些资源更易于获得而哪些资源更难获取？为什么？

② 最难获得的是不是那些有专长、有文化重要性、最有价值的资源？

③ 你如何确定哪些资源有价值或稀缺？

④ 你获取资源的战略是先易还是先难？抑或是混合战略？

⑤ 你是否交换签名？

⑥ 你将自己置身于教室哪个位置？

⑦ 3 分钟时间限制了你的资源获取方法吗？

⑧ 你最先获取哪种类型的资源？最想获取哪种类型？

⑨ 你共获取到多少资源？如果这些资源都有标价，会有什么差异吗？

第二节　护理创业资源管理

护理创业资源管理，是指有效地管理好与护理创业相关的资源，整合利用这些资源，为护理创业服务。

一、护理创业人力资源的开发与整合

人力资源开发的主要方式是优化人力资源配置，适应时代发展需要，建立和完善培训、考核、使用、薪酬相结合的人力资源开发与管理机制以调动企业全体员工的积极性、主动性、创造性。随着互联网的发展，近年来，护理创业公司多以创建移动医疗健康服务平台模式，用全新的护理健康服务理念，实行线上线下结合发展。但是不管是线上还是线下，专业的医护团队是基础，他们是最了解市场护理需求且可提供技术服务的专业团队，另外，通过互联网相关技术人员构建生态开发平台以提供医疗供需信息，也是现代护理创业不可或缺的环节。护理创业管理团队应把握企业发展方向、协调内外部资源、建立和完善企业制度、确定发展目标，这是护理企业发展的灵魂。

在协调企业内部人力资源的同时，外部的人脉资源管理也同样重要。在人脉资源管理中要有长期性投资，在护理创业的不同阶段，需要借助和使用不同的人脉资源来帮助我们实现企业目标。首先，护理创业商业计划的可行性需要护理从业者的指导与验证，因此在临床工作中有丰富经验的护理从业者以及护理学院的教师是获取商业计划的对象之一。其次，创业初期需要有志同道合的事业合伙人，需要去接近风险投资人，以及做好创业企业与政府之间的沟通关系等。再次，应注意护理创业者的人脉资源也有其重点人群，医疗管理者、医护工作者、行业专家等都是需要重点关注、发展和维护的对象。从创业初期到发展期、成熟稳定期的过程来看，随着创业事业的不断推动，则对人脉资源的需求是不一样的。同时，还应考虑如何维护人脉资源以及注重人脉资源的有限性和随机。

● ● ● ● ● ● ● ● 体 验 活 动 ● ● ● ● ● ● ● ●

作为一名在校大学生，请从以下两方面测试你的创业资源。

（一）知识和技能

1. 你所在的学校对学生的评价常以分数为主要参考吗？

2. 以年龄来看，你对自己专业知识的评价如何？

3. 你曾经参与过成功的计划吗？你有亲自执行的经验吗？

4. 你曾经为班级/院系/学校提过好的建议，或针对难题提出解决方案而在学校受到瞩目吗？

5. 你认为同学对你专业知识信赖度如何？

6. 你的朋友对你的信赖度如何？

7. 你曾将专业知识或技能以演讲、报刊文章等形式发表过吗？

（二）人脉

1. 以你的年龄来看，朋友们对你在学习上的交往与人缘有何评价？

2. 每年你要寄出多少张贺年卡？

3. 你每年新增的朋友数是多少个？

4. 拿起电话马上就可以谈心的朋友有多少个？

二、护理创业核心技术的开发与整合

随着国家对知识产权保护政策的不断完善，核心技术也已成为企业竞争优势，护理创业同样也离不开技术的支撑。比如，一些护理器械初创公司通过开发与临床相适用的护理器械产品，或者购买大量有价值的专利来形成自己的核心产品并将其推向市场。这不仅能给企业带来可观的经济收入，同时企业还能借此申报国家高新技术企业，提高市场认可度，获得大量投资，因而不断发展壮大。

三、护理创业筹资

对于护理创业者而言，无论是招聘技术人员还是进行产品的研发，或者是构建网络交互平台，企业初期都需要大量的资金投入。初次创业者或者初创团队的自筹资金往往不能满足企业发展的需求，这就迫使护理创业者需要通过各种途径找到投资人筹集资金，以确保有足够的资金周转来维持企业的基本运营并满足扩大规模的要求。护理创业核心团队的资历、创业模式、技术水平、管理能力、市场前景等都是投资人需要优先考虑的，所以，在开始准备护理创业时，就需要搭建出良好的企业框架，以便后期寻求有资金且有一定社会影响力的投资人的帮助。

●●●●●●●● **体 验 活 动** ●●●●●●●●

作为护理专业的在校大学生，请从以下两个方面测试你的护理创业资源。

（一）护理创业思路

1. 你有没有到过临床或了解过现在的医院的护理方式？是否发现有什么需要改进的方面？

2. 中国老年人口越来越多，你对老年慢性病了解多少？需要如何识别与防治？

3. 你了解一些护理器械的作用及价格吗？

4. 你怎么看待护理人员上门服务的？

5. 如何看待高端私人养老院的发展？

（二）护理创业外部资源

1. 你能通过身边的朋友了解护理行业相关知识及市场需求吗？

2. 你有没有一些值得信赖的或者一起投资创业的护理行业的朋友？

3. 你在校期间是否做过护理创业规划，并得到过护理行业从业者的肯定？

4. 你的朋友圈是否有你创业需要的专业人员？比如经济、计算机等相关专业人员。

5. 你的父母、亲戚是否支持你创业或者能给你提供初创资金吗？

创意作业

请你查询"点点医""医护到家"及"丁香园"等医疗护理服务类 APP，试探索其运作模式。

第十四章　护理创新创业计划

　　直接简明地列出人物、事件、地点、原因和费用
就是最好的商业计划。

——迈克尔·布切特

【学习目标】通过本章节的学习，能够做到：

1. 陈述创新创业计划的基本概念。
2. 陈述创新创业计划书的基本内容。
3. 简述护理创业计划书的编写步骤。
4. 结合护理学科，完成一份创新创业计划书。

　　创新创业是指基于技术创新、产品创新、品牌创新、服务创新、商业模式创新、管理创新、组织创新、市场创新、渠道创新等方面的某一点或几点创新而进行的创业活动。创业首先要寻找商机和合适的行业，然后制定出创业目标和行动计划，这样才能使创业者在创业的过程中有一个具体的可操作的纲领。要想将创业的欲求变成现实，创业者不仅需要付出艰辛的劳动，而且需要将其视为人生的目标，并为之不断地努力。护理创新创业教育是培养学生创业意识和创业素质的一种教育模式，可为护理专业大学生提供创新创业的机会平台和科学先进的指导；结合护理学专业特色的创新创业教育理念，也可帮助他们提高创新创业的理论知识和实践能力，从而提高其创新创业的可能性和成功率。

【案例导读】

　　王芳是一名资深护师，在社区卫生服务中心工作十余年，对老年人慢病管理有非常丰富的经验。工作之余，王芳喜欢去养老服务中心做义工。经过多年的体验和思考，在养老服务方面收集了大量信息，积累了大量的资源，并且取得了大量潜在客户的信任。王芳拥有的这些资源一旦在实际中得到应用，将产生巨大的经济效益，前景十分广阔。于是王芳辞去护理工作，准备自己创业，开办一家养老护理服务公司。但是自己的资金有限，在七拼八凑注册了一家公司之后，已经没有其他资金招聘员工和租借场地。在朋友的建议下，

王芳找到了风险投资公司，希望通过引入合作伙伴的方式解决资金困境，但商谈多次之后依然无果。虽然王芳反复强调她的构想多么先进，前景多么好，但总是难以令对方相信。一位个人风险投资者问她："我相信你的构想很好，但是我并不懂你说的是什么，我只关注投资时的风险有多大，投资后能给我带来多大的收益，你能给我提供具体的数据吗？"王芳有点手足无措，没有办法提供。

　　一位朋友对王芳说："你连一份像样的创业计划书都没有，怎么让别人相信你，投资者凭什么给你钱？"王芳这才恍然大悟。在向相关专家请教咨询后，王芳查阅大量资料，从公司的经营宗旨、战略目标出发，对公司的人员结构、产品特点、市场销售、资金需求、财务指标、投资收益及投资者的退出等方面，都进行了分析和论证。经过反复论证修改，一个月之后，王芳拿出了一份创业计划书，不久就与一家风险投资公司达成了投资协议。有了资金的支持，各种问题也迎刃而解。现在王芳的养老护理服务公司经营得红红火火，回想往事王芳感慨地说："创业计划书的编制，绝不是随便写写而已，编制计划书的过程，是不断理清自己思路的过程，只有创业者自己思路清晰了，才有可能让投资者信服。"

☞ **讨论或思考**

　　1. 什么是创新创业计划，创新创业计划过程中需要做些什么准备？

　　2. 如何才能编制一份完善的创新创业计划书？

第一节　创新创业计划

一、创新创业特质

　　创业需要创业者有创新意识。创新意识是指人们根据社会和个体生活发展的需要，激发创造前所未有的事物或观念的动机，并在创造活动中表现出的意向、愿望和设想。

（一）创新意识和开拓精神

　　创新意识是创新的重要心理素质之一，是创新思维和创新能力的前提。只有在强烈的创新意识的引导下，才可能产生强烈的创新动机，才能充分发挥其创新的潜能。创新创业首先要有一种抓住一切合适的机会来充分展示自己创造力和驾驭能力的精神和冲动，这就是创业者的激情。

　　1. 及时记录创新想法

　　创业者的看法总是新颖且与众不同。在我们工作、生活、交际和思考的过程中，经常会出现一些想法，而其中的大部分都会因为不合时宜而被人们放弃直至彻底忘却。其实，在创新的领域里，从来不存在"坏主意"这个词语。三年前创业者的某个想法也许不合时宜，而三年后却可以成为一个真正的好主意。更何况，那些看来是怪诞的远非成熟的想法，也许更能激发创业者的创新意识。如果创业者能及时地将自己的想法记录下来，那么，当创业者需要改变时，就可以从回顾旧主意着手。这样做，并不仅仅是为了给旧主意以新的机会，更是一种重新思考、重新整理的过程。在这个过程中，创业者可以轻易地捕捉到新的、创新性的思想。请看看这个例子：除了打针、配药等日常工作，武汉大学中南医院神经内科女护士陈美桂还热衷于发明创造。陈美桂上班护理病人，下班回家构思专利方案，希望通过自己的发明改善患者就医体验，同时让护理人员的工作更加便利。三年内，她捧回 17 个国家发明专利，目前还有 10 余项发明专利正在申请中，成为医院小有名气的"护士发明家"。她说："日常工作时遇到问题，我就随手记在本子上，回家路上、吃饭时和睡觉前都在琢磨有没有改善的方法。"陈美桂表示，护理工作看似简单却很繁琐，有很多细节稍不注意就可能出现纰漏，影响患者的治疗或康复。如何简化操作操作流程或增强患者的舒适感，这需要护士在日常工作勤思考、勤讨论、勤实践。

2. 学会刨根问底

世界著名的日本本田汽车公司，曾经应用提问发明性思维法来找出问题的终极起因，从而使问题得到根本的解决。有一天，丰田汽车公司的一台生产配件的机器在生产期间忽然停了。管理者即时把大家召集起来，进行一系列提问来解决这个问题。以下是事情经过：

问：机器为什么不滚动了？
答：因为保险丝断了。
问：保险丝为什么会断？
答：因为超负荷而造成电流太大。
问：为什么会超负荷？
答：因为轴承枯涩不够润滑。
问：为什么轴承不够光滑？
答：因为油泵吸不上来润滑油。
问：为什么油泵吸不上来油？
答：因为抽油泵发生了重大的磨损。
问：为什么油泵会产生严重磨损？
答：由于油泵未装过滤器而使铁屑混入。

在上面的提问中，持续用了 6 个"为什么"，使问题得到深入剖析。当然，实际问题的解决进程并不像上面叙述的那么顺利，但主要的思路就是这样的。在这些提问中，若当第一个"为什么"解决后就结束追问，以为问题已经得到解决，只是简单地换上保险丝。那么，最终保险丝还会断，因为没有从根源上解决问题。

3. 积极表达自己的想法

如果有了自己的想法，不管是什么样的想法，一定要积极地表达出来。一个人一生中大部分的想法，都可能会被无意识的自我审查所否决。这种无意识的自我审查会将一切不切实际的想法都当成"杂草"，希望尽快加以根除。如果一直循规蹈矩，生活里不会有"杂草"，但也不会有新颖的创造力。想要有创造力，就必须将其视作有潜力的作物，照料好"杂草"。把不寻常的想法说出来，让它们解放出来。一旦它们进入交流的领域，创业者便有机会更仔细、更充分地重新审视和探索他们，去发现其根本价值。

经验固然重要，但不固守经验，成功才会更多地降临在我们头上，因此要大胆说出自己的想法。

4. 永怀创新的渴望

如果仅仅满足于现状，就不会渴望有创新。没有乐观的期待，或者因为眼前事物无法实现而不去追求，都会妨碍创造力的发挥。发明家和普通人其实是一样的人，所不同的是，发明家总是希望有更好的方法。比如，系鞋带时，发明家思考有没有更简便的方法，于是便想到了用带扣、按扣、橡皮带和磁铁代替鞋带。所有这一切，都来源于改进现状的愿望。3M 公司是具代表性的例子：

斯坦福大学的两位教授詹姆斯·柯林斯与杰里·波拉斯在访问惠普公司的比尔·休利特时问他："在你眼里有没有哪家公司值得你崇拜并可以称作楷模？"比尔·休利特毫不犹豫地回答道："毫无疑问，有，就是 3M 公司！你永远不会知道下一步他们会想出什么奇招来。它们的魅力就在于连他们自己很可能也不知道下一步会有什么新招。"3M 公司最突出的特点就是培养了一个多种因素相互促进的工作环境。据 3M 员工称，3M 有一种特殊的创新生态机制，正是这种机制使 3M 每年研制出了大批令人眼花缭乱的产品。3M 公司员工的主要成就就是其创新性，而公司的工作就是为员工发挥其创新精神提供广阔的空间。许多 3M 人都把公司的目标——成为"世界上最富有创新精神的企业"这句话铭记于心，他们时常询问自己："我怎样才能革新自己的工作，怎样才能为生产创新做出更大的贡献。"

5. 换种新的思维方式

墨守成规不可能产生创新力，也无法使人脱离困境，创新型的人才要求我们用逆向思维来看待问题。有人喜欢用比较分析法来思考问题。面临抉择时，他总是坐下来，将正反两方面的理由写在纸上进行分析比较；也有人习惯于用形象思维法，把没法解决的问题画成图或列成简表。能不能换一种方法去思考，或交替使用各种不同的思考策略呢？试试看。也许，最困难的抉择也会迎刃而解。

6. 将想法付诸实践

有了创新性的想法，如果不去努力实施，再好的想法也会离去。想努力去做，却又因为短期内收不到成效而不持之以恒，创业者也会与成功失之交臂。爱迪生说："天才是1%的灵感加99%的汗水。"这是他的至理名言，也是他的经验之谈。现在的大学有很好的环境供我们发掘创新的源泉，大学期间我们尽可以利用学校给予我们的师资和知识。坚持努力，持之以恒，才会如愿以偿。来看下面这个实例，吴斌是武汉大学经济与管理学院硕士研究生。本科期间，吴斌就读武汉大学医学院。在临床实习中，吴斌常常目睹病人因伤口所带来的巨大的痛苦。吴斌发现，传统的伤口治疗大都采用干燥疗法，医用敷料使用棉纱布，每次换药都很不方便，甚至会损害伤口组织，造成伤疤。于是，他暗下决心，一定要研究出一种理想的新型辅料，既要减轻创伤给人带来的痛感，又要解决疤痕难消的难题。2005 年 6 月，吴斌牵头组建了"组绿特"创业团队，几经研究，决定把"伤口修复疗法的创新"作为主要攻关课题进行深度探讨，最终研制出以甲壳素为主要成分的"纽绿特活性敷料"。这种新型辅料完全革新了"干燥疗法",采用了崭新的"吸水保湿疗法"。实验证明,新疗法比旧疗法使伤口愈合时间缩短了2~3天,具有无疤痕修复、快速愈合、无需换药等特效。2005年10月,他的团队参加了第五届全国"挑战杯"大学生创业计划竞赛,一举获得了大赛金奖。他们研发的产品还申请了4项国家发明专利。

吴斌和他的团队的聪慧才智和锐意进取的精神深受一位知名企业家的称赞。2008年,这位企业家分期为公司风险投资1000万元。目前,吴斌团队的"瑞蒙迪"已进入湖北省多家医院,在广州、深圳和济南等城市也达到十几万元的销售额。

(二) 拥有健全体魄和旺盛精力

作为企业的创办者和经营管理者,必须有一个健康的身体。因为作为一个企业的创办者,可能时常需要高强度地工作和无限延长工作时间,要能够适应这种工作和生活,就必须有一个健康良好的身体,以保证在任何情况下都有充沛的精力来完成工作任务。创业是一件令人兴奋的事情,很多人都想通过创业这条路来成就自己。然而,创业需要资金、人才,更需要头脑和智慧。创业中要注意的问题有很多,这需要创业者考虑周全,努力把握机会。大多数的创业成功人士用铁的事实来证明:要想成功创业,至少要有一个健康的身体。成功的创业者必须拥有健全的体魄和旺盛的精力,他们大多有自己喜欢的锻炼方式。

(三) 提高个人交际和表达能力

一般情况下,在创业计划书完成之后,创业项目路演是创业者在融资道路中必须要经历的重要环节。项目路演是国内外诸多风险投资机构实现融资的高速公路。实现创业项目与投资人的零距离直面对话、平等交流、专业切磋,促进创业者与投资人的充分沟通以加深了解,让投资人真正读懂你的项目,最终推动融资进程,提高个人交际和表达能力至关重要。

(四) 学会发现并捕捉商机

1. 创业要善于发现机遇

法国著名艺术家罗丹说:"生活中不是缺乏美,而是缺乏发现美的眼睛。"强烈的创业欲望与过人的经商能力是发现、捕捉创业商机的内驱力。在这样一个充满机遇的时代,社会竞争是极其残酷的。这就给创业者在带来诸多创业机遇的同时,也带来了竞争与挑战。如果创业者能够率先比其他人发现这一机遇,并能够及时地把握这种机遇,创业成功的几率将大大增加。

2. 创业的机遇来源

依据一项针对两百名杰出大学生创业成功案例的研究,可以发现创业机遇的主要来源有四个方面:

(1) 变化就是机会。变化包括:产业结构的变化、科技进步、通信革新、政府放松管制、经济信息化和服务化、价值观与生活形态化、人口结构变化。以人口因素变化为例,可以举出以下一些机会:为老年人提供健康保障用品;为年轻女性和上班女性提供的用品;为家庭提供文化娱乐用品;为独生子女服务的业务项目。这些变化的因素,会给各行各业带来良机，分析这些变化，就会发现新的前景。

（2）科技发展就是创业机遇。开发高科技领域是时下热门的课题，例如美国近年来设立的风险性公司中电脑占25%，医疗和遗传基因占16%，半导体、电子零件占13%，通信占9%。不仅高科技领域，一些低科技领域，如在运输、金融、保健、饮食、流通这些所谓的"低科技领域"也有机会，关键在于开发。另外，一些追随新趋势潮流的领域，如电子商务与国际网络也存在巨大的创新机遇。

（3）集中盯住某些顾客的需要，就会有机会。如果我们时常关注某些人的日常生活和工作，就会从中发现某些机会。寻找机会时，要善于将顾客分类，如政府职员、菜农、大学讲师、杂志编辑、小学生、单身女性、退休职工等，认真研究各类人士的需求特点。例如，双职工家庭，没有时间照顾小孩，于是有了家庭托儿所；没有时间买菜，就产生了送菜公司。又如，随着生活水平的提高，养宠物的人越来越多了，就可以开家"宠物裁衣店""宠物医院"等，这些都是从顾客需要寻找机会的例子。

（4）机缘凑巧，偶有天得。在市场经济条件下，大学生投资创业只要把握住每个稍纵即逝的投资创业机会，就等于迈出了成功的第一步。创业是一项创造人生、改变命运的活动，是否能够把握机遇对于创业者来说，具有至关重要的意义。机遇如同催化剂，没有机遇的催化作用，事情多半难以成功。当创业者具备创业的基本条件时，只要有市场需求的地方，就会存在机会。创业者只有及时、准确地认识并把握住机遇，才能在创业的过程中赢得事业的成功。

（五）设计可行的创业行动计划

俗话说："良好的开端是成功的一半"，对于创业者来说，好的策划是创业成功的基石。创业首先要寻找商机和合适的行业，然后制定出创业的目标和行动计划，这样才能在创业的过程中有一个具体可操作的纲领。

二、创新创业计划

（一）创新创业计划的概念

创业计划通常是各项职能如市场营销计划、生产和销售计划、财务计划、人力资源计划等的集成，同时也是提出创业的头三年内所有中期和短期决策制度的方针。狭义地说，创业计划就是创业者计划创立的业务的书面摘要。它用以描述与拟创办企业相关的内外部环境条件和要素特点，是为业务的发展提供指示图和衡量业务进展情况的标准。

创业计划书是整个创业过程的重要内容，是创业者在初创企业成立之前就某一项具有市场前景的新产品或服务，向潜在投资者、风险投资公司、合作伙伴等游说以取得合作支持或风险投资的可行性商业报告，用来描述创办一个新企业时所有的内部和外部要素。在创业计划书中，应详细描述一切和创业相关的内容，包括企业种类、资金规划、阶段目标、财务预算、营销策略、风险防范、管理规划等。但是否撰写创业计划书，一直存在争议。有人认为，创业需要的是脚踏实地勤勤恳恳地干出成果，不要纸上谈兵，在计划书上浪费时间，错失良机。有人认为，创业计划书能成为创业者的行动指南，帮助创业者人理清思路，检测创业实施的可能性。罗伯特·谢勒曾说："商业计划必须受到重视，创业之路如同航行于大海之上，漫无边际，深不可测，所以必须认真调查，花费时间，制定合理的商业计划。"实际上，无论创业者有没有在纸上写出创业计划书，但在创业者的心里，都会有一个创业计划。制订创业计划是创业者在创业时必须完成的关键环节之一。

（二）创业计划书的作用

对于初始创业的大学生来说，即便是开一个奶茶店这样的创业项目，写一份完整的创业计划书也是非常有必要的，以下是创业计划书的作用。

1. 帮助创业者自我评价，理清思路，进一步认识创业项目

在创业融资之前，创业计划书首先应该是给创业者自己看的。办企业不是"过家家"，创业者应该以认真的态度对自己所有的资源、市场发展趋势、市场空间和初步的竞争策略等做出尽可能详尽的分析，在此基础上提出一个初步的行动计划，通过创业计划书使自己做到心中有数。

创业计划书还是创业资金准备和风险分析的必要手段。对初创的风险企业来说，创业计划书的作用尤为重要，一个酝酿中的项目，往往很模糊，但可通过制定创业计划书，把各种想法都书写下来，然后再逐条推敲，创业者就能对这一项目有更加清晰的认识。有些创意听起来很好，但当把其中的细节都按照商业开发的模式过一遍，并认真分析的时候，就发现这个项目的可行性不大，困难重重。所以，进行创业计划的过程，就是帮助创业者明确创业目标，理顺创业思路的过程。

2. 帮助创业者凝聚人心，有效管理

一份完美的创业计划书可以增强创业者的自信，创业计划书通过描绘新创企业的发展前景和成长潜力，使管理层和员工对企业及个人的未来充满信心，并明确要从事什么项目和活动，从而使大家了解将要充当什么角色，完成什么工作，以及自己是否胜任这些工作。同时，创业计划书对于创业者吸引所需要的人力资源，凝聚人心，具有重要作用。一份完整的创业计划书为企业提供了全部的现状和未来发展的方向，也提供了良好的效益评价体系和管理监控指标，使得创业者在创业实践中有章可循。

3. 帮助创业者对外宣传，获得融资

创业计划可以回答这样的问题：我们现在在哪里？我们将要去哪里？我们如何到达那里？现在的投资者、供应商，甚至顾客都会对创业计划提出他们的要求，由于创业是一项涉及面广、影响因素复杂多变的事业，想要取得创业的成功就必须对创业进行周密策划。

对于一个创业者而言，创业计划是集中精力、系统思考与解决新创企业有关重大问题的有效工具，也是创业者对于创业管理团队和雇员进行有效约束的"法规性文件"。创业计划是创业者寻求资金来源的名片，一份准备充分的创业计划能够帮助新创企业获得商业银行的信任。作为企业融资的必备条件，创业计划书对即将展开的创业项目进行可行性分析的同时，也在向风险投资商、银行、客户和供应商宣传拟建的企业及其经营方式，包括企业的产品、营销、市场及人员、制度、管理等各个方面。它就如同上市公司的招股说明书，在一定程度上也是拟建企业对外进行宣传和包装的文件。

4. 使创业者能够具备商业思维

制作创业计划书可以强迫自己为制订的计划和组织的行动提供理由，在通常情况下，我们决定做某一件事情，因为从来都是这么做的，所以很少考虑其中的原因，而计划则强迫你给出理由，或者至少说明你制订计划时的缘由，从而明确经营的目标。

一份完美的创业计划书完成之后，创业者就已经初步具备了一定的商业思维，了解到必须从市场、营销、时间战略规划、风险管理控制、团队招募和管理、基金需求和应用、财务分析等方面去思考和决策，而且在未来创办企业的经营管理过程中，面对各种决策的时候也会思考得更加全面、细致和专业。这不但会增强创业者自己的信心，也会增强风险投资家、合作伙伴、员工、供应商、分销商对创业者的信心。而这些信心，正是企业走向创业成功的基础。

5. 突出竞争优势，降低犯错概率

据统计，在美国投资家所投资的项目中，10个项目中有一个项目能给投资家带来10倍的利润，有两家的投资回报率为平均每年15%~20%，而剩余的七家并不能像预期那样发展。如此高的一个失败率的原因是"没能做好计划"。很多创业者过于盲目，并没有做好充分的准备。对于一个大学生来说，创业计划可以帮助你更好地分析目标消费者，从产品、定价、分销、促销等方面详细准备。

● ● ● ● ● ● ● ● 体 验 活 动 ● ● ● ● ● ● ● ●

从下面的条目中选择5个你认为写创业计划书时最需要考虑的方面。

关注产品创新点	表明行动的方针
团队成员展示	勾画出清晰的商业模式
出色的计划摘要	宏观经济环境分析
科学技术分析	风险分析
分销渠道分析	财务计划
收益分析	微观环境分析
消费者行为分析	产品定价
产品分销	……

列出你选择的5个条目，并和你的同学们分享你选择的理由。

(三) 创业计划的目标

制订创业计划是一个正在进行的过程，而不仅仅是一个最终产品和产出的手段。它实际上是把创业者创建企业的思想和希望进行具体化，这样一份创业计划必须说明创业者进行这次创业冒险的基本意思、基本思想，描述出创业者现在处于什么样的状态，确定创业者想要达到的目标，描述创业者怎样才能达到这个目标。可以说，创业计划是创业者及其管理团队对创业机遇的认真思考，也是决定新创企业成败的关键因素。

对于创业者而言创业计划有四个基本目标：

（1）分析并说明新创企业为什么会有这样的创业机遇，即为什么存在这样的商机。

（2）分析并阐明创业者如何利用这一创业机遇进行发展。

（3）分析并说明决定新创企业取得成功的最根本因素是什么。

（4）分析并确定新创企业筹集资金的方法。

第二节 护理创新创业计划书

一、护理创新创业计划书撰写的步骤

撰写护理创业计划书并不是一件容易的事情，创业者需要付出大量的时间和精力。"磨刀不误砍柴工"，就像航海者不会考虑没有计划的航行一样，创业者也不应该在没有撰写创业计划书的情况下开始创业活动。护理创业计划书的撰写一般是小组活动，只要按照正确的步骤，合理分工，就能事半功倍。以下是护理创业计划书撰写的基本步骤。

(一) 成熟的思考脉络

护理创业计划书的编写，涉及内容较多，因而制定创业计划书前必须进行周密的安排，主要的准备工作有以下几点：

（1）确定护理创业计划的目的与宗旨；

（2）组成护理创业计划工作小组；

（3）制订护理创业计划书编写计划；

（4）确定护理创业计划书的基本要求和框架；

（5）制订护理创业计划书编写的人员分工和日程安排。

(二) 资料准备

以创业计划书总体框架为指导，针对创业目的与宗旨搜寻内部与外部资料，包括新创企业所在的行业发展趋势、产品市场信息、产品测试、实验资料、同行企业财务报表等。资料调查可以分为实地调查与收集二手资料。实地调查可以得到护理创业者所需要的第一手真实资料，如去医院或社区卫生服务中心实地考察，但时间耗费量较大，可以借助去实

习的机会进行资料的收集。二手资料较容易获得，但可靠性较差。创业者可根据实际情况灵活选择资料调查方法。

（三）创业计划书的形成

（1）拟定护理创业执行纲要：主要是护理创业各项目概要。

（2）草拟初步护理创业计划书：依据创业执行纲要对新创企业的市场竞争、技术与工艺、财务计划、融资方案以及财务风险等内容进行填写，形成护理创业计划书的草案。

（3）修改完善：护理创业计划小组可以将自己的创业计划书拿出来给专业的护理创业指导老师查看，从中获得修改意见，从而修改出一份较为完整的创业计划书。

（4）修饰阶段：首先根据报告，把最主要的东西做成一个 1~2 页的摘要，放在前面。然后，检查一下，千万不要有错别字之类的错误，否则风险投资者和评委将对创业者的能力产生怀疑。最后，设计一个漂亮的封面，编写目录与页码。

（5）最终定稿：按照要求印制成正式的纸质版护理创业计划书。

（6）检查：可以从以下几个方面加以检查：

①创业计划是否在文法上全部正确；

②创业计划是否显示出创业者已进行过完整的市场分析；

③创业计划是否显示出创业者具有管理公司的经验；

④创业计划是否容易被投资者所领会，创业计划应该备有索引和目录，以便投资者可以较容易地查阅各个章节，还应保证目录中的信息流是真实的并且具有逻辑性；

⑤创业计划中是否有计划摘要并放在了最前面，计划摘要相当于公司创业计划的封面，投资者首先会看它。为了激发投资者的兴趣，计划摘要应写得引人入胜；

⑥创业计划是否能打消投资者对产品（服务）的疑虑；

⑦创业计划是否显示了创业者有能力偿还借款。

二、护理创新创业计划书撰写的基本思想

（一）四性

可支持性（充足的理由是什么）、可操作性（如何保证成功）、可赢利性（能否带来预期的回报）和可持续性（企业能生存多久）。

（二）六大关注重点

项目的独特优势、市场机会与切入点分析、问题及其对策、投入产出与赢利预测、如何保持可持续发展的竞争战略，以及风险应变策略。

（三）确立创业目标应考虑的因素（6M 方法）

商品（Merchandise）：所要卖的商品与服务最重要的利益是什么；

市场（Markets）：要影响的人群是谁；

动机（Motives）：他们为何要买，或者为何不买；

信息（Messages）：所传达的主要想法、信息与态度是什么；

媒介（Media）：怎样才能获得这些潜在顾客；

测定（Measurements）：以什么准则测定所传达的成果和所要预期达成的目标。

（四）撰写概念（6C 法）

概念（Concepts）：指的是计划书的内容要写得让别人可以很快地知道要销售的是什么。

顾客（Customers）：有了卖的东西以后，接下来是要卖给谁，谁是顾客。顾客群的定位是谁、适合的年龄层次。

竞争者（Competitors）：产品有没有人卖过？如果有人卖过是在哪里？有没有其他的东西可以取代？这些竞争者跟自己的关系是直接还是间接关系？

能力（Capabilities）：要销售的产品自己会不会、懂不懂？譬如说开美容院，如果美容师不做了找不到人，你自己会不会美容？如果没有这个能力，至少合伙人要会做，再不然也要有鉴赏的能力，不然最好不要做。

资本（Capital）：资本可能是现金也可以是资产，是可以换成现金的东西。那么资本在哪里、有多少，自有的部分有多少，可以借贷的有多少，要很清楚。

可持续经营（Continuation）：当事业做得不错时，将来的计划是什么？

任何时候只要掌握以上六个方面，就可以随时检查、随时更正。

三、护理创新创业计划书的结构与内容

在创业计划书中应该包括创业的种类、资金规划及资金来源、资金总额的分配比例、阶段目标、财务预估、行销策略、可能风险评估、创业的动机、股东名册、预定员工人数等。

（一）护理创新创业计划书的结构和内容

1. 封面

封面的设计要有审美观和艺术性，一个好的封面会使阅读者产生最初的好感，形成良好的第一印象。

2. 摘要

摘要就是对整个创业计划书的一个简单介绍，重点是介绍产品的主要特点、市场情况、创业团队等内容，回答"卖什么""卖给谁"和"如何卖"的问题。摘要浓缩了创业计划的精华，这一部分将最先映入读者的眼帘，是读者最先阅读的地方，要涵盖计划的要点，以求一目了然，以便读者能在最短的时间内评审计划并做出判断。

如果摘要写得不好，会使评委没有读下去的兴趣。另外，如果创业计划书是为了吸引创业投资，那么摘要就显得更为重要。摘要一定要有针对性，在写之前，要对投资者作一番调查研究，了解投资者最感兴趣的地方，对不同的投资者突出不同的方面。风格要求开

门见山、突出重点，抓住投资者的眼球。摘要一般包括以下内容：公司介绍、管理者及其组织、主要产品和业务范围、市场概貌、营销策略、销售计划、生产管理计划、财务计划以及资金需求状况等。

3. 企业介绍

这部分的目的不是描述整个计划，也不是提供另外一个概要，而是对你的公司作出介绍，因而重点是你的公司理念和如何制定公司的战略目标。

4. 行业分析

在行业分析中，应该正确评价所选行业的基本特点、竞争状况以及未来的发展趋势等内容。关于行业分析的典型问题：

（1）该行业发展程度如何？现在的发展动态如何？

（2）创新和技术进步在该行业扮演着一个怎样的角色？

（3）该行业的总销售额有多少？总收入为多少？发展趋势怎样？

（4）价格趋向如何？

（5）经济发展对该行业的影响程度如何？政府是如何影响该行业的？

（6）是什么因素决定着它的发展？

（7）竞争的本质是什么？将采取什么样的战略？

（8）进入该行业的障碍是什么？将如何克服？该行业典型的回报率有多少？

5. 产品（服务）介绍

产品介绍应包括：产品的概念、性能及特性；主要产品介绍；产品的市场竞争力；产品的研究和开发过程；发展新产品的计划和成本分析；产品的市场前景预测；产品的品牌和专利等。在产品（服务）介绍部分，要对产品（服务）做出详细的说明，说明既要准确，也要通俗易懂，使不是专业人员的投资者也能明白。一般地，产品介绍都要附上产品原型、照片或其他介绍。

6. 人员及组织结构

在企业的生产活动中，存在着人力资源管理、技术管理、财务管理、作业管理、产品管理等。而人力资源管理是其中很重要的一个环节。在创业计划中，必须要对主要管理人员加以阐明，介绍他们所具备的能力，他们在本企业中的职务和责任，他们过去的详细经历及背景。此外，在这部分创业计划中，还应对公司结构做一个简要介绍，包括：公司的组织机构图、各部门的功能与责任、各部门的负责人及主要成员、公司的报酬体系、公司的股东名单（包括认股权、比例和特权）、公司的董事会成员、各位董事的背景资料。

7. 市场预测

应包括以下内容：需求预测、市场预测、市场现状综述、竞争厂商概览、目标顾客和目标市场企业产品的市场地位等。

8. 营销策略

对市场错误的认识是企业经营失败的最主要原因之一。在创业计划中，营销策略应包括以下内容：市场机构和营销渠道的选择、营销队伍和管理、促销计划和广告策略以及价格决策。

9. 制造计划

创业计划中的生产制造计划应包括以下内容：产品制造和技术设备现状、新产品投产计划、技术提升和设备更新的要求，以及质量控制和质量改进计划。

10. 财务规划

财务规划重点是现金流量表、资产负债表以及损益表的制备。流动资金是企业的生命线，因此企业在初创或扩张时，对流动资金需要预先有周详的计划和进行过程中的严格控制；损益表反映的是企业的盈利状况，它是企业在一段时间运作后的经营结果；资产负债表则反映在某一时刻的企业状况，投资者可以用资产负债表中的数据来衡量企业的经营状况以及可能的投资回报率。

11. 风险与风险管理

应关注以下几个问题：公司在市场、竞争和技术方面都有哪些基本的风险？准备怎样应对这些风险？公司还有一些什么样的附加机会？在目前的资本基础上如何进行扩展？在最好和最坏情形下，五年计划表现如何？

如果估计不那么准确，那么也应该估计出误差范围到底有多大。如果可能的话，对关键性参数做出最好和最坏的设定。准备创业方案是一个展望项目的未来前景、细致探索其中的合理思路、确认实施项目所需的各种必要资源、再寻求所需支持的过程。需要注意的是，并非任何创业方案都要完全包括上述大纲中的全部内容。创业内容不同，相互之间的差异也会很大。

（二）护理创新创业计划书撰写的注意事项

（1）直入主题。要开门见山地切入主题，用真实简明的语言描述你的想法，让投资者能很快抓住重要内容，有一个清晰的头绪。

（2）注意细节，自信诚恳。尽可能地搜集更多资料，对于市场前景、竞争优势、回报分析等要从多角度加以分析和总结，对可能出现的困难或问题要有足够的认识或预估。同时，准备多位顾客的事前采购协议，帮助投资者强化项目可行性认识。

（3）明晰模式。不要过于强调技术，要写清楚自己的创业模式，怎样将产品或技术卖出去。

（4）脉络清楚、条理分明。尽可能按照如何实现营业循环和盈利来设计创业计划书，这样能够让你的条理性更清楚。投资者往往在看创业计划书的中途向你提问前面或后面的问题，甚至是你没有想到的新问题。如果没有成熟的思考脉络，很可能无言以对。

（5）事为先、人为重。创业计划书要体现创业团队和人的价值，让投资人相信你要做的事非常有前景，而且你们团队很适合这个项目。

（6）数据准确、前后一致。创业计划书的数据一定要准确，前后一致。

（7）双份计划。对创业公司自身和投资人应有不同的创业计划书。

（8）量实而估。不要对自己的商业创意估价过高，一个新的商业创意往往比现有的产品更难实现好的销量，很少有成功的企业是完全基于全新的商业思路。

护理创新创业计划书参考大纲 >>>

第一章　项目概述
公司或团队基本情况
护理项目特色和介绍
与同类护理产品或服务相比较的优势
是否拥有专门的护理技术、配方、专利等
是否需要通过护理行业的认证
公司管理和融资需求

第二章　公司概述
公司名称
公司地址
公司性质
公司股东构成和控股结构
公司主要业务
公司主要员工
公司财务状况
公司近期和远期目标

第三章　市场前景分析
项目在护理领域目前发展情况概述
主要客户类型和客户购买力
项目市场前景如何
影响项目发展的因素
公司未来3~5年的销售收入预测

第四章　护理产品或研发
产品概述
产品功能表
产品与同类产品的比较
产品的独特性、新颖性和先进性
产品研发模式和研发架构体系
现有技术资源
未来的研发设想

第五章　产品制造
产品生产方式
目前的年生产能力
产品的生产制造过程和工艺流程
如何控制产品的制造成本
产品品质管理体系

原材料采购渠道

第六章　市场推广方案

目标客户细分

短期销售目标和长期销售目标

项目定价方式

销售成本的构成

销售网络和市场推广渠道

对同行反应的预测和对策

第七章　财务管理

列表说明项目在过去一段时间内的基本财务数据

项目接受过哪些组织的赞助

项目可享受哪些优惠政策

列表预测项目未来3~5年的收支情况

第八章　项目管理

项目管理的模式

设立哪些机构和人员配置

管理层和主要人员采取怎样的激励机制和奖励措施

对有关知识产权、技术秘密和商业秘密采取保护措施

第九章　风险评估及对策

详细说明项目可能遇到的风险

降低风险的对策和管理措施

风险应对措施

第十章　融资计划

融资目的和金额

资金的用途和计划

投资者以何种方式参与公司事务

融资后3~5年的平均投资回报率及有关依据

投资者退出机制

融资后未来3年项目盈亏平衡表、资产负债表、损益表及现金流量表

第十一章　进度表

详细列出项目的实施计划和进度

注明起止时间

已完成成果

计划完成目标

各阶段资金投入和产出

●●●●●●●● **体 验 活 动** ●●●●●●●●

一句话陈述创业计划书的框架：

(1) 一句话说明你创业的灵感或动机（切入点）。

(2) 一句话说明市场的潜力（市场前景）。

(3) 一句话说明满足了什么人群的哪些刚需？（产品或服务或解决方案）

(4) 一句话说明还有谁提供这些刚需？（竞争对手）

(5) 一句话说明提供的产品或服务强在哪里？（优势）

(6) 一句话说明如何保持住该优势？（核心竞争力）

(7) 一句话说明如何让客户知道你们的产品？（市场推广）

(8) 一句话说明你们在某个周期内能赚多少钱？（盈利能力）

(9) 一句话说明你们计划划分多少股份，换多少投资，准备做什么？（融资需求）

(10) 一句话说明计划让投资人得到怎样的回报？（退出机制）

(11) 一句话介绍一下自己（团队机制）。

🔲 创意作业

　　网络店铺因其创业成本低的优势成为很多年轻人创业的首选，根据你本人的实际情况以及兴趣爱好，在淘宝网开设一家网店。开店时需要考虑：(1) 销售商品的类型；(2) 进货渠道；(3) 市场行情；(4) 销售策略；(5) 售后管理；(6) 团队成员及分工。请设计一份创业计划书，要求脉络清晰、简洁明了、重点突出。

主要参考文献

1. 蔡宏亚，苟占平，徐美奕．大学生创新创业训练计划项目管理中的思考研究［J］. 教育教学论坛，2018，1（1）.

2. 陈宝凤．大学生职业生涯规划［M］. 哈尔滨：黑龙江大学出版社，2016.

3. 陈敏．大学生职业生涯发展与管理［M］. 上海：复旦大学出版社，2008.

4. 陈曦，谢辉．大学生生涯辅导教程［M］. 北京：高等教育出版社，2011.

5. 陈永奎．大学生创新创业基础教程［M］. 北京：经济管理出版社，2015.

6. 程社明．提高员工素质与企业共同发展［M］. 北京：世界知识出版社，2015.

7. 戴竟皓，龚戬芳，郑舟军等．浅谈护理管理路径对现代护士人文关怀素养的培育 ［J］. 管理观察，2017，655（20）.

8. 邓晓菲，张涛伟，张旭东．大学生创新创业训练计划项目实施过程中的探索与思 考［J］. 科技经济导刊，2017，12（6）.

9. 董永辉．大学生职业发展与就业创业指导［M］. 武汉：湖北科学技术出版社， 2014.

10. 樊富珉，何谨．团体心理辅导［M］. 上海：华东师范大学出版社，2010.

11. 范真，冯占春．临床护士职业素养研究进展［J］. 卫生职业教育，2015，2（33）.

12. 方伟．大学生职业生涯规划咨询案例教程［M］. 北京：北京大学出版社，2008.

13. 高艺．大学生创业现状与策略［J］. 合作经济与科技，2018（13）.

14. 龚永坚，戴艳，吴乐央．大学生职业生涯规划［M］. 北京：高等教育出版社， 2016.

15. 郭启琳，臧爽．护理本科生参与"互联网＋"创新创业活动真实体验的质性研究 ［J］. 护理研究，2018，32（10）.

16. 郭燕红．新形势下护理改革与发展［J］. 中华现代护理杂志，2018（1）.

17. 胡飞雪．创新思维训练方法［M］. 北京：机械工业出版社，2015.

18. 胡海波．创业计划［M］. 厦门：厦门大学出版社，2011.

19. 胡声娟．重庆市民办养老机构创业环境研究［D］. 重庆：重庆师范大学，2016.

20. 黄华．大学生创业计划指导［M］. 北京：清华大学出版社，2013.

21. 黄奇，王俊娜，张洋等．职业生涯规划与管理对护士职业发展影响的研究［J］. 中国护理管理，2018（01）.

22. 黄天中，吴先红．生涯规划——体验式学习［M］. 北京：北京师范大学出版社， 2016.

23. 黄天中．生涯体验——生涯发展与规划［M］．第三版．北京：高等教育出版社，2015.

24. 黄文军．从"完整的人"到行业精英：知行合一的大学生职业生涯规划手册［M］．苏州：苏州大学出版社，2015.

25. 霍霖．当前社会经济形势下大学生求职心理研究［D］．西安：西安科技大学，2014.

26. 贾虹．创新思维与创业［M］．北京：北京大学出版社，2011.

27. 贾辉，张永峰，陈剑锋．大学生职业规划与就业指南［M］．第二版．北京：石油工业出版社，2015.

28. 姜安丽．新编护理学基础［M］．第二版．北京：人民卫生出版社，2012.

29. 姜学林．医学沟通学［M］．北京：高等教育出版社，2008.

30. 李惠玲．护理人文关怀［M］．北京：北京大学医学出版社，2015.

31. 李洁．互联网+医疗健康"玩"出好故事——杭州高新区（滨江）贝壳社构筑医疗健康行业创业生态［J］．中国高新区，2015（08）.

32. 李莉．大学生职业生涯规划实训教程［M］．北京：北京理工大学出版社，2015.

33. 李伟，张世辉．创新创业教程［M］．北京：清华大学出版社，2015.

34. 李小妹．护理学导论［M］．北京：人民卫生出版社，2006.

35. 李晓雯．护理服务礼仪与沟通［M］．北京：人民军医出版社，2006.

36. 李选．情绪护理［M］．昆明：云南出版社，2003.

37. 李云葵，朱振云，叶天惠等．儿科护士人文关怀素养培养策略［J］．护理学杂志，2017，32（6）.

38. 廖雪梅，徐桂莲．护理人际沟通（临床案例版）［M］．武汉：华中科技大学出版社，2016.

39. 林美辰．韩国医疗观光代理企业创业模型及应用研究［D］．黑龙江：哈尔滨工业大学，2014.

40. 刘俊贤，白雪杰．大学生职业规划就业指导与创业教育［J］．北京：清华大学出版社，2015.

41. 刘艳彬，李兴森．大学生创新创业教程［M］．北京：人民邮电出版社，2016.

42. 刘宇．护理礼仪［M］．北京：人民卫生出版社，2006.

43. 刘云兵，王艳林著．大学生创新创业教程慕课版［M］．北京：人民邮电出版社，2017.

44. 刘志敏．护士修养与护理艺术［M］．北京：人民军医出版社，2011.

45. 陆丹，何萍，段春锦．大学生体验式生涯管理［M］．北京：机械工业出版社，2013.

46. 吕厚超．职业生涯规划与辅导［M］．重庆：西南师范大学出版社，2014.

47. 马雅红．大学生创新创业教育基础与能力训练［M］．北京：北京理工大学出版社，2016.

48. 明照凤．大学生职业生涯规划［M］．济南：山东人民出版社，2013.

49. ［美］戴安·萨克尼克．职业指导［M］．第七版．李洋，张奕，小卉等译．北京：中国劳动社会出版社，2005.

50. ［美］戴安娜·苏柯尼卡．职业规划攻略［M］．第十版．边珩，靳慧霞，宋佶霖等译．北京：化学工业出版社，2013.

51. ［美］赫伯特·A. 西蒙．管理行为学［M］．第四版．詹正茂译．北京：机械工业出版社，2007.

52. ［美］理查德·尼尔森·鲍利斯．你的降落伞是什么颜色［M］．李春雨，王鹏程，陈雁译．北京：中国华侨出版社，2014.

53. 劳本信．创业之星实用教程［M］．北京：电子工业出版社，2018.

54. 内克·格林·布拉什．如何教创业：基于实践的百森教学法［M］．薛红志等译．北京：机械工业出版社，2005.

55. 彭贤，马恩．大学生职业生涯规划活动教程［M］．北京：清华大学出版社，2010.

56. 任荣华，梁西章，余雷．创新创业案例教程［M］．北京：清华大学大学出版社，2013.

57. 沈小平，许方蕾，陈淑英．护士人文素养［M］．上海：第二军医大学出版社，2016.

58. 石静．护理职业生涯规划［M］．北京：高等教育出版社，2015.

59. 史瑞芬．护士人文修养［M］．北京：人民卫生出版社，2012.

60. 屠蕾．护士职业生涯规划管理［J］．中国护理管理，2012（10）.

61. 王兴元，王秀成．创业计划［M］．济南：山东大学出版社，2002.

62. 王凯．创业计划书编写理论［M］．北京：北京理工大学出版社，2012.

63. 孙宏玉．护理美学［M］．北京：北京大学医学出版社，2010.

64. 孙艳杰，刘静洋，吕海宁．大学生学业与职业［M］．沈阳：东北大学出版社，2015.

65. 唐闻捷，王占岳．医学生职业生涯规划与发展［M］．杭州：浙江大学出版社2013.

66. 王彩霞，宋印利．医学生职业发展与创新创业教程［M］．北京：人民卫生出版社，2015.

67. 王虎平，宋继革，苗书宾．大学生就业与创业指导［M］．武汉：武汉大学出版社，2014.

68. 王健．让思想冲破牢笼：一堂震撼人心的创新思维课［M］．北京：北京大学出版社，2007.

69. 王金华．成就人生的精彩：大学生创新与创业［M］．南昌：江西高校出版社，2008.

70. 王俊．职业生涯规划［M］．南京：东南大学出版社，2016.

71. 王群，夏文芳．医学类学生职业生涯与就业指南［M］．上海：复旦大学出版社，2011.

72. 吴之仪 . 我的生涯手册 ［M］. 北京：经济日报出版社，2008.

73. 谢东风 . VUCA 时代下大学生创业胜任力探讨 ［J］. 劳动保障世界，2018（08）：47.

74. 谢宗豹 . 医院医学技术人才资源开发与管理 ［M］. 上海：上海科学技术出版社，2006.

75. 熊利泽，董新平 . 西京护士 ［M］. 西安：第四军医大学出版社，2014.

76. 徐俊祥 . 大学生创业基础知能训练教程 ［M］. 北京：现代教育出版社，2014.

77. 许湘岳，邓峰 . 创新创业教程 ［M］. 北京：人民出版社，2011.

78. 薛艺，乔宝刚 . 创行：大学生创新创业实务 ［M］. 青岛：中国海洋大学出版社，2016.

79. 薛永基 . 大学生创新创业案例集 ［M］. 北京：北京理工大学出版社，2017.

80. 杨慧娟，罗丹 . 面试攻略 ［M］. 第 2 版 . 北京：机械工业出版社，2016.

81. 杨雪梅，王问亮 . 大学生创新创业基础教程 ［M］. 北京：清华大学出版社，2017.

82. 姚裕群，李从国，童汝根 . 职业生涯规划与管理 ［M］. 北京：北京师范大学出版社，2011.

83. 姚裕群，曹大友 . 职业生涯管理 ［M］. 第 3 版 . 大连：东北财经大学出版社，2015.

84. 伊莎贝尔·迈尔斯 . 天生不同：人格类型识别和潜能开发 ［M］. 北京：人民邮电出版社，2016.

85. 袁国，谢永川 . 高职大学生职业生涯规划实用教程 ［M］. 北京：北京理工大学出版社，2015.

86. 曾小娟，白联缔，吴冰 . 美国临床护士进阶制度的启示 ［J］. 中国护理管理，2012（05）.

87. 曾雅丽，谢珊 . 大学生全程化职业指导创新教程 ［M］. 广东：世界图书出版广东有限公司，2012.

88. 张翠娣 . 护士人文修养与沟通技术 ［M］. 北京：人民卫生出版社，2012.

89. 张桂香，包慧珍，梁凤华等 . 大学生职业生涯与发展规划 ［M］. 上海：复旦大学出版社，2015.

90. 张云，余雨枫，李玲等 . 我国护理人力资源配置及管理方式的研究现状 ［J］. 全科护理，2018（3）.

91. 张再生 . 职业生涯规划 ［M］. 天津：天津大学出版社，2007.

92. 张志，乔辉 . 大学生创新创业入门教程 ［M］. 北京：人民邮电出版社，2016.

93. 赵北平，雷五朋 . 大学生生涯规划与职业发展 ［M］. 武汉：武汉大学出版社，2006.

94. 钟清玲 . 护理职业生涯规划与职业素质培养 ［M］. 北京：人民卫生出版社，2012.

95. 钟谷兰，杨开 . 大学生职业生涯发展与规划 ［M］. 上海：华东师范大学出版社，2008.

96. 庄明科，谢伟. 大学生职业素养提升［M］. 北京：高等教育出版社，2016.

97. Hwang M T C. Career Management-Experimental Learning［M］. High Education Press，2009.

98. Linda Laskowski-Jones. Own Your Nursingcareer［J］. Nursing，2018，48（1）.

99. Macatangay G，Lim F. Cinema Verite：Envisioning a Nursing Career［J］. Nursing，2015，45（12）.

100. Munch G. Changes in the Nursing Career over the Decades. 40 Years Nursing［J］. Pflege Z，2016，69（2）.